Jürgen R. Schäfer

Housemedizin

Jürgen R. Schäfer

Housemedizin

Die Diagnosen von »Dr. House«

WILEY
WILEY-VCH Verlag GmbH & Co. KGaA

1. Auflage 2012

Alle Bücher von Wiley-VCH werden sorgfältig erarbeitet. Dennoch übernehmen Autoren, Herausgeber und Verlag in keinem Fall, einschließlich des vorliegenden Werkes, für die Richtigkeit von Angaben, Hinweisen und Ratschlägen sowie für eventuelle Druckfehler irgendeine Haftung.

Bibliografische Information der Deutschen Nationalbibliothek
Die Deutsche Nationalbibliothek verzeichnet diese Publikation in der Deutschen Nationalbibliografie; detaillierte bibliografische Daten sind im Internet über http://dnb.d-nb.de abrufbar.

© 2012 Wiley-VCH Verlag & Co. KGaA, Boschstr. 12, 69469 Weinheim, Germany

Alle Rechte, insbesondere die der Übersetzung in andere Sprachen, vorbehalten. Kein Teil dieses Buches darf ohne schriftliche Genehmigung des Verlages in irgendeiner Form – durch Photokopie, Mikroverfilmung oder irgendein anderes Verfahren – reproduziert oder in eine von Maschinen, insbesondere von Datenverarbeitungsmaschinen, verwendbare Sprache übertragen oder übersetzt werden. Die Wiedergabe von Warenbezeichnungen, Handelsnamen oder sonstigen Kennzeichen in diesem Buch berechtigt nicht zu der Annahme, dass diese von jedermann frei benutzt werden dürfen. Vielmehr kann es sich auch dann um eingetragene Warenzeichen oder sonstige gesetzlich geschützte Kennzeichen handeln, wenn sie nicht eigens als solche markiert sind.

Printed in the Federal Republic of Germany.

Gedruckt auf säurefreiem Papier.

Satz: Mitterweger und Partner, Plankstadt
Druck und Bindung: CPI – Ebner & Spiegel GmbH, Ulm
Umschlaggestaltung: Christian Kalkert, Birken-Honigsessen

ISBN: 978-3-527-50639-2

Inhaltsverzeichnis

Einleitung 9

1 Dr. House als Arzt 15
Vorbild für den Ärztenachwuchs? 19
Die Arbeit an einem Lehrkrankenhaus 21
Der Nephrologe 23
Der Spezialist für Infektionskrankheiten 25
Der Experte für die diagnostische Medizin 26
Der Allgemeinmediziner in der Ambulanz 27
Ist Dr. House ein guter Arzt? 29

2 Housebesuch: Lernen mit Dr. House 35
Unterhaltung als ein Instrument des Lernens 35
Fernsehen für die Wissenschaft und Wissenschaft für das Fernsehen 40
Anamnese, Analyse, Diagnose und Therapie 44
Wieso um alles in der Welt benutzt Dr. House keinen Computer? 51
Dr. Houses Lieblingsansatz: Diagnosis ex juvantibus 52
»Houseism« 55
Medizin und Moral 56
Glaube und Medizin – unnötig oder unverzichtbar? 70
Nützlich für die Selbstdiagnose? 76

3 Dr. House und sein Team 81
Verschiedene Ärzte im Team von Dr. House – unterschiedliches Vorgehen 83

4   **Liebe, Sucht und Medizin**   97
    Ärzte und das Suchtproblem   97
    Der kranke Arzt oder wie lebt es sich mit einer
    chronischen Krankheit   98
    Dr. Cuddy und Houses Sehnsucht nach ein bisschen
    Liebe   100
    Heilt die Liebe alle Krankheiten? – Houses Selbstversuch
    in Staffel 6 und 7   103
    Dr. House als Byronic Hero   105
    Musik und Medizin   106

5   **Viren und Bakterien – Krankheiten in Dr. House**   109
    Dr. House – Spezialist für seltene und seltenste
    Krankheiten   112
    Die mysteriösen Krankheiten in der ersten Staffel
    »Dr. House«   114
    Die Krankheiten der Staffeln 1 bis 7   176
    Oder doch Lupus? Systemischer Lupus erythematodes
    als beliebte Differentialdiagnose bei Dr. House und
    Kollegen   230
    Die skurrilsten Krankheitsbilder   234

6   **Pillen, Pflaster, Infusionen – Medikamente bei
    »Dr. House«**   239

7   **Unappetitliches bei »Dr. House«**   253

8   **Die Suche nach dem richtigen Arzt**   257

9   **Dr. House und seine Kritiker oder Dr. House als
    Kritiker der Ärzteschaft**   261
    Wie wissenschaftlich exakt ist das Arbeiten am
    Princeton-Plainsboro Teaching Hospital?   263
    Patienten als Versuchskaninchen   269
    Die richtige Diagnose kurz vor dem Exitus   275
    Medizin, so spannend wie ein Krimi?   276

10 Berühmte Worte und lockere Sprüche von
   Dr. House & Co.   *277*

   Literaturverzeichnis   *285*

   Danksagung   *291*

   Über den Autor   *295*

Einleitung

Als ich mich vor einigen Jahren dazu entschloss, ein Seminar für Medizinstudenten der höheren Fachsemester zum Thema »Dr. House« an unserer altehrwürdigen Universität in Marburg zu initiieren, war mir klar, dass dieses Seminar bei unseren Studenten auf reges Interesse stoßen würde. Völlig überrascht waren wir in Marburg von dem enormen Medieninteresse, das dieses kleine und vollkommen freiwillige Seminar auslöste. Warum denn auch? Im Grunde genommen ist es nichts anderes als das, was andere Kollegen gleichfalls jeden Tag seit Jahren und Jahrzehnten machen – durch unterhaltsame, interessante und informative Lehre die Studenten in den Hörsaal zu locken und für ihr Fach zu begeistern. Zugegebenermaßen mag es auf den ersten Blick seltsam erscheinen, dass Medizinstudenten jetzt plötzlich anhand von Fernsehserien Medizin studieren sollen, aber warum eigentlich nicht? Letztendlich steht und fällt solch ein Projekt durch zwei Dinge. Zum einen muss die Qualität und Sorgfalt, die die Drehbuchautoren in die entsprechende Fernsehserie investiert haben, stimmen. Zum anderen liegt es an dem Hochschullehrer, die für die Lehre attraktiven Passagen aus der Geschichte herauszuschneiden und geschickt in ein stringentes Vorlesungskonzept einzubauen. Beides muss stimmen, wobei eine Variable, nämlich die gut recherchierte Fernsehserie, naturgemäß nicht in der Macht der Hochschullehrer liegt. Allerdings haben wir gerade bei der Serie »Dr. House« die wichtigste Grundvoraussetzung erfüllt, dass nämlich ein hochmotiviertes Autorenteam um David Shore es fast schon als seine »gesellschaftliche Verantwortung« betrachtet, in seinen Serien die wissenschaftlichen Fakten korrekt wiederzugeben (so Katherine Lingenfelter, Supervising Producer bei »Dr. House« in Berlin, 06.09.2011).[1]

Ein weiterer Luxus ist darin zu sehen, dass wir aus acht Staffeln mit mehr als 170 Folgen geeignete Themen heraussuchen können, wobei sich die Autoren bereits die größte Mühe gaben, möglichst seltene und kniffelig zu diagnostizierende Krankheiten auszuwählen.[2] So hilft uns das Fernsehen in der Tat, einen spannenden Unterricht zu gestalten. Die Tatsache, dass die zum Teil extrem seltenen Krankheiten bereits von »Dr. House« auf unterhaltsame Weise einem Millionenpublikum präsentiert wurden, reduziert den ansonsten durchaus verständlichen studentischen Widerwillen, sich intensiv mit Krankheiten auseinanderzusetzen, die sie sehr wahrscheinlich nur einmal – wenn überhaupt – in ihrer gesamten beruflichen Laufbahn sehen werden. Ganz im Gegenteil, hier gewinnt gerade das Seltene plötzlich an Faszination und es wird klar, dass sich das Infragestellen und Nachdenken immer wieder lohnt. Interessanterweise fasziniert solch ein Seminar mit Einbindung fiktiver Arztserien nicht nur unsere Studenten, für die es ja eigentlich auch gedacht war, sondern in ganz besonderem Maße auch die Medien. Dass stellenweise mehr Journalisten als Medizinstudenten in meinen Seminaren saßen, hatte vor allem damit zu tun, dass ich als ordentlicher Beamter des Landes Hessen – im Gegensatz zu den meisten anderen »Dr. House«-Nutzern – mir sicherheitshalber die Nutzungsrechte von den Lizenzinhabern der Serie einholte (das heißt RTL, Köln, und Universal Pictures Germany, Hamburg). Es lag mir fern, hier gegen etwaige Urheberrechte zu verstoßen, so dass mir deren Zustimmung überaus

---

1 http://www.dwdl.de/nachrichten/32701/in_deutschen_arzt-serien_geht_es_nicht_um_medizin/
2 Ein Teil der achten und letzten Staffel der Serie läuft im deutschen Fernsehen seit dem März 2012.

wichtig war. Dies war auch daher von Bedeutung, da wir nicht immer geschlossene Seminarstrukturen gewährleisten konnten, zumal Studenten von Greifswald bis München speziell für dieses Seminar nach Marburg kamen. Sowohl die Kollegen/innen bei RTL als auch bei Universal Pictures waren überaus hilfsbereit und unterstützten dieses kleine Seminar nach besten Kräften. Über diesen Weg wurde auch die sehr sorgfältig recherchierende Reporterin Nicole Lauscher von Focus-Online auf mein Seminar aufmerksam. Auf deren Frage nach der wissenschaftlichen Qualität der Serie erfuhr sie von RTL, dass sie so schlecht wohl nicht sein könne, wenn in Marburg Studenten durch »Dr. House«-Seminare Medizin lernen würden. Nach dem Bericht von Frau Lauscher kamen aus ganz Deutschland interessierte Journalisten nach Marburg, um über dieses scheinbar doch recht spektakuläre Seminar zu berichten.[3]

Was ist aber so besonders an Dr. House, dass ein solch kleines Seminar solch hohe Wellen schlägt? Dies liegt zweifelsohne an der miesepetrigen Hauptperson dieser Serie, Dr. House. So schreibt Ulf Poschardt in einem recht bissigen Artikel in der *Welt*, dass Figuren wie Dr. House, die mit zynischer Exzentrik und intellektueller Brillanz den vordergründigen Idealismus verhöhnen, in öffentlich-rechtlichen Sendern kaum vorstellbar wären. Kein Wunder, dass eine Figur wie Dr. House polarisiert – zumal wenn er jetzt plötzlich zum Gegenstand medizinischer Lehre in der ältesten protestantischen Universität der Welt wird.[4]

Zweifelsohne waren viele Journalisten zunächst davon ausgegangen, dass wir die Serie »Dr. House« nur passiv konsumieren, uns gemeinsam in den Hörsaal setzen, um dann mit einer Tüte Chips und Bier zusammen die jeweilige Folge an-

[3] http://www.focus.de/gesundheit/arzt-klinik/mein-arzt/tid-12198/dr-house-medizin-als-krimi_aid_342094.html
[4] http://www.welt.de/debatte/article8748602/Einer-wie-Dr-House-waere-beim-ZDF-undenkbar.html

zuschauen. Am Ende des Tages stand gar zu befürchten, dass wir in Marburg lauter kleine »Dr. House«-Imitatoren produzieren. Dass wir hier mit viel Hirnschmalz ein eigenes, durchaus anspruchvolles Lehrkonzept für die Ausbildung unserer Studenten/innen für den Bereich Innere Medizin aufbauen, das war nicht jedem von vornherein klar. Selbstredend entspricht hierbei die Persönlichkeit eines »Dr. House« in keinster Weise dem Arztbild, das wir unseren Studenten mit auf den Weg geben möchten. Hierauf weisen wir auch in jedem Seminar mehrfach hin. Erfreulicherweise haben aber all unsere externen Evaluierungen ergeben, dass unsere Studenten sehr bewusst zwischen der kaputten, zynischen und misanthropen Person Dr. House und dessen rein fachlicher Brillanz und scharfsinniger Analytik zu unterscheiden vermögen. Dabei stehen wir durchaus dazu, dass wir die fachliche Brillanz dieser Kunstfigur als durchaus anzustrebendes Ausbildungsziel anerkennen – und dass wir mit nur »Nettsein« alleine unsere Patienten nicht gesund bekommen.

Dieses Buch soll den Versuch unternehmen, diese überaus erfolgreiche Arzt-Serie auf ihre strikt medizinischen Inhalte zu durchleuchten und auf einige spezielle medizinische Aspekte und Zusammenhänge aus der Sicht eines gestandenen Mediziners und bekennenden »Dr. House«-Fans (daher vielleicht nicht immer ganz objektiv) hinzuweisen. Wir werden sehen, dass einige Passagen von unglaublich genial recherchierten Inhalten geradezu strotzen, die in einem medizinischen Lehrbuch nicht besser herausgearbeitet werden könnten. Andere Passagen sind dagegen so hanebüchener Unsinn, dass man sich wundert und davon ausgehen muss, dass die medizinischen Berater bei diesem Dreh gerade mal im Urlaub waren. Aber gerade dieser Mix aus wirklich toll aufgearbeiteten Fakten und irrsinnigem Blödsinn macht diese Serie so attraktiv für den studentischen Unterricht. Die Studenten/innen müssen – anders als bei einem Lehrvideo – stets auf der Hut sein und aufmerksam das Geschehen verfolgen, um später beurteilen zu können, was war Fakt und was Fiktion. Eines haben nämlich Fernsehproduzenten und Hochschullehrer gemeinsam, beide Berufsgruppen möchten nicht, dass ihre Zielgruppe gelangweilt abschaltet. Mit diesem Buch möchte ich den Versuch unternehmen, die »Dr. House«-Serie aus medizinischer Sicht etwas näher zu beleuchten. Es ist das Verdienst dieser Serie, die enorme Vielfalt und Komplexität menschlicher Erkrankungen auch den interessierten Laien und einem Millionenpublikum näherzubringen. Ich habe mich bemüht, die medizinischen Inhalte auch für Nicht-Mediziner möglichst verständlich zu formulieren. Wenn dies nicht überall gelungen sein sollte, bitte ich vorab um Ihr Verständnis.

1
Dr. House als Arzt

Der Begriff Arzt stammt vom altgriechischen ἀρχίατρος und entspricht sinngemäß dem »Oberheiler oder Leibarzt« (zusammengesetzt aus ἀρχή und ἰατρός zu archiater (latinisiert)) (Wikipedia). Ärzte/innen sind dem psychischen und physischen Wohle ihrer Patienten verpflichtet und diagnostizieren und therapieren deren körperliche und/oder psychische Leiden. Darüber hinaus sind Ärzte/innen mehr und mehr berufen, präventiv die Entstehung von Erkrankungen zu verhindern, was oftmals gesamtgesellschaftlicher Maßnahmen bedarf (das heißt Bekämpfung von Suchtmitteln wie Alkohol, Rauchen, das Entwickeln von Strategien zur gesunden Lebensführung etc.). Die Tätigkeit eines Arztes ist daher überaus vielschichtig und abwechslungsreich und umspannt die volle Bandbreite der menschlichen Existenz. Das Besondere am Arztberuf ist die damit verbundene Machtfülle. Die von einem Arzt zu treffenden Entscheidungen haben einen weitreichenden Einfluss auf Gesundheit und Tod der ihm anvertrauten Menschen. Daraus resultiert zum einen die große Verantwortung, zum anderen das große soziale Ansehen, das diesem Beruf noch immer anhaftet. Den Arztberuf kann man ausüben als patientenfokussierter Landarzt bis hin zum forschenden Grundlagenwissenschaftler, oder vom am Existenzminimum lebenden Praktiker bis hin zum eher monetär orientierten, ärztlichen Multimillionär (siehe im Folgenden).

Gerade bei der praktischen Medizin haben Ärzte/innen heutzutage mit den Widrigkeiten eines Gesundheitssystems zu kämpfen, welches die Ausgaben im Gesundheitswesen lediglich als »Unkostenfaktor« betrachtet. Der durch den medizinischen Fortschritt und die ärztliche Kunst erreichte »Mehrwert« in Form gewonnener Lebensjahre und Lebensqualität wird in unserer zunehmend merkantil orientierten Gesellschaft eher als Bedrohung unserer Rentensysteme empfunden, denn als Geschenk der modernen Wissenschaft wertgeschätzt (es sei denn, es bezieht sich auf die eigenen Lebensjahre oder die der eigenen Familie).

Immer wieder wird die Frage diskutiert, ob »Arzt sein« ein Beruf oder nicht doch eher eine Berufung ist. Zweifelsohne würden die meisten Ärzte die von ihnen ausgeübte Tätigkeit nicht als einen gängigen Beruf ansehen, da sowohl die Ärzte als auch die Patienten vom »Arzt sein« zu Recht weitaus mehr erwarten als von vielen anderen Berufsgruppen. Unter »Beruf« versteht man nach Wikipedia »diejenige institutionalisierte Tätigkeit, die ein Mensch für finanzielle oder herkömmliche Gegenleistungen oder im Dienste Dritter regelmäßig erbringt, bzw. für die er ausgebildet, erzogen oder berufen ist«. So gesehen ist »Arzt sein« tatsächlich weit mehr als ein herkömmlicher Beruf.

Eine andere Frage zum Arztberuf ist die, ob es sich bei der ärztlichen Tätigkeit um eine rein naturwissenschaftliche Tätigkeit handelt oder eher um Kunst. Diese Frage beantwortet Prof. Dr. Thomas Meinertz, Internist und international anerkannter Kardiologe in Hamburg, indem er primär nach den Erwartungen fragt, die ein Patient seinem behandelnden Arzt gegenüber hat und umgekehrt, welche Wünsche der Arzt gegenüber seinem Patienten hat. Nach Meinertz erwartet der Patient insbesondere zwei Dinge von seinem Arzt: 1) eine korrekte Diagnose und eine Erklärung für die Beschwerden und 2) eine Behandlung, die Heilung oder zumindest Linderung verschafft. Dagegen erwartet der Arzt von seinem Patienten Vertrauen und die Bereitschaft, die von ihm geäußerten Behandlungsvorschläge anzunehmen. Somit, schlussfolgert Meinertz, haben weder die Erwartungen der Patienten noch die Erwartungen der Ärzte irgendetwas mit naturwissenschaftlichen Erkenntnissen zu tun. Der Patient erwartet von seinem Arzt keinen naturwissenschaftlichen Erkenntnisgewinn im eigentlichen Sinn. Er erwartet jedoch in unserer heutigen Zeit ein verantwortliches Handeln, das auf überprüfbaren Kriterien naturwissenschaftlicher Kenntnisse beruht. Nach Einschätzung von Meinertz hat die Naturwissenschaft in der Medizin somit eine – wie er sagt – »dienende Funktion«, indem sie die Grundlagen für ein verantwortungsbewusstes ärztliches Handeln liefert. Insofern ist ärztliches Handeln in sich selbst nicht automatisch Naturwissenschaft.

In den vergangenen Jahrzehnten definierte sich die Schulmedizin überwiegend als reine Naturwissenschaft, anstatt zu akzeptieren, dass man sich lediglich naturwissenschaftlicher Erkenntnisse bediente. Hieraus resultieren »Wissenschaftlerärzte«, denen wesentliche Eigenschaften des Arztseins abhanden gekommen sein können. Nach Meinertz kann man den Unterschied zwischen reinem Wissenschaftler und verantwortungsbewusstem Arzt an folgenden Eigenschaften festmachen, die einen Arzt ausmachen: Urteilskraft, Intuition, Empathie, Charisma, Handwerkskunst und Ethos als moralische Integrität.[5]

So gesehen ist die Figur des »Dr. House« überaus komplex und entspricht in weiten Teilen keinesfalls einem idealen Arztbild. Von den von Meinertz geforderten Eigenschaften eines verantwortungsbewussten Arztes bringt es Dr. House bestenfalls auf Punkte wie brillante Urteilskraft, zutreffende Intuition, ein gewisses Charisma und, soweit wir es beurteilen können, auch Handwerkskunst. Bei den Punkten Empathie und Ethos als moralische Integrität käme ein Dr. House aber ganz schön ins Straucheln.

---

5 Alle Zitate von Meinertz stammen aus: J. Aumiller: »Kardiologie-Karriere zwischen Naturwissenschaft und Kunst«. *Cardio News* 07/08 2011; Seite 33

Im Grunde genommen ist Dr. House ein drogensüchtiger Misanthrop, der egozentrisch und unkollegial nur an seinen eigenen Lustgewinn denkt. Andererseits ist er aber ein fachlich genialer Mediziner, der sich bedingungslos und unter Inkaufnahme von persönlichen Risiken für seine Patienten einsetzt. Diese Polarisierung innerhalb einer Person führt gleichermaßen zu einer Polarisierung der Zuschauer, die entweder bekennende »Dr. House«-Fans sind oder aber eben »Dr. House«-Hasser. Andererseits bringt die Figur von Dr. House einen immanenten Konflikt gerade bei Ärzten/innen auf den Punkt, den die meisten von uns im wahren Leben an der einen oder anderen Stelle ebenfalls durchlebt haben dürften: Nämlich was ist mir wichtiger, wenn ich selbst einmal Patient sein sollte: die fachliche Kompetenz (die bei Dr. House zweifelsohne vorhanden ist) oder aber die soziale Kompetenz (bei der Dr. House auf dem Niveau eines pubertierenden Gymnasiasten stehen geblieben zu sein scheint)? Logischerweise würden wir uns von dem Arzt unseres Vertrauens beides erhoffen: die fachliche Kompetenz eines Dr. Gregory House in Kombination mit der menschlichen Integrität eines Prof. Klaus Brinkmanns von der Schwarzwaldklinik – schlechthin also einen Arzt à la »Prof. Dr. Graus Housemann«. Doch wenn es solcherlei allumfassende Persönlichkeiten nun einmal nicht gäbe (und glauben Sie mir, solche Persönlichkeiten sind im wahren Leben – Gott sei Dank oder leider? – extrem selten), wofür würden wir uns entscheiden? Wäre uns ein miesepetriger, aber fachlich brillanter Mediziner wie Dr. House nicht lieber als ein allesverstehender Bettkantensitzer vom Schlage eines Prof. Brinkmanns, der rein fachlich das medizinische Wissen eines gut eingearbeiteten Klinik-Pförtners nicht zu überbieten vermag? Wäre es uns nicht lieber, dass wir von einem (gelinde gesagt) menschlich schwierigen »Spezialisten für alles« geheilt werden, anstatt bei einem überaus sympathischen und verständnisvollen Frauenhelden jämmerlich zu sterben? Oder um die Frage mit den Worten von Dr. House zu formulieren: »Was wär Ihnen lieber: ein Arzt, der Ihnen die Hand hält, während Sie sterben, oder einer, der Sie ignoriert, während Sie gesund werden? ... Ganz besonders ätzend wäre natürlich ein Arzt, der Sie ignoriert, während Sie sterben.« Wir könnten die Frage von Dr. House natürlich umformulieren zu: »... Ganz besonders wünschenswert wäre natürlich ein Arzt, der Ihnen die Hand hält, während Sie gesund werden.« Nur das werden wir bei einem Misanthropen wie Dr. House so schnell nicht sehen. Diese Spannung zwischen fachlicher Brillanz und menschlicher Unzulänglichkeit bleibt uns in dieser Serie wie ein roter Faden erhalten und macht einen Großteil des Erfolges aus. Allerdings können wir getrost davon ausgehen, dass die meisten Erkrankungen, die bei Dr. House so dramatisch gelöst und oftmals auch geheilt werden, in der Schwarzwaldklinik noch nicht einmal im Leichenschauschein richtig geschrieben worden wären.

Vorbild für den Ärztenachwuchs?

Wir wissen spätestens seit den zahlreichen gerichtsmedizinischen Fernsehserien, dass solcherlei Serien unseren medizinischen Nachwuchs beeinflussen und dass Krimi-Serien wie »CSI: Den Tätern auf der Spur«, »Medical Detectives« oder »Crossing Jordan – Pathologin mit Profil« einen Einfluss auf deren Berufswahl haben. So führten die obigen Serien zu einem überraschenden Ansturm junger Medizinstudenten in das so spannend dargestellte Fach Gerichtsmedizin.[6]

Dabei scheinen sich interessanterweise vor allem junge Medizinstudentinnen für die Gerichtsmedizin zu begeistern, was sicherlich an den gezeigten TV-Vorbildern bei den obigen Serien liegen dürfte.[7]

6 http://www.spiegel.de/spiegel/print/d-49450811.html
7 http://www.stern.de/gesundheit/gesundheitsnews/fernseh-vorbilder-rechtsmedizin-zieht-junge-frauen-an-584020.html

Insofern müssen wir davon ausgehen, dass auch Sendungen wie »Dr. House« einen Einfluss auf unsere jungen Medizinstudenten/innen ausüben können. Die fragwürdige Primärpersönlichkeit eines Dr. House birgt hierbei jedoch eine explosive Mischung, die es gilt, frühzeitig zu entschärfen. Die Vorbildfunktion von Dr. House können wir dabei durchaus trennen in die rein medizinisch-fachliche Kompetenzebene und die der menschlichen Bedeutung. Eine gewisse Vorbildfunktion bezüglich der fachlichen Kompetenz sollte dabei durchaus akzeptabel sein, wenngleich auch hier wesentliche Einschränkungen gemacht werden müssen. So kann niemand eine potenziell lebensgefährliche Therapie ohne sichere wissenschaftliche Basis durchführen oder auf elementare Interaktionen mit den Patienten verzichten, was bei Dr. House ja allzu oft erfolgt. Andererseits ist das ständige Hinterfragen von Diagnosen, ja das Bedrängen der Mitarbeiter zur Preisgabe neuer Ideen und Gedanken zur Verbesserung der differentialdiagnostischen Überlegungen ein Element, das in der modernen Medizin gerade zur Lösung komplexer Sachverhalte durchaus seinen Stellenwert hat und insofern auch als Vorbild gesehen werden kann.

Bezüglich einer denkbaren Vorbildfunktion in Sachen zwischenmenschlicher Qualitäten eines Dr. House müssen unsere jungen Studenten jedoch mehr als gewarnt werden und die entsprechenden Grenzen vermittelt bekommen. Ein Verhalten, wie es Dr. House an vielen Stellen an den Tag legt, ist – trotz aller fachlichen Brillanz – inakzeptabel und kann unter gar keinen Umständen in einem medizinischen Betrieb akzeptiert werden. Nicht nur die Tatsache, dass bei fast allen Serien ohne Ende Rechtsbrüche begangen werden (man denke nur an die typischen Hausdurchsuchungen!), auch die zwischenmenschlichen Umgangsformen sowohl zwischen Dr. House als Chef und seinen ihm anvertrauten Mitarbeitern, insbesondere aber auch im Umgang mit seinen Patienten, dürfen unter keinen Umständen als Rollenmodell akzeptiert werden. Um dies proaktiv anzugehen, macht es in mehrfacher Hinsicht Sinn, ein spezielles Seminar zum Thema »Dr. House« anzubieten. Zum einen lassen sich die zum Teil hervorragend recherchierten Fälle in den einzelnen Episoden für die medizinisch-fachliche Ausbildung höherer Fachsemester nutzen. Zum anderen können inakzeptable Äußerungen und Verhaltensweisen von Dr. House trefflich thematisiert und deren ethische Implikationen dargestellt werden (dazu mehr im Weiteren). Dass Studenten zwischen der rein fachlichen und der rein menschlichen Vorbildfunktion sehr wohl unterscheiden können, konnten wir im Rahmen von zahlreichen studentischen Umfragen durch die Arbeitsgruppe von Prof. Glowalla, Gießen, nachweisen.

Die Arbeit an einem Lehrkrankenhaus

Es ist gewiss kein Zufall, dass die Figur des Dr. House an einem Lehrkrankenhaus und eben nicht in der »Klinik am Rande der Stadt« oder einem »Lungensanatorium« angesiedelt ist. Dr. House ist ein Hightech Freak und benötigt allzu gerne alle technischen Ressourcen, die es nun mal nur in einem Haus der Maximalversorgung gibt. In einigen speziellen Folgen, wie »Drei Beine« (Staffel 1, Episode 21), nutzt Dr. House dieses Privileg und gewährt uns dabei – mehr oder weniger widerwillig – Einblicke in seine grandiosen Lehrfähigkeiten. In der Episode »Drei Beine« arbeitet er einen Teil seiner eigenen Geschichte (wie das ungelöste Trauma seiner eigenen Behinderung durch einen nicht erkannten Verschluss der Beinarterie) in einer Art Katharsis auf. Vom Wesen her ist Dr. House ein brillanter Lehrer. Er stellt zwar ununterbrochen sehr hohe Anforderungen an seine Schüler, andererseits teilt er sein Wissen offen und gerne mit all seinen Schülern. House legt großen Wert darauf, dass seine Mitarbeiter sich die Patienten und deren Symptome nicht nur »ansehen«, sondern die Menschen vollumfänglich »erfassen«, um so selbst scheinbar belanglose Befunde zu erkennen. Beispielhaft sei hier auf die Episode »Falsche Geschichte« (Staffel 1, Episode 2) hingewiesen. Dort kommt ein 16-jähriger Junge im Grunde genommen vor allem wegen quälender Schlafstörungen, allgemeiner Erschöpfung (Adynamie) und Sehstörungen in die Klinik. Dr. House fällt jedoch bei dem Jungen ein sporadisches Muskelzucken (Myoklonie) auf, was dann letztendlich zu einer umfassenden Aufarbeitung bis hin zum Befund einer chronischen Hirnentzündung (subakut sklerosierende Panenzephalitis) in der Folge einer Masern-Infektion bei fehlendem Impfschutz führt. Hier vermittelt die Serie recht anschaulich die Bedeutung des »ärztlichen Blickes«, der sich nicht von Oberflächlichkeiten und scheinbar im Vordergrund stehenden Beschwerden ablenken lassen darf und durch Erkennen von eher banal erscheinenden Veränderungen zur »Blickdiagnose« führen kann.

Der egozentrisch wirkende Dr. House erkennt auch neidlos an, wenn seine Schüler sich fortentwickeln und ihm das Wasser reichen. Man kann erkennen, dass House sich selbst zum Meister werden sieht, wenn sich seine Schüler selbst zum Lehrer entwickeln. Dies gipfelt darin, dass sein Schüler Foreman in der achten Staffel selbst zum Klinikdirektor wird. Insofern ist die Ausbildung bei Dr. House eine für viele Assistenten (trotz der schwierigen zwischenmenschlichen Interaktionen) überaus beliebte und begehrte Ausbildungsposition, wie in der Staffel 4 (»Der Stoff, aus dem die Heldin ist«, Staffel 4, Episode 2) recht beeindruckend dargestellt wird. Immerhin stellen sich mehr als 40 hochmotivierte und erfahrene Bewerber zur Besetzung der frei gewordenen Stellen dem harschen, stellenweise unverschämten Auswahlverfahren von Dr. House.

Ehrlicherweise muss man eingestehen, dass die Arbeitsbedingungen selbst in Universitätskliniken weltweit in keinster Weise denen im Princeton-Plainsboro Teaching Hospital

(PPTH) entsprechen, und das nicht etwa bezüglich der überaus attraktiven und kompetenten Klinikdirektorin Dr. Cuddy (da kann manch andere Klinik durchaus mithalten), sondern bezüglich der Stellensituation und dem »Arzt pro Patient«-Verhältnis. Außer bei den US-amerikanischen National Institutes of Health (NIH) in deren Clinical Center, Building 10, in Bethesda MD gibt es nach meinem Kenntnisstand kein Krankenhaus auf der Welt, in dem sich ein Team von 4 Experten um nur einen einzigen Patienten kümmert. Davon, dass Dr. House oft genug pünktlich Feierabend macht, ganz zu schweigen.

Der Nephrologe

Dr. House vertritt als Internist gleich zwei Schwerpunkte, nämlich den der Nephrologie[8] und den der Infektiologie. Die Nephrologie beschäftigt sich mit akuten und chronischen Nierenerkrankungen und ist durch die Durchführung von Blutreinigungsverfahren (Dialysen) überaus gerätefokussiert. Andererseits führen viele Autoimmunerkrankungen, wie gerade auch der systemische Lupus, zu schwerwiegenden Nierenschäden, so dass die Beschäftigung mit »Lupus« zum täglichen Geschäft eines Nephrologen dazugehört. Im Grunde genommen ist für Dr. House die reine Nephrologie zu keinem Zeitpunkt eine wirkliche Herausforderung. Mehr noch, es wird kaum erkennbar, dass er diesen Schwerpunkt überhaupt innehat, und es ist unklar, warum gerade Dr. House diesen gerätelastigen Schwerpunkt irgendwann gewählt hat. Denkbar wäre, dass er später einmal mit reiner Apparatetechnik ohne weiterreichenden Patientenkontakt in einem Dialysezentrum Medizin betreiben möchte. Hierbei müsste er in

---

8 Nephrologie ist ein Telbereich der Inneren Medizin, der sich mit Erkrankungen der Niere beschäftigt.

der Tat kaum mit den Patienten sprechen. Umgekehrt müssten die Patienten trotzdem dreimal in der Woche zur Dialyse kommen, ganz egal wie unsympathisch ihnen Dr. House auch wäre. Im Grunde genommen widerspricht die Begrenzung auf ein einzelnes Organ, sei es nun einmal die Niere oder aber das Herz, dem Charakter eines Dr. House. Als interventioneller Kardiologe, der sich tagein, tagaus ebenfalls »nur« mit einem Organ (wenngleich auch dem, na ja sagen wir mal zweitwichtigsten) beschäftigt, sei es mir erlaubt, diese Bemerkung hier einfließen zu lassen. Die Schwerpunktbildung auf und die Beschäftigung mit nur einzelnen Organen (das heißt Niere, Herz, Darm, Lunge etc.) führt zwar häufig zu exzellenten Ergebnissen in den einzelnen Schwerpunkten, andererseits erschwert diese Partikularisierung eine ganzheitliche, organüberschreitende Betrachtung der Patienten. Leider ist es in der Tat oftmals für das Schicksal unserer Patienten von grundlegender Bedeutung, auf welchen Arzt, aus welchem Schwerpunkt kommend, sie gerade treffen. Im Extremfall kann es dem Patient passieren, dass wenn er mit dem Beschwerdebild »Oberbauchschmerz« bei einem kardiologisch orientierten Kollegen aufschlägt, er zum Ausschluss eines (Hinterwand-)Herzinfarktes einen Herzkatheter erhält. Falls der gleiche Patient aber bei einem eher gastroenterologisch orientierten Kollegen vorstellig werden sollte, dann würde dieser zunächst eine Magenspiegelung zum Ausschluss eines Magengeschwürs veranlassen. Diese Tatsache ist wahrlich nicht neu und spiegelt letztendlich die Lebensphilosophie wider, dass jemand, der einen Hammer hat, überall Nägel sieht. Unverständlich ist jedoch die Tatsache, dass wir keine wirksamen Institutionen vorschalten, die eine nur auf einen Einzelschwerpunkt fokussierte Betrachtungsweise unserer Patienten prinzipiell verhindern, wie dies früher recht erfolgreich mit den Polikliniken und breit aufgestellten Allgemein-Internisten durchgeführt wurde – oder aber etwa so, wie bei Dr. House. Insofern hält die Serie »Dr. House« unserem Gesundheitssystem durchaus den Spiegel vor, und es dürfte kein Zufall sein, dass gerade hochspezialisierte Ärzte diese Serie am meisten kritisieren.

Der Spezialist für Infektionskrankheiten

Neben der Nephrologie vertritt Dr. House mit der Infektiologie einen weiteren Schwerpunkt, der im Rahmen dieser Serie weitaus erkennbarer zur Darstellung kommt. So findet kaum eine Hausdurchsuchung statt, bei der nicht an Pilzinfekte gedacht wird, kaum ein Lebensmittel, bei dem nicht Wurmeier vermutet werden, und kaum ein Wasserhahn, der nicht mit Legionellen infiziert sein könnte. Zweifelsohne ist die Infektiologie eines der anspruchsvollsten Fächer in der modernen Medizin, das durch die hohe Mobilität und Globalisierung zunehmende Bedeutung gewinnt. Der Kontakt mit in manchen Breiten eher unbekannten Erkrankungen hat für Dr. House und sein Team eine besondere Faszination inne – wie zum Beispiel die Folge »Fremd und nicht gut gegangen« in der Staffel 1 Episode 7, wo sich House und sein Team mit der üblicherweise durch die Tsetse-Fliege übertragenen Afrikanischen Trypanosomiasis beschäftigen müssen. Da die klinische Infektiologie eine besonders breite Diagnostik und besondere medizinische Kenntnisse voraussetzt, scheint dieser Schwerpunkt für einen Arzt wie Dr. House in besonderem Maße die ideale Spielwiese darzustellen und ein Bereich zu sein, der seinem Interesse zur Klärung seltener Erkrankungen entgegenkommt. Darüber hinaus gibt ihm dieser Schwerpunkt die Chance zu regelmäßigen Hauseinbrüchen unter dem Vorwand, nach Schimmelpilzen in der Küche und nach Legionellen im Badezimmer zu suchen.

Der Experte für die diagnostische Medizin

Landläufig wird bei der Beschäftigung mit Medizin überwiegend an deren therapeutische Aktivitäten gedacht. In den bislang üblichen Arztserien war nie der diagnostische Weg von Interesse, sondern nur der Arzt als wundersamer Heiler im Fokus. Dass die Therapie jedoch nur einen kleinen Teilaspekt der Medizin darstellt, wird häufig vergessen. Dennoch gilt in der Medizin der alte Spruch »Vor die Therapie haben die Götter die Diagnose gesetzt«. Wie beim Hausbau, so ist auch bei der Medizin ein solides Fundament erforderlich. Steht dies nicht solide, dann ist alles Weitere vergebens. Insofern ist die richtige Diagnostik das Fundament und der wesentliche Schlüssel für den Erfolg jedweder Therapie. Die beste Therapie hilft nichts, wenn sie bei der verkehrt diagnostizierten Krankheit angewandt wird. Daher ist die ständige Betonung des diagnostischen Vorgehens bei Dr. House in der Tat auch im wahren Leben von übergeordneter Bedeutung.

Die ständigen Vergleiche, die »Dr. House« mit dem Kriminalroman »Sherlock Holmes« in Verbindung bringen, sind in diesem Zusammenhang durchaus berechtigt. Medizin ist in weiten Teilen wie ein Krimi. Dabei ist in der Medizin das Stellen einer richtigen Diagnose vergleichbar mit dem Aufspüren der Verdächtigen und der Beweiserhebung bis zur Anklage bei einem Kriminalroman. Die Therapie in der Medizin ist dagegen eher banal, sobald man die korrekte Diagnose gestellt hat, und ist – entgegen der landläufigen Meinung – intellektuell weitaus weniger anspruchsvoll als das Erstellen der richtigen Diagnose. Die Therapie einer Krankheit wäre mit der Festnahme und Verurteilung des Täters bei einem Kriminalroman vergleichbar, was zwar noch immer recht dramatisch und mit zahlreichen Fluchtversuchen einhergehen kann, der Zenit an Spannung ist da aber häufig schon überschritten.

Die Serie »Dr. House« weist – bewusst oder unbewusst – auf eine offene Wunde in unserem mehr und mehr spezialisierten und fokussierten Gesundheitssystem hin. Durch die irrsinnige Ausbildung von rein organbezogenen Schwerpunkten verfügen wir zwar über hervorragende Experten für alles Mögliche, vom Verschluss des linken Vorhofohres (tja das gibt es wirklich) bis hin zur Abtragung großer Darmpolypen – breit ausgebildete und organüberschreitende Allgemeininternisten finden sich dagegen leider nur noch selten. Die Tatsache, dass eine breit aufgestellte »Diagnostik-Einheit« wie die Abteilung von Dr. House in den heutigen Zeiten nicht mehr wirtschaftlich arbeiten kann und es solche Einheiten im real existierenden Gesundheitssystem nur noch an wenigen Orten gibt, kommt recht anschaulich in der Folge »Verluste« (Staffel 1, Episode 18) zum Ausdruck.

Der Allgemeinmediziner in der Ambulanz

Die Struktur des US-amerikanischen Gesundheitssystems sieht vor, dass eine privatwirtschaftlich arbeitende Klinik einen gewissen Prozentsatz an Patienten umsonst behandeln muss, falls diese nicht in der Lage sein sollten, für die Klinikrechnungen aufkommen zu können. Dies wird bevorzugt aus Kostengründen ambulant gemacht, wobei die Ambulanzdienste für viele Ärzte wenig interessant sind – so auch für Dr. House. Er wird in der Regel widerwillig hierzu eingeteilt, was er den Ambulanzpatienten auch mehr als deutlich zu verstehen gibt. Für House sind die dort vorstellig werdenden Patienten zum Großteil »free Rider« und nutzen das System in mehrfacher Weise aus. Zum einen werden sie oftmals ohne Rechnung vom PPTH behandelt (daher der Begriff »free Rider«), was House eigentlich kaum ernsthaft stören dürfte. Zum anderen haben sie häufig eher harmlose, banale Erkrankungen, die zu lösen unter dem Niveau von Dr. House ist. Insofern ist es für House ärgerlich, dass die Ambulanzpatienten ihm seine kostbare Arbeitszeit stehlen, die er für kränkere Patienten (oder seine Nintendo-Spiele) besser nutzen könnte. Daher versucht House so gut es geht, sich vor diesen missliebigen Ambulanzdiensten zu verdrücken. Seine Chefin Dr. Cuddy nutzt dies aus, um mit ihm bestimmte Vereinbarungen abzuschließen. So bietet Dr. Cuddy Dr. House eine einmonatige Befreiung vom Ambulanzdienst an, wenn er es schaffen sollte, eine ganze Woche Vicodin®-frei zu bleiben. Wie sehr Dr. House den Ambulanzdienst hasst, wird daran erkennbar, dass er sich auf diesen Deal einlässt und in der Folge zum ersten Mal bewusst verspürt, dass er in der Tat Vicodin®-abhängig ist.

Andererseits sind gerade diese kleinen Episoden aus der Ambulanz oftmals recht amüsant und lehrreich. So lernen wir in einer kurzen Nebenepisode aus der Ambulanz (»Die Liebe in der Ellenbogengesellschaft«, Staffel 7, Episode 2), dass es bei exzessiver Haftcremenutzung bei Gebissträgern zu einer Zink-Vergiftung mit den Zeichen eines Kupfermangel-Syndroms kommen kann – ein Befund, der auch in der Literatur anhand von vier Betroffenen tatsächlich so publiziert wurde.[9]

In anderen Kurzeinlagen aus der Klinikambulanz erfahren wir von der Bedeutung von Impfungen bei Kindern (»Falsche Geschichte«, Staffel 1, Episode 2), von Medikamenteneffekten auf die Hautfarbe (Nikotinsäure und Beta-Carotin) (»Schmerzensgrenze«, Staffel 1, Episode 1), von persönlichkeitsverändernden Effekten der Neurosyphillis bei 82-Jährigen (»Geiz ist Gift«, Staffel 1, Episode 8) sowie von unterschiedlichen Medikamentenwirkungen in Abhängigkeit vom genetischen Hintergrund der Patienten (das heißt unterschiedliches Ansprechen von Afroamerikaner vs. Kaukasier in Bezug auf die Blutdrucksenkung mit bestimmten Medikamenten (zum Bei-

---

9 Nations SP, Boyer PJ, Love LA, Burritt MF, Butz JA, Wolfe GI, Hynan LS, Reisch J, Trivedi JR.: »Denture cream: an unusual source of excess zinc, leading to hypocupremia and neurologic disease«. *Neurology*. 2008 Aug 26;71(9):639-43. Epub 2008 Jun 4

spiel ACE Hemmern !) (»Irrtum«, Staffel 2, Episode 3). Dabei sind diese Einlagen in aller Regel durchaus korrekt recherchiert.

So gesehen sind die kleinen Geschichten aus der Ambulanz überaus lehrreich und willkommene »Aufheller« zu den oftmals doch recht dramatischen Haupthandlungen der jeweiligen Episode. Hier agiert Dr. House weniger als Apparatemediziner, sondern als aufmerksamer Beobachter und brillanter Allgemeinmediziner, der Dinge sieht und wahrnimmt, die für eine korrekte Diagnose auch ganz ohne Maschinenpark von Bedeutung sind. Andererseits würde Dr. House mit den eingeschränkten Möglichkeiten, die einem Allgemeinmediziner bezüglich der apparativ-technischen Diagnostik zur Verfügung stehen, depressiv werden. Wenn Dr. House anstelle eines MRTs, einer umfassenden Laboranalytik oder gar einer »Ganzkörper-Biopsie« sich nur mit den in der Ambulanz zur Verfügung stehenden Untersuchungstechniken abfinden müsste, dann würde er sicherlich seine Vicodin®-Dosis verdoppeln (was allerdings mit dem Leben kaum vereinbar wäre, siehe unten). Insofern ist Dr. House ein exzellenter und breit ausgebildeter Mediziner, mit den unwirtlichen Tätigkeiten eines durch zahlreiche Budgetvorgaben und überfüllte Wartezimmer gegängelten Allgemeinmediziners würde Dr. House aber gewiss nichts zu tun haben wollen.

Ist Dr. House ein guter Arzt?

Die Frage, was einen guten Arzt ausmacht, ist nur schwer zu beantworten und in Sachen Dr. House eine echte Herausforderung. Jürgen von Troschke hat in seinem Buch *Die Kunst, ein guter Arzt zu werden* die folgenden Thesen »zum guten Arzt sein« zusammengestellt[10]:

[10] Jürgen von Troschke: *Die Kunst, ein guter Arzt zu werden.* Hans Huber Verlag, Bern, 2 Auflage 2004

1) Es ist relativ leicht, Arzt zu werden, aber schwer, ein guter Arzt zu sein.
2) Es ist nicht leicht zu bestimmen, was einen guten Arzt ausmacht – es ist nicht nur das Wissen und Können, sondern die Haltung.
3) Die Haltung eines guten Arztes lässt sich am besten mit der Orientierung am Wohl des Patienten charakterisieren (Salus aegroti suprema lex = Das Heil des Kranken sei höchstes Gesetz).
4) Die Kunst, ein guter Arzt zu werden, besteht in dem permanenten Bemühen, dieses Ideal zu verwirklichen.
5) Jeder, der ein guter Arzt sein will, muss seinen eigenen Stil finden. Gute Ärzte sind Unikate.

So gesehen, erfüllt Dr. House nur einige der obigen Punkte zum »guten Arztsein«, wobei jedoch niemand bestreiten wird, dass Dr. House insbesondere den Punkt 5) erfüllt und ein absolutes Unikat ist. Doch schon bei der Frage, ob Dr. House den Hippokratischen Eid auch nur annähernd erfüllt, oder zeitgemäßer und realitätsnäher das Gelöbnis, das nach der (Muster-)Berufsordnung (Stand 2011) für alle in Deutschland tätigen Ärztinnen und Ärzte verpflichtend ist[11], dürften berechtigte Zweifel aufkommen.

Das Gelöbnis lautet wie folgt:

»Bei meiner Aufnahme in den ärztlichen Berufsstand gelobe ich, mein Leben in den Dienst der Menschlichkeit zu stellen.

Ich werde meinen Beruf mit Gewissenhaftigkeit und Würde ausüben.

Die Erhaltung und Wiederherstellung der Gesundheit meiner Patientinnen und Patienten soll oberstes Gebot meines Handelns sein.

Ich werde alle mir anvertrauten Geheimnisse auch über den Tod der Patientin oder des Patienten hinaus wahren.

---

11 http://www.bundesaerztekammer.de/page.asp?his=1.100.1143

Ich werde mit allen meinen Kräften die Ehre und die edle Überlieferung des ärztlichen Berufes aufrechterhalten und bei der Ausübung meiner ärztlichen Pflichten keinen Unterschied machen, weder aufgrund einer etwaigen Behinderung noch nach Religion, Nationalität, Rasse noch nach Parteizugehörigkeit oder sozialer Stellung.

Ich werde jedem Menschenleben von der Empfängnis an Ehrfurcht entgegenbringen und selbst unter Bedrohung meine ärztliche Kunst nicht in Widerspruch zu den Geboten der Menschlichkeit anwenden.

Ich werde meinen Lehrerinnen und Lehrern sowie Kolleginnen und Kollegen die schuldige Achtung erweisen. Dies alles verspreche ich auf meine Ehre.«

Auch dieses für alle in Deutschland tätigen Ärzte verpflichtende Gelöbnis dürfte Dr. House nur marginal interessieren.

Einen sehr interessanten Beitrag zu dieser Frage des »guten Arztseins« lieferte vor Kurzem Birgit Hibbeler unter dem Titel »Zwischen Samaritertum und Ökonomie: Was ist ein ›guter Arzt‹?« im *Deutschen Ärzteblatt*.[12]

In einem Gesundheitssystem, bei dem Wirtschaftlichkeitsgebote und Profitdenken Einzug gehalten haben, sind Begriffe wie Humanität und Nächstenliebe alles andere als selbstverständlich. Die Medizin wurde in den letzten Jahrzehnten – bedingt durch ungeahnten technischen Fortschritt – mehr und mehr entmenschlicht. Die hochtechnisierte Apparatemedizin versetzt uns in die Lage, Erkrankungen zu heilen, die früher einem Todesurteil gleichkamen. Gleichermaßen drängt sich die Technik zwischen Arzt und Patient und lässt die Medizin gefühlskalt und technisch bestimmt erscheinen. Die Kosten im Gesundheitssystem steigen, was bedingt ist durch teure Innovationen und eine kostenintensive Alters-

---

[12] Hibbeler, Birgit. »Zwischen Samaritertum und Ökonomie: Was ist ein ›guter Arzt‹?«, *Dtsch Arztebl 2011*; 108(51-52): A-2758; http://www.aerzteblatt.de/archiv/118010/

struktur unserer Bevölkerung mit einer Zunahme an chronischen und teuren Alterserkrankungen. Gleichzeitig fehlt die Bereitschaft in der Bevölkerung bzw. bei den politisch Verantwortlichen, für den medizinischen Fortschritt finanzielle Ressourcen bereitzustellen. Dies führt im Klinikbereich zu einer zunehmenden Verschuldung, wobei ein Lösungsansatz in der Fusionierung und Privatisierung selbst von Universitätskliniken gesehen wird. Aber auch in den privatwirtschaftlich geführten Arztpraxen wird der Arzt zunehmend in die Rolle eines Unternehmers gedrängt. Immerhin ist der wirtschaftliche Druck in der Medizin bereits so groß, dass hierzu in der ärztlichen Berufsordnung erwähnt werden muss: »Der ärztliche Beruf ist kein Gewerbe«, und dieser Hinweis erfolgt nicht aus steuerrechtlichen Überlegungen heraus.

Die meisten Medizinstudenten beginnen mit hehren, idealistischen Motiven ihr Studium, wobei finanzielle Aspekte sekundär zu sein scheinen. Dabei wird derjenige als guter Arzt wahrgenommen, der sich viel Zeit für seine Patienten nimmt, sich in deren Situation zu versetzen versteht und zudem auch fachlich gut ist. Hibbeler weist in ihrem Artikel darauf hin, dass das Bild vom guten Arzt sich im Laufe der beruflichen Entwicklung ändert. So betrachtet der/die junge Arzt/Ärztin einen guten Diagnostiker und Therapeuten als guten Arzt. Mit zunehmender Berufserfahrung spielt die Bedeutung der zwischenmenschlichen Interaktion und Kommunikation eine wichtige Rolle für das »gute Arztsein«. Altgediente Ärzte sehen zudem die Fähigkeit »Grenzen zu setzen« als wichtig an. Im Laufe der beruflichen Entwicklung kommt es dazu, dass einige Aspekte, wie die gründliche und ausführliche Anamnese-Erhebung und die gewissenhafte körperliche Untersuchung an Bedeutung verlieren und zugunsten einer umfassenden Labor- und Apparatediagnostik vernachlässigt werden. Auf solcherlei fatale Entwicklungen wies auch der US-amerikanische Friedensnobelpreisträger und Kardiologe Prof. Dr. Bernard Lown in seinem Buch *Die verlorene Kunst des Hei-*

lens: Anstiftung zum Umdenken hin.[13] Als ob Lown das diagnostische Vorgehen von Dr. House antizipiert hätte, schreibt er: »Da es unökonomisch ist, viel Zeit mit dem Patienten zuzubringen, wird die Diagnose mittels Ausschlusskriterien gestellt.« Dabei gilt der alte Merkspruch in der Medizin: »*Wer eine Stunde Zeit mit seinem Patienten hat, der möge 45 Minuten mit der Anamnese verbringen, 10 Minuten mit der körperlichen Untersuchung, aber nur 5 Minuten mit der Apparatetechnik.*« Und auch Lown weist darauf hin, dass 75 Prozent der Diagnose durch eine gewissenhaft erstellte Anamnese zu erheben ist. Auch die beste Hightech Maschinerie kann nur dann effektiv eingesetzt werden, wenn durch die Anamneseerhebung eine begründete Verdachtsdiagnose für deren sinnvolle Verwendung eruiert wurde. Sprich: Ein Herzkatheter macht nur dann Sinn, wenn anamnestisch der Hinweis auf ein Herzproblem herausgearbeitet wurde.

Die Patienten wünschen sich vor allem Ärzte, die sich Zeit nehmen und ihnen zuhören und erklären können. Zudem legen die Patienten Wert auf zeitnahe Vorstellungstermine und Vertraulichkeit und erwarten, dass der Arzt auf dem neuesten Stand des Wissens ist. Bei der Arzt/Patienteninteraktion werden drei unterschiedliche Interaktionsmodelle unterschieden: 1) das *paternalistische Verhältnis*, bei dem der Arzt als väterlich-fürsorglicher Experte für den Patienten entscheidet, 2) das *Partnerschaftsmodell*, bei dem der Arzt den Patienten berät und ihn unterstützt, zu einer eigenen Entscheidung zu kommen, und 3) das *Konsumentenmodell*, bei dem der Arzt primär als technischer Experte in Erscheinung tritt.

Bei »Dr. House« wird vor allem das paternalistische Verhältnis gelebt und die Meinung des Patienten im Grunde genommen nicht respektiert. Dabei betont in dem Beitrag von B. Hibbeler die Münsteraner Ethikprofessorin Bettina Schöne-Seifert, dass jedes dieser Modelle in bestimmten Situatio-

---

[13] Bernhard Lown: *Die verlorene Kunst des Heilens*. 2. Ausgabe, Schattauer Verlag, Stuttgart 2004

nen seine Berechtigung habe. So sei es in Notfallsituationen durchaus sinnvoll, die paternalistische Arzt/Patientenbeziehung zu leben. Denn wer kann bei akut lebensbedrohlichen Situationen, wie zum Beispiel nach einem schweren Verkehrsunfall, dem Unfallchirurgen tatsächlich eine ausführliche Diskussion zu den etwaigen Behandlungsoptionen abverlangen – und dazu in einen partnerschaftlichen Austausch treten? Bei Bagatell- oder Schönheitseingriffen kommt dagegen das Konsumentenmodell zum Tragen, da es sich um völlig elektive Eingriffe handelt, über deren Vor- und Nachteile man in aller Ruhe nachdenken kann und für deren Durchführung man sich häufig einen Experten nach Beratung durch bzw. Empfehlung von Freunden aussucht. Nach der Einschätzung von Schöne-Seifert wird heutzutage von den meisten Patienten das partnerschaftliche Modell bevorzugt. Dabei legt sie Wert auf die Tatsache, dass es kein einheitliches Arztbild gibt, da Ärzte verschieden sind, wie die Menschen insgesamt. Als eine wesentliche Voraussetzung zum »guten Arztsein« sieht sie darin, dass die Ärzte/innen sich bewusst darüber sind, wie viel Verantwortung sie für andere in ihrem Beruf tragen. Sie sieht in »Tugendhaftigkeit« keinen verstaubten Begriff, sondern einen wesentlichen Schritt zum »guten Arzt«. So gesehen ist Dr. House noch weit davon entfernt, ein »guter Arzt« im eigentlichen Sinne zu sein. Dessen unbenommen ist er ein brillanter Diagnostiker und zeigt uns auf, wie komplex gerade in der Medizin die Definition eines »guten Arztes« wirklich ist.

2
Housebesuch: Lernen mit Dr. House

Unterhaltung als ein Instrument des Lernens

Wenn wir schon das Glück haben, über eine TV-Serie vom Format von »Dr. House« zu verfügen, dann stellt sich früher oder später die Frage, ob wir diese Serie auch zur Wissensvermittlung nutzen können oder gar für die studentische Ausbildung.

Frau A. Pfisterer stellte sich im Rahmen ihrer Masterarbeit die Frage, inwieweit Fernsehzuschauer während der Rezeption von TV-Serien etwas lernen können.[14] Hierfür bediente sie sich des internetbasierten Umfragetools »Survey Monkey«, mit dessen Hilfe sie mehr als 1 600 beantwortete Fragebögen zum Themenkomplex Lernen durch TV erhielt. Dabei konnte Frau Pfisterer nachweisen, dass Fernsehzuschauer tatsächlich beim Anschauen von TV-Serien durch eine aktive Informationsverarbeitung etwas lernen können. Zudem konnte sie zeigen, dass die Zuschauer während des Konsums von TV-Serien durchaus auch medizinspezifische Fachbegriffe lernen können. Darüber hinaus fand Frau Pfisterer, dass das Lernen von Begriffen während des Konsums von TV-Serien bei den Fernsehzuschauern sowohl bewusst als auch unbewusst geschieht. Mit dieser Arbeit bestätigt sie die Befunde ihres Men-

---

14 Pfisterer AS. Masterseminararbeit *Wie groß ist das Lernvermögen von politischen Begriffen während der Rezeption von TV-Serien?*, Masterseminar »Politische Meinungsbildung in der Unterhaltungsöffentlichkeit«. Universität Fribourg HS: 2010 Professor Louis Bosshart. Fachbereich Medien- und Kommunikationswissenschaft SS 2010

tors, dem international anerkannten Kommunikationswissenschaftler Louis Bosshart, der in seinem Buch über die Dynamik der Fernsehunterhaltung sagt, dass Unterhaltung und Bildung in einer engen Beziehung zueinander stehen.[15]

Nach Bosshart geht es dabei um »das Vermögen von Unterhaltung, Information und Bildung zu vermitteln«, Unterhaltung bedeutet somit mitnichten nur Zeitvertreib oder Ablenkung vom Alltag – ganz im Gegenteil: Die Betrachter können hierbei auch etwas lernen und gewinnen hierdurch auch ein Gefühl der Selbstbestätigung. Insofern kann, ja soll, gute Unterhaltung auch immer mit einem gewissen Maß an Bildungszuwachs einhergehen. Pfisterer zitiert in ihrer Arbeit auch den Mannheimer Kommunikationswissenschaftler Peter Vorderer, der darauf hinweist, dass anspruchsvolle Unterhaltung kognitives Engagement sowie Konzentration fordert und uns hilft, in komplexen Zusammenhängen zu denken. »**Anspruchsvolle Unterhaltung verlangt von uns, abzuwägen, zu prüfen und zu entscheiden, kurz: zu denken.**« Vorderers These folgert, dass Unterhaltung deshalb so attraktiv sei, »weil wir Freude daran haben, ihre Angebote aktiv zu verstehen«. Deshalb sei »**Unterhaltung nicht nur nicht das Gegenteil von Information, sie setze die Informationsverarbeitung geradezu voraus und ist daher ein Instrument des Lernens**«.

Insofern haben TV Formate wie »Dr. House« prinzipiell durchaus einen Bildungseffekt bei den Zuschauern, und darüber hinaus besteht kein grundsätzlicher Widerspruch, wenn wir für unsere Lehre auch TV-Dokumentationsserien oder gar reine TV-Unterhaltungsserien wie Dr. House nutzen. Dabei kommt uns entgegen, dass sehr viele unserer Medizinstudenten ohnehin mehr oder weniger regelmäßig Serien wie »Dr. House« verfolgen. Eine Umfrage bei etwa 400 Auszubildenden der Medizin bzw. Pflegeberufe ergab, dass

---

15 Bosshart, L. (1979). *Dynamik der Fernseh-Unterhaltung. Eine kommunikationswissenschaftliche Analyse und Synthese*. Freiburg (Schweiz); Universitätsverlag

85 Prozent der Studenten und 76 Prozent der jungen Assistenzärzte Serien wie »Dr. House« ansehen.[16] Dies deckt sich mit unseren eigenen Erfahrungen. Auch bei unseren Studenten besteht großes Interesse an medizinisch gefärbten Unterhaltungssendungen wie »Dr. House«.

Selbstverständlich können wir die Inhalte der jeweiligen Serien nicht kritiklos als »Lehrmaterial« nutzen. Bei der Nutzung von »Dr. House« sind inhaltliche Korrekturen und eine kritische Auseinandersetzung mit dem Gezeigten unumgänglich und müssen zeitnah durch den Dozenten erfolgen. Immerhin handelt es sich hier um reine Unterhaltung und um keine didaktisch aufgearbeiteten Lehr-Videos.[17]

Trotz noch so guter Recherche von Seiten der Filmschaffenden können wir die von ihnen produzierten TV-Serien natürlich nie kritiklos als »Lehrmaterial« übernehmen. Zwar bemühen sich die Drehbuchautoren bei »Dr. House« nach bestem Wissen und Gewissen, keine allzu abstrusen Geschichten zu präsentieren, doch wenn es um die wissenschaftlich korrekte Beschreibung oder um gutes Entertainment geht, dann ist klar, was bei einer Unterhaltungsserie Vorrang hat.[18] Insofern handelt es sich hier lediglich um ein mehr oder minder gut recherchiertes Unterhaltungsformat und keinesfalls um didaktisch aufgearbeitete Lehr-Videos. Daher muss bei der Nutzung von Fernsehserien wie zum Beispiel »Dr. House« eine inhaltliche Korrektur und eine kritische Auseinandersetzung mit dem Gezeigten unmittelbar durch den Dozenten erfolgen. Gerade in der Auswahl und in

---

16 Czarny MJ, Faden RR, Nolan MT, Bodensiek E, Sugarman J.: »Medical and nursing students' television viewing habits: potenzial implications for bioethics«. *Am J Bioeth* 2008; 8: 1–8

17 J.R. Schaefer, A. Jerrentrup, A. Neubauer: »Neue Ansätze zur Wissensvermittlung oder: was können wir vom Fernsehen lernen?«, *Dtsch Med Wochenschr* 2010; 135: 2596–2600

18 http://www.drhouseforum.de/neuigkeiten-und-geruechte-10/kath-lingenfelter-auf-der-mintiff-konferenz-am-06-september-2011-a-8669/ und http://www.thehousefan.com/view/1729/kath-lingenfelter-science-meets-fiction-house-md-1/

der Auseinandersetzung mit den Fernseh-Clips steht und fällt der Erfolg eines Lehrkonzeptes.

Interessant und wichtig für die Lehre ist die Tatsache, dass Dr. House nicht alleine agiert, sondern stets ein ganzes Team von Mitarbeitern um sich herum schart. Mit den Kollegen sucht er geradezu zwanghaft den kritischen Diskurs und die Auseinandersetzung bei der Erarbeitung der korrekten Diagnose, so dass bereits im Studium die Bedeutung von Teamarbeit vermittelt wird.[19]

Dass in den Drehbüchern bei den jeweiligen Erkrankungen alle möglichen und unmöglichen Komplikationen auftreten, stört für die Lehre in keiner Weise – ganz im Gegenteil. So können auch wir alle möglichen und unmöglichen Aspekte kritisch mit unseren Studenten/innen diskutieren. Und lieber diskutiert man denkbare Komplikationen anhand einer fiktiven TV-Serie als in der harten Realität.

Es kommt uns auch durchaus entgegen, dass bei »Dr. House« die fiktiven Patienten das Unglück der Welt geradezu magisch anziehen. So haben die Filmdarsteller nahezu alle denkbaren Nebenwirkungen sowie eine Vielzahl von Komplikationen, die in einer Klinik üblicherweise alle Jahre nur einmal auftreten. So leidet zum Beispiel in der Folge mit dem Titel »Schönheitsirreale« (Staffel 1, Episode 16) ein 10-jähriges Mädchen an einer schwerwiegenden Überproduktion von Cortison (= Morbus Cushing bei hypophysärem Adenom). Zu allem Überfluss bekommt sie auch noch einen Herzinfarkt mit Herzstillstand, weswegen sie von ihrem Sportlehrer wiederbelebt werden muss. Bei einem, wofür auch immer, durchgeführten Test (= hyperinsulinämisch euglycämischer Clamp Test) tritt dann auch noch eine (steroid-bedingte?) psychotische Reaktion auf. Als sei das alles nicht schon genug, erleidet die bedauernswerte Hauptdarstellerin zusätzlich

---

19 J. R. Schaefer, M. Herder, U. Glowalla (2011). *Steigerung der Lernmotivation durch Fernsehserien. Neues Handbuch Hochschullehre*, D 2.8, 47. Ergänzungslieferung, Berlin

noch eine am ehesten durch die Hormonstörung bedingte Haut- und Unterhautschädigung (= durch Cushing induzierte Hypercalciämie bedingte Hautnekrose), die zeitgleich nach der Gabe von einem blutverdünnenden Medikament (= Warfarin) auftritt. Daher müssen Dr. House und sein Team zunächst auch noch an eine medikamentenbedingte Hautschädigung denken (die sogenannte Marcumar-Nekrose). Alleine diese Episode erlaubt uns, mit unseren Studierenden die Themen Wiederbelebung, plötzlicher Herztod, Gefäßverkalkung und Herzinfarkt, Diabetes mellitus, Übergewicht, Störungen der Cortisonsynthese, Hautnekrose durch Medikamente etc. zu diskutieren, und das Ganze, ohne dass eine Minute Langeweile aufkommt.[20] Was uns als Dozenten sehr entgegenkommt, ist die Tatsache, dass Dr. House stets ausführlich mit seinem Team über die in Frage kommenden Diagnosen diskutiert, zum Teil mit überraschender Fachkenntnis, zum Teil aber auch ohne jedweden Sinn und Verstand. Aber genau darin liegt der Reiz für uns als Hochschullehrer: Genau deshalb sitzen unsere Studenten/innen gebannt und hoch interessiert im Seminar und verfolgen die kurzen Clips aus der Fernsehserie sehr genau. Nur so können sie später mitreden, um herauszuarbeiten, was an dem gezeigten Clip Fakt und was Fiktion war. Insofern eignet sich die Serie »Dr. House« aus mehreren Gründen als eine ideale Lernvorlage: Zum einen ist die Serie relativ gut recherchiert und behandelt eine Vielzahl durchaus seltener Erkrankungen, die fast alle Gegenstand unseres Ausbildungskataloges sind. Zum anderen wird die Erarbeitung der korrekten Diagnose als komplexer und stets kritisch zu hinterfragender Vorgang geschildert, bei dem die Konsultation von Fachkollegen stets hilfreich und oftmals zur Problemlösung zwingend erforderlich ist.

---

[20] J.R. Schaefer, A. Jerrentrup, A. Neubauer: »Neue Ansätze zur Wissensvermittlung oder: was können wir vom Fernsehen lernen?«, *Dtsch Med Wochenschr* 2010; 135: 2596–2600

Fernsehen für die Wissenschaft und Wissenschaft für das Fernsehen

Die Drehbuchautoren von »Dr. House« fühlen sich fast schon moralisch einer gewissen wissenschaftlichen Korrektheit verpflichtet. So spricht beim Berliner MINTiFF Kongress (= Mathematik, Informatik, Natur- und Technikwissenschaften und Chancengleichheit im Fiction-Format) 2011 die »Supervising Producerin« von Dr. House, Frau Katherine Lingenfelter, die ursprünglich als Tochter eines Anästhesisten selbst Medizin studieren wollte, vom »prosozialen Nutzen« von Unterhaltungssendungen wie »Dr. House«. Sie weist darauf hin, dass der Durchschnittsamerikaner nur 5 Prozent seiner Lebenszeit auf der Schulbank verbringt, aber 25 Prozent seiner Lebenszeit vor dem Fernseher – Zahlen, die so auch für uns in Deutschland zutreffen dürften. Daher empfindet es Katherine Lingenfelter als »eine Art gesellschaftliche Verantwortung in fiktionalen Serien, die sich auf wissenschaftlichem Terrain bewegen, die wissenschaftlichen Fakten korrekt zu halten«. Sie sagt: »Wir haben eine Verpflichtung, nicht mit schlechter Recherche zur Verbreitung von Binsenweisheiten beizutragen. Die medizinischen Probleme müssen realistisch sein und den tatsächlichen Möglichkeiten entsprechen.«[21]

Hierfür haben US-amerikanische Drehbuchautoren – zumal bei einer so erfolgreichen Serie wie »Dr. House« – enorme Vorteile gegenüber ihren bundesdeutschen Kollegen/innen. In den USA werden enorme Anstrengungen unternommen, um Filmschaffende bei wissenschaftlichen Fragen professionell zu unterstützen. Seit mehr als 10 Jahren werden in den USA Strukturen vorgehalten, die den Drehbuchautoren von Unterhaltungsserien eine kostenfreie wissenschaftliche Beratung anbieten. Gemeinsam mit und unterstützt durch die National Institutes of Health (NIH, Bethesda, Mary-

---

[21] http://www.dwdl.de/nachrichten/32701/in_deutschen_arzt-serien_geht_es_nicht_um_medizin/

land USA) und das Center Disease Control (CDC, Atlanta, Georgia USA) wird am »Norman Lear Center« in Los Angeles (http://blog.learcenter.org/) den Filmschaffenden das Projekt »Hollywood, Health and Society« angeboten. Prof. Martin Kaplan vom »Norman Lear Center« beschreibt die Aktivitäten seines Institutes im Rahmen eines Vortrages bei der MINTiFF Konferenz im Jahre 2010 recht anschaulich.[22]

Bei »Hollywood, Health and Society« wird den Filmschaffenden für die Themen »Gesundheit und Sicherheit« kostenfreie, umfassende Hilfestellung bei der Manuskripterstellung bzw. Ausarbeitung bei wissenschaftlichen Fragen angeboten. Dabei gilt der Leitsatz »use us as you choose«, soll heißen, dass das Institut die künstlerische Freiheit der Medienschaffenden selbstverständlich anerkennt, dennoch für Beratungen und inhaltliche Feinabstimmungen zur Verfügung steht. Das Institut vermittelt Kontakte mit anerkannten US-amerikanischen Wissenschaftlern, die den Drehbuchautoren wichtige Informationen, aber auch Ideen vermitteln können. Es bietet die Diskussion zu Inhalten von Serien an, die für die breite Bevölkerung von Bedeutung sein könnten – wie Diabetes mellitus, Übergewicht, Fehlernährung, Bewegungsmangel, aber auch Impfungen etc. Darüber hinaus werden Serviceleistungen wie die Einrichtung von Beratungstelefondiensten bei entsprechenden Themen wie Sucht, Depression, HIV/AIDS etc. angeboten. Durch die Aktion »Hollywood, Health and Society« werden dann die jeweiligen »toll-free« Telefonnummern oder Web-Adressen am Ende der TV-Serie eingeblendet, was in der Regel zu einem enormen Zugriff auf diese Angebote führt.

Diese weitreichenden Aktivitäten, die durch staatliche Einrichtungen wie die NIH und das CDC, aber auch durch die Gates-Stiftung und andere Einrichtungen unterstützt werden, nutzen ganz bewusst den enormen Effekt von Entertainment-

---

[22] Vortrag siehe unter: http://www.mintiff-konferenz.de/content/0/2695/2696/3889/3892/

Education. So weist Martin Kaplan darauf hin, dass sich immerhin 60 Prozent aller US-Amerikaner regelmäßig die »Prime time-Fernsehserien« ansehen. Von diesen Fernsehzuschauern berichten wiederum 60 Prozent, dass sie durch das Fernsehen in den letzten 16 Monaten etwas Neues in Sachen »Gesundheit« gelernt haben. Immerhin 30 Prozent dieser Zuschauer berichten, dass das Gesehene auch tatsächlich einen Einfluss auf ihr weiteres Verhalten gehabt habe. So gesehen kann man davon ausgehen, dass reine Unterhaltungsserien in der Lage sind, das Gesundheitsverhalten von 10 Prozent der Bevölkerung quasi »en passant« zu verändern. Solcherlei Effekte werden selbst durch breit angelegte Gesundheitskampagnen kaum erreicht. Kaplan nennt dies »the power of entertainment to affect people's behaviour« und sagt »entertainment is an accidental curriculum«.[23]

Im Grunde genommen ist es ein Unding, dass wir solcherlei Lerneffekte tatsächlich alleine dem Zufall und der völligen Willkür und Laune einzelner Drehbuchautoren oder Sendeanstalten überlassen. Dieses enorme Lernpotenzial sollten wir – ähnlich wie es uns die Kollegen in Hollywood vormachen – für Aufklärungs- und Gesundheitskampagnen nutzen. Es gibt in der Tat keinen logischen Grund, warum unsere Bevölkerung beim und durch das Konsumieren von Fernsehsendungen nicht schlauer werden darf. Erste Ansätze sind in dem MINTiFF-Projekt zu erkennen, bei dem sich eine kleine Gruppe hoch motivierter Wissenschaftler mit viel Engagement um die Verbesserung fiktionaler Fernsehserien bemüht.[24] Zwar erkennt man gerade in den letzten Jahren das ernsthafte Bemühen einiger Produzenten, die medizinischen Handlungen in ihren Serien inhaltlich durchaus zu verbessern. So werden bei fast allen deutschen Arztserien mittlerweile medizinische Berater hinzugezogen, die nach bestem

---

23 Vortrag siehe unter: http://www.mintiff-konferenz.de/content/0/2695/2696/3889/3892/
24 http://www.mintiff.de/content/0/58/59/

Wissen und Gewissen den Filmemachern mehr oder weniger erfolgreich zur Seite stehen. Dennoch werden die potenziellen Möglichkeiten, durch fiktionale Formate in den Medien eine gesundheitliche Aufklärung unserer Bevölkerung voranzubringen, kaum genutzt.[25]

Die Tatsache, dass wir dieses enorme Potenzial in Deutschland, vor allem gerade auch bei den öffentlich-rechtlichen Sendeanstalten, derzeit kaum zur Anwendung bringen, liegt sicherlich mit an der Ignoranz und Selbstherrlichkeit unserer Programmverantwortlichen. Und dies, obgleich die Bereiche »Bildung, Beratung, Kultur und Unterhaltung ... einen eigenen, gleichrangigen Stellenwert im Gesamtangebot der ARD ... haben«[26].

Für die Programmverantwortlichen scheinen Unterhaltung und Bildung zwei völlig getrennte Welten zu sein, und es übersteigt offenbar deren Vorstellungskraft, dass man auch mit einem Unterhaltungsformat bildungsrelevante Inhalte vermitteln kann, wie uns dies Sendungen wie »Dr. House« & Co. eindrucksvoll zeigen.[27]

Wie sehr eine Sendung wie »Dr. House« das Interesse von Fernsehzuschauern selbst an sehr seltenen Erkrankungen zu wecken vermag, zeigte beispielhaft die Sendung vom 14.02.2011 in den USA. Dort wurde in der Episode mit dem Originaltitel »You Must Remember This« (»Denke immer dran«; Staffel 7, Epsiode 12) das sogenannte »McLeod-Syndrom« thematisiert. Beim »McLeod-Syndrom« handelt es sich um eine extrem seltene (ca. 150 Fälle weltweit), X-chromosomale (daher bei Männern vorkommende) Erkrankung. Beim »McLeod-Syndrom« kommt es zu einer Nerven- und Muskelschädigung sowie zu typischen Blutbildveränderungen (= neuromuskuläre Störungen, sowie Blutbildverände-

25 http://www.zeit.de/zeit-wissen/2011/03/Aerzte-am-Filmset
26 http://www.wdr.de/unternehmen/gremien/rundfunkrat/
   pdf/resolution/Funktionsauftrag_Papier_2001.pdf
27 http://www.dwdl.de/nachrichten/32701/in_deutschen_arzt-
   serien_geht_es_nicht_um_medizin/

rungen mit Akanthozytose und Anämie). Wie die Betreiber der »Inherited Health«-Homepage im Februar 2011 mitteilten, führte alleine die Ausstrahlung der »Dr. House«-Episode »You Must Remember This« zu einem ungewöhnlichen Ansturm mit einer Zugriffsrate von 13 Prozent auf dieses extrem seltene Syndrom.[28] Dies bestätigt den enormen Einfluss, den solcherlei Unterhaltungsformate auf das Verhalten und die Neugierde von Fernsehzuschauern im täglichen Leben haben.

Anamnese, Analyse, Diagnose und Therapie

Die Nutzung von »Dr. House« für die Medizinerausbildung ist vor allem auch daher so interessant, als da auf unterhaltsame Weise in geradezu kriminalistischer Schärfe auf die tatsächliche Bedeutung einer korrekten Anamnese (systematische Befragung vonseiten des Arztes) eingegangen wird. So schließt »Dr. House« vom Konsum von Schweineschinken in der lebensmittelhygienisch gut überwachten USA dennoch sofort auf das Vorliegen eines Schweinebandwurms mit Zystizerkose (einem Befall des Gehirns durch den Bandwurm; der US-amerikanische Bauernverband dürfte sich über solch weit hergeholte Rückschlüsse kaum freuen) – ein Befund, der in Ländern ohne Fleischbeschau tatsächlich ein großes Gesundheitsproblem darstellt. Vollkommen korrekt spiegelt sich bei »Dr. House« jedoch die überragende Bedeutung einer umfassenden Anamneseerhebung (die bei Dr. House allzu oft in einer illegalen Hausdurchsuchung mündet) für die korrekte Diagnosefindung wider. Letztendlich sollte die Anamnese mehr als 75 Prozent des Zeiteinsatzes bei ärztlichen Tätigkeiten mit den Patienten ausmachen. Die Anamnese liefert den Grundstein – oder besser gesagt, den ersten Puzzlestein

---

[28] siehe unter: http://www.inheritedhealth.com/blog/2011/02/

zur Lösung des Falles. Allerdings muss der anamnestische Hinweis auch erkannt und gewertet werden, denn erst die Analyse dieses Puzzlesteines bringt uns der richtigen Diagnose näher. Und erst wenn wir die korrekte Diagnose haben, können wir mit der richtigen Therapie beginnen.

Hierfür gibt es unendlich viele Beispiele in jeder Klinik und Arztpraxis. In unserer eigenen Klinik wurde die Diagnose einer durch Bleivergiftung bedingten Porphyrie (ein Synthesedefekt des roten Blutfarbstoffes Hämoglobin, der einhergeht mit kolikartigen Bauchschmerzen und neurologischen Ausfällen) nur durch die ausführliche Anamnese-Erhebung der hierbei beteiligten Kollegin und einer – vonseiten des Patienten erlaubten – Hausbesichtigung ermöglicht. Im Rahmen dieser Hausbegehung wurde dann in der Tat eine antike Badewanne mit Bleirohren und Farben als Bleivergifter identifiziert. Die dort gefundenen uralten Bleirohre und Verzierungen führten zu einer beständigen Bleiexposition und in der Folge zu schubweisen und plötzlich einsetzenden kolikartigen Bauchschmerzen sowie neurologischen Auffälligkeiten im Sinne einer Porphyrie. Nach Meidung dieser Bleiquelle kam es dann in der Folge zur kompletten Heilung – was so ohne (legale) Hausbegehung möglicherweise nicht herausgefunden worden wäre. Hausbegehungen bzw. die Begehung von Gaststätten, Küchen und Arbeitsstätten sind dagegen in manchen Gesundheitsbereichen, wie bei unseren Gesundheitsämtern, tagtägliche Praxis und für die Sicherung der Gesundheit von elementarer Bedeutung. Dass allerdings für die Lösung jedweden medizinischen Problems eine illegale Hausdurchsuchung à la House erforderlich ist, ist natürlich kompletter Unsinn (und selbst bei den »Dr. House«-Folgen häufig nicht wirklich erforderlich).

Das Erheben von anamnestischen Angaben, die Analyse dieser Angaben und die Wertung für die abschließende Diagnose finden so (bzw. in abgeschwächter Form) auch im täglichen Leben statt. Wie bereits erwähnt ist die Anamnese sogar der wichtigste Teil bei einer Diagnoseerstellung. Ein weiteres belebendes Element, welches in der TV-Serie für Kurzweil und Spannung sorgt, ist die Tatsache, dass Dr. House in der Regel stets erstmals eine Arbeits- bzw. Zwischendiagnose stellt. Er nutzt diese Arbeitsdiagnose meistens für einen heroischen Therapieversuch, der dann häufig genug aufgrund lebensbedrohlicher Komplikationen und Überraschungen wiederum abgebrochen werden muss. Die Arbeitsdiagnose wird dann völlig über den Haufen geworfen, wobei der fehlende Therapieerfolg allerdings nicht als Versagen empfunden wird, sondern als weiteres Puzzleteil in die hierauf aufbauenden Überlegungen eingeht. Oder wie es Katherine Lingenfelter als Drehbuchautorin von »Dr. House« formuliert: »Being wrong is essential for correct diagnosing.« Insofern gibt es für House keine wirklich schlechten Nachrichten, sondern lediglich neue Aspekte und Puzzlesteine, die dann dazu beitragen, dass pünktlich zum Ende der jeweiligen Episode die korrekte Abschlussdiagnose steht (mit oder ohne Heilung).

Völlig irrsinnig – zweifelsohne für den Unterhaltungswert einer Fernsehserie jedoch von enormem Vorteil – sind die zahlreichen Therapieversuche, die Dr. House bereits nach dem vagesten Verdacht auf eine noch so hirnrissige Arbeitsdiagnose hin anordnet. Dann wird ohne Sinn und Verstand mit immunsuppressiven Substanzen behandelt, eine Bestrahlung durchgeführt oder gar eine offene Hirnstimulation oder Gewebeentnahme (= Biopsie) veranlasst. In aller Regel führt der erste – häufig jedweder medizinischen Basis entbehrende – Therapieversuch auch prompt zu allen möglichen und unmöglichen Nebenwirkungen, die dann aber immerhin unser House-Team zum Überdenken der Behandlungsindikation und zu einer Korrektur sowohl der Diagnose als auch des Behandlungsansatzes führen. Immerhin findet hier dann eine durchaus (selbst-)kritische Auseinandersetzung über das bisher Geleistete statt – eine Tatsache, die so im wahren Leben leider nicht immer zu funktionieren scheint. Da wird häufig lange, manchmal viel zu lange, an einer einmal gefassten Diagnose festgehalten, so als sei eine einmal getroffene Diagnose so etwas wie ein Ehegelübde, also ein Bund fürs Leben. Hierbei kann man von House und seinem Team durchaus einiges lernen, der Kopf scheint hier rund zu sein, damit sich die Gedanken drehen können. Dennoch hätte man sich hier an der einen oder anderen Stelle, oder offen gestanden eigentlich fast immer, eine vorab gewissenhaftere Auseinandersetzung mit dem Patienten und dessen Beschwerden gewünscht als einen Schnellschuss aus der Hüfte. Dann wäre die Serie allerdings auch nur halb so spannend, da weniger nebenwirkungsreiche Fehlversuche und weniger Komplikationen auftreten würden. Ohnehin scheint Dr. House sich nur für die Krankheiten und deren Diagnose zu interessieren, aber kaum für die Menschen, die von dieser Krankheit betroffen sind. So sagt Dr. House in der Episode »Das Ende danach« (Staffel 1, Episode 3), dass er Personen, die er überhaupt nicht kennt, daher recht einfach behandeln kann, da sie ihm im Grunde genommen gleichgültig sind (»It's easy if you don't give a crap about them«).

Nicht nur das, House ist durchaus bereit, bei seinen Entscheidungen Risiken für die Patienten in Kauf zu nehmen, solange das Risiko sich für die Patienten »rechnet«. So sagt House in der Episode »Tod aus der Wand« (Staffel 1, Episode 11) zur Mutter des Patienten: »I take risks, sometimes patients die. But not taking risks causes more patients to die, so I guess my biggest problem is I've been cursed with the ability to do the math.« Die Tatsache, dass House den zu erwartenden Nutzen gegen das Risiko durchrechnet, mag auf den ersten Blick kaltherzig und unmenschlich wirken, dennoch ist dies die beste Entscheidungshilfe, die House seinen Patienten geben kann. Andererseits versagt Dr. House mit seiner Risikobereitschaft, sobald er sich für die Menschen interessiert und keine berufliche Distanz quasi als Schutzschild zwischen sich und den Patienten schieben kann. Dann hadert Dr. House selbst bei therapeutisch durchaus sinnvollen, jedoch risikoreichen Maßnahmen. Sehr schön wird dies in den Episoden »Schlechter Scherz 1« und »Schlechter Scherz 2« herausgearbeitet (Staffel 2, Episoden 20 und 21). Hier hat sich Dr. Foreman mit einer mysteriösen, tödlich verlaufenden Hirnerkrankung angesteckt. Um die Ursache zu klären und somit die Erkrankung adäquat behandeln zu können, sieht Foreman als ausgewiesener Neurologe seine einzige Chance in der Durchführung einer risikoreichen Hirnbiopsie bei sich selbst, was Dr. House mit dem Hinweis ablehnt, dass dieser Eingriff zu riskant sei. Solcherlei Vorsicht kennt man von Dr. House bei all seinen anderen Patienten in dieser Form nicht, und so wirft Dr. Wilson seinem Freund House vor, dass er nicht wie sonst funktioniere und dies auf Kosten der Menschen, die ihm wichtig seien. Dr. Wilson erkennt in dieser Episode, dass House nur deswegen keinen persönlichen Patientenkontakt herstellt, um sich keine Gedanken um den Menschen machen zu müssen, der in diesem Patienten steckt. Nur mit dieser Distanz ist House überhaupt in der Lage, diese recht invasive Art Medizin zu betreiben, die seinen Patienten oftmals das Leben rettet (»You don't see patients because then you'd give a crap and if you gave a crap, you wouldn't make the outrageous decisions you do.«). Dass dem auch im wirklichen Leben so sein kann, ist daran zu erkennen, dass Ärzte ihre eigenen Angehörigen aufgrund der fehlenden professionellen Distanz oftmals schlechter (entweder zu intensiv oder zu wenig) behandeln als ihnen völlig fremde Personen.

Dr. House scheint ohnehin jeden körperlichen Kontakt sowie das Gespräch mit den Patienten bei den erforderlichen Untersuchungen vermeiden zu wollen. Dies hat zur Folge, dass House die Patienten in der Regel auch kaum selbst untersucht und nur ungern mit ihnen spricht. So sagt Dr. House in der Episode »Falsche Geschichte« (Staffel 1, Episode 2):

»In 9 von 10 Fällen besteht kein Grund, mit einem Patienten zu reden ...«, zumal House ohnehin davon überzeugt ist, dass alle Patienten lügen. Wenn Dr. House in seltenen Fällen allerdings zum Äußersten schreitet und einen Patienten mit dem Stethoskop abhört, dann hat er zuweilen das (selten benutzte) Stethoskop an den Ohrstöpseln verkehrt herum im Einsatz. Nur im äußersten Notfall – dann allerdings in zweideutigen Situationen – schreitet Dr. House ab und an auch selbst zur körperlichen Untersuchung, wie zum Beispiel im Fahrstuhl, um bei einer jungen Patientin (bei der tatsächlich vorkommenden Diagnose »Tick-Paralysis«) nach Zecken im Genitalbereich zu suchen! (»Sicher genug« Staffel 2, Episode 16). Dr. House wird bei der Suche nach Zecken auch tatsächlich fündig, wobei die eine Zeckenlähmung verursachenden Zeckenarten erfreulicherweise in Deutschland in dieser Form bislang nicht vorkommen (in den USA und Kanada sind dies Dermacentor andersonii, D. variabilis, Amblyomma americanum, Ixodes scapularis und I. pacificus, wohingegen in Australien vor allem der Ixodes holocyclus eine schwerwiegende Lähmung verursachen kann).

Ein Vorgehen, das Dr. House und sein Team bei der Diagnosefindung immer wieder nutzen, ist das Auflisten von Symptomen, die zur Diagnosefindung (wie bei einem Puzzlespiel) unerlässlich sind. Die systematische Auflistung von einzelnen Symptomen, wie sie in fast jeder Folge mit dem schwarzen Filzstift auf dem weißen Bord durchgeführt wird, bewährt sich auch in der täglichen Praxis. Dabei muss es nicht immer so extrem sein wie bei der Auflistung auf der Tafel in der Folge »Einer gegen alle« (Staffel 3, Episode 1). Dr. House wäre jedoch nicht Dr. House, wenn er das Beschriften des weißen Bords nicht mit einem Seitenhieb zu Foreman als Privileg für Weiße hervorheben würde. Forman nimmt im Gegenzug für sich in Anspruch, dass er durchaus mit dem schwarzen Marker die entsprechenden Symptome auf das Bord schreiben dürfe. Hier listen dann House und sein Team all die Symptome auf, die bei dem Patienten vorkommen, wie zum Beispiel Luftnot, Fieber, Kurzatmigkeit, Sauerstoffarmut, verschärftes Atemgeräusch, Verschattung beim Thorax-Röntgen, Entzündungszeichen im Blut etc. pp. In der Gesamtschau all dieser Symptome wäre dann die am besten passende Diagnose eine »Lungenentzündung«. Die Diagnose »Lungenentzündung« würde auch dem »scholastischen Sparsamkeitsprinzip« von »Ockhams Rasiermesser« (Occams Razor) am ehesten entsprechen, was bei anderen Diagnosen wie Asthma (würde die Luftnot erklären) in Kombination mit einem Harnwegsinfekt (würde das Fieber und die Entzündungszeichen im Blut erklären) und in Kombination mit einem Lungenkarzinom (würde die Verschattung im Röntgenbild der Lunge erklären) nicht so treffend gegeben wäre. Dr. House und sein Team arbeiten auch immer den Unterschied zwischen Symptom und Diagnose selbst für Laien sehr klar heraus, wie im obigen Beispiel, wo Luftnot als auch Fieber jeweils Symptome darstellen, aber erst aus der sinnvollen Verknüpfung dieser beiden Symptome die Diagnose einer Lungenentzündung resultiert. Dies ist im Grunde genommen die intellektuelle Leistung, die bei der Diagnoseerstellung gefordert ist: das Erkennen von Symptomen, die Gewichtung der Symptome und die Zusammenführung zu einer abschließenden Diagnose.

Bei »Dr. House« ist dies in aller Regel jedoch wesentlich komplexer, da zum Teil – wie bei der Folge »Einer gegen alle« in der Staffel 3, Episode 1 – das gesamte weiße Bord engmaschig mit allen Symptomen des Patienten aus den letzten Jahren vollgekritzelt wird, um dann am Schluss auf die richtige Diagnose »Nebennierenrindeninsuffizienz« (= Morbus Addison) zu kommen.

Wieso um alles in der Welt benutzt Dr. House keinen Computer?

Man wundert sich allerdings schon, dass Dr. House und sein Team so gänzlich auf neue Technologien der Informationsverarbeitung verzichten, die uns gerade bei der Lösung schwieriger Fälle das Leben in den letzten Jahren so unglaublich erleichtert haben und in der Medizin zu einer regelrechten digitalen Revolution führten. Dr. House scheint hingegen den Computer vor allem dafür zu nutzen, um sich Pornofilme am Arbeitsplatz anzusehen, anstatt die medizinisch sinnvollen Internetportale anzusurfen, die auch ihm und seinem Team durchaus behilflich sein könnten (wie zum Beispiel http://www.ncbi.nlm.nih.gov/pubmed; http://www.orpha.net/consor/cgi-bin/index.php?lng=DE; http://rarediseases.info.nih.gov; http://www.medscape.com/; http://www.uptodate.com/index und viele andere).

Gerade EDV-gestützte Expertensysteme haben in den letzten Jahren zu einer regelrechten Revolution der diagnostischen Möglichkeiten im Medizinbereich geführt. Mussten wir früher mühselig einzelne Symptome durch das Studium dicker Nachschlagewerke auf deren Krankheitsentitäten hin überprüfen, reicht heutzutage die Eingabe der jeweiligen Symptome und man findet selbst in wenig medizinisch fokussierten Suchmaschinen wie Google sofort die Verdachtsdiagnose (tippt man zum Beispiel Hyponatriämie (= niedrige Konzentration des Blutsalzes Natrium) sowie Adynamie (= Müdigkeit und Antriebslosigkeit), dann erscheint sofort die Verdachtsdiagnose einer Hormonstörung, wie hier eine Nebennierenrindeninsuffizienz). Die uns als Medizinern zur Verfügung stehenden EDV-basierten, medizinspezifischen Medien wie zum Beispiel »Uptodate«, »Medline«, »Medscape«, »Dr. Wiki«, »Orphanet« und andere vergleichbare Systeme erleichtern uns heutzutage die Diagnosefindung auch von sehr seltenen Erkrankungen enorm. Die moderne Hochleistungsmedizin kann heute durch Internet und Expertenplattformen mittlerweile extrem seltene Krankheitsbilder relativ rasch und zuverlässig diagnostizieren und im Expertenverbund durch Einbringen von vielfachen Erfahrungen auch bei seltenen Störungen erfolgreich therapieren. Auch eine rasche Durchsicht der klinikeigenen Datenbanken ermöglicht Optimierungsprozesse aufgrund der »In-Haus-Erfahrungen« bei sehr seltenen Erkrankungen. Hier hat die moderne Computertechnologie und Vernetzung zu einer Effektivität im Bereich der Diagnostik und Therapie von seltenen Erkrankungen geführt, an die vor wenigen Jahren kaum jemand gedacht hätte. Insofern werden wir in den kommenden Jahren eine deutliche Zunahme der Patienten mit den sogenannten »seltenen Erkrankungen« (= »rare diseases«) sehen. Dies hat nichts damit zu tun, dass diese Erkrankungen jetzt häufiger auftreten, sondern ist einzig und allein der Tatsache geschuldet, dass wir diese dank der neuen Technologien wesentlich leichter diagnostizieren können.

Würde Dr. House allerdings auf die heutzutage üblichen medizinischen Expertensysteme auf seinem (Apple!?!) Computer zurückgreifen, dann würde dies natürlich sein medizinisches Genie in Frage stellen. Immerhin kann jeder, der des Schreibens mächtig ist, Symptome in den Computer eintippen und dann im Team die (Verdachts-)Diagnose diskutieren. Diese Entwicklung hält derzeit bereits Einzug in den klinischen Alltag und wird die diagnostische Medizin zweifelsohne revolutionieren. Solch ein Vorgehen ist aber weniger beeindruckend, als wenn wir die richtige Diagnose durch plötzliche Geistesblitze im Stil eines »Dr. House« erstellen.

Dr. Houses Lieblingsansatz: Diagnosis ex juvantibus

Häufig wählen Dr. House und sein Team aber auch den **»Diagnosis ex juvantibus«-Ansatz**, was nichts anderes bedeutet, als dass die »Diagnose vom Heilerfolg her« bestimmt wird. Dr. House nutzt diesen – auch in der Praxis nicht unüblichen – Ansatz immer dann, wenn er der Meinung ist, dass er auf die Laborwerte nicht warten kann, oder aus sonstigen oft nicht nachvollziehbaren Gründen. Bleibt der erhoffte Heilerfolg aus oder kommt es gar durch den Therapieversuch zu einer dramatischen Verschlechterung, dann wechselt Dr. House mit bemerkenswerter Geschwindigkeit – zu Recht – seine Arbeitsdiagnose und findet in aller Regel auch eine weitere interessante Alternativdiagnose, die es dann erneut zu überprüfen gilt.

Recht gute Beispiele für einen »Diagnosis ex juvantibus«-Ansatz sind unter anderem die folgenden Vorgehensweisen, die wir auch im wahren Leben bei berechtigtem Verdacht durchaus so durchführen:
- die Gabe von Zucker bereits bei dem Verdacht auf Unterzuckerungszustände (kann eigentlich nie schaden),
- die Gabe von Hydrocortison bei Verdacht auf einen Morbus Addison (= Hormonmangel durch eine Unterfunktion der Nebennierenrinde); kann eigentlich auch nie schaden, man sollte aber vorher bestimmte Hormone (= ACTH und Cortisol) abgenommen haben, auf die Laborergebnisse braucht man aber tatsächlich nicht zu warten,
- die Gabe von einem entsprechenden Gegenmittel (= Antidot in Form von Naloxon) bei Verdacht auf eine Vergiftung mit Rauschmitteln (= Opiatintoxikation),
- die Durchführung einer blutgerinnselauflösenden Therapie (= Lyse) bei Verdacht auf eine schwerste, lebensbedrohliche Lungenembolie oder bei einem Herzinfarkt, falls kein Herzkatheterlabor schnell erreichbar sein sollte (aber Vorsicht – hier muss man sich klinisch schon sehr sicher sein, um nicht zu schaden, im Gegensatz zu Dr. House sollten wir Respekt vor blutgerinnselauflösenden Medikamenten haben),

- die Entlastungspunktion bei Verdacht auf Lungenkollaps (wie bei einem Spannungspneumothorax, bei dem Luft von außen auf die Lunge drückt),
- die Gabe von Antibiotika bei Verdacht auf einen Harnwegsinfekt,
- die Gabe von Flüssigkeit beim Verdacht auf einen schweren Flüssigkeitsverlust (= Exsikose),
- die Gabe von bestimmten Medikamenten (= L-Dopa) bei Verdacht auf ein Syndrom der ruhelosen Beine (= Restless Leg Syndrom),
- die Gabe von Alkohol bei einem Patienten mit Verdacht auf beginnendes Alkoholentzugsdelir bei chronischer Alkoholabhängigkeit,

um nur einige Beispiele zu nennen, bei denen wir mit der Therapie beginnen, in der Hoffnung, bei einem Therapieerfolg auch gleich die richtige Diagnose stellen zu können.

Kommt es bei den obigen Maßnahmen dann tatsächlich in kurzer Zeit zu einer deutlichen klinischen Besserung, dann ist die Diagnose durch die erfolgreiche Therapie nahezu (aber nicht immer) gesichert und man kann sich hunderte Euros an unnötiger Diagnostik ersparen. Akademisch ist dieser Ansatz wenig befriedigend, allzu gerne würden wir den tatsächlichen Blutzuckerausgangswert kennen, den genauen Hormonwert (wie bei ACTH/Cortisol) haben, das Ergebnis des Toxikologie-Screenings schon, das Angio-CT-Bild vor uns haben, den Röntgen-Thorax-Befund sehen, die Urinkultur haben, die Osmolarität im Blut und Urin kennen oder aber eine ordentliche neurologische Diagnostik durchführen (dann wären alle obigen Befunde wissenschaftlich korrekt bewiesen), doch für den Patienten zählt letztendlich nur der klinische Erfolg, und den sieht man bei den obigen Beispielen auch durch die jeweilige Therapiemaßnahme recht schnell.

»Houseism«

Der Kunstbegriff »Houseism« (oder in Deutsch etwa: »Houseismus«) bezieht sich auf die zahlreichen Sprüche, die insbesondere Dr. House in den unterschiedlichen »Dr. House«-Folgen zum Besten gibt und die zwischenzeitlich bei der »Dr. House«-Fangemeinde vor allem im Internet auf den unterschiedlichsten Foren nahezu Kultstatus erlangt haben. Durch die überaus aktive und engagierte Fan-Gemeinde finden sich sehr interessante Sammlungen im Netz, wie unter http://www.rtl.de/cms/sendungen/serie/doctor-house/dr_house_die_besten_zitate.html und vor allem unter http://zitate.drhousefans.de/.

Dabei zeichnen sich die Zitate durch sarkastische und zynische Kommentare aus, sowie durch einen bissigen, zum Teil verletzenden Humor und durch ein rüdes, unhöfliches und unerwartetes Verhalten mit dem Ziel, andere zu verblüffen. Interessanterweise haben einige dieser Sprüche fast schon philosophischen Tiefgang – andere sind dagegen eher bizarr, plump und kaum zitierfähig. Zweifelsohne ist einer der bedeutsamsten Aussprüche von Dr. House in diesem Zusammenhang: »Jeder Mensch lügt« (»97 Sekunden«, Staffel 4, Episode 3 und bei vielen anderen), dicht gefolgt von »Es ist niemals Lupus« (»Judas?«, Staffel 3, Episode 9). Beide Aussagen haben weitreichende Konsequenzen. Die Überzeugung, dass jeder Patient lügt, führt Dr. House dazu, dass er den Patientenangaben nicht glaubt und sich infolgedessen auch gleich den Patientenkontakt ersparen kann. Zudem rechtfertigt es die ständigen Einbrüche in die Privatwohnungen der Patienten, um so der Wahrheit näherzukommen. Die Überzeugung, dass es ohnehin nie Lupus ist, führt dazu, dass Lupus fast allgegenwärtig bei den unterschiedlichsten differentialdiagnostischen Überlegungen thematisiert wird, um dann auch gleich wieder ausgeschlossen zu werden. Dies ist insofern verständlich, als die Symptome bei Lupus recht variabel sein können und immer einen Gedanken wert sind (siehe das Kapitel zu Lupus).

Medizin und Moral

Von Ärzten/innen wird zu Recht eine altruistische und humane Verhaltensweise erwartet. Dabei gelten die Worte von unserem ehemaligen Bundespräsidenten Johannes Rau, der auf einem Ärztekongress sagte: **»Gesundheit ist ein hohes Gut, aber keine Ware«** und der damit eine der Humanität verpflichtende Moral der Medizin einfordert, die dem Gewinnstreben eines mehr und mehr marktwirtschaftlichen Regeln unterworfenen Gesundheitsbetriebes entgegentritt. Jörg-Dietrich Hoppe, der ehemalige Präsident der Bundesärztekammer, warnte vor einer zunehmenden Ökonomisierung der Medizin: »Wir sind auf dem Weg in die Merkantilisierung des Arztberufes«, wobei Hoppe darauf hinwies, dass Ärzte keine Kaufleute und Patienten keine Kunden sind (siehe unter: http://www.faz.net/aktuell/wirtschaft/wirtschaftspolitik/gesundheitsreform-patienten-an-die-macht-1160231.html).

Der Begriff der Moral beschreibt das menschlich korrekte Handeln, oder das zu erwartende Handeln, das dann für richtig gehalten wird. Dabei wird die »Reflexionstheorie der Moral« dann als »Ethik« bezeichnet, welche ein Teilgebiet der Philosophie darstellt und sich mit der Moral in ihrer Begründbarkeit beschäftigt (Wikipedia 2011). Bereits Tertullian sagte, dass »Medizin die Schwester der Philosophie sei« (Quintus Septimius Florens Tertullianus, 150 bis 230 n. Chr.), was sich alleine bereits dadurch erklärt, dass zahlreiche Entscheidungen, die Mediziner zu treffen haben, weitreichende Konsequenzen und einen tiefen philosophischen Hintergrund haben können. Hier sei nur an die überaus komplexen Debatten zur Sterbebegleitung, Patientenverfügung oder Präimplantationsdiagnostik (PID) erinnert – wobei wir uns alle die Einschätzung von Dr. House zu diesen schwierigen und komplexen Themen unschwer vorstellen können.

Medizin berührt wie kaum ein anderer Bereich ethisch-moralische Aspekte des täglichen Lebens. Sei es bei der verantwortungsvollen Beratung von Patienten mit schwersten Erkrankungen oder vor potenziell lebensbedrohlichen, jedoch für die Heilung notwendigen Eingriffen, oder auch bei der Besprechung von Entscheidungen zu Maßnahmen wie die einer Organspende oder beim Einsatz lebensfunktionserhaltender Maßnahmen bei kritisch und möglicherweise unheilbar Kranken. Erschreckend sind in diesem Zusammenhang die Daten der Psychologin Marcia Schillinger von der Universität Konstanz, nach denen die Fähigkeit, moralische Argumente abzuwägen, gerade bei der Medizinerausbildung zu kurz kommen. So sagt Schillinger: »Moralische Urteilsfähigkeit kommt nicht von allein.« Und de facto verkümmert im Medizin-Hörsaal die Moral, und das trotz Ethik-Vorlesungen als Pflichtfach bei unserer Medizinerausbildung. Frau Schillinger beschuldigt hierfür vor allem unsere verschulten Lernstrukturen beim Medizinstudium.[29]

Prof. Meinertz, einer der führenden deutschen Kardiologen, ist der Überzeugung, dass ethische Entscheidungen neben philosophischen und religiösen Aspekten auch die Entwicklungen der Zeit berücksichtigen sollten. Beispielhaft nennt Meinertz dabei Entwicklungen wie: Erweiterung der Erkenntnisse (das heißt Präimplantationsdiagnostik etc.), Veränderungen des Selbstverständnisses der Medizin (das heißt Arbeitsteilung etc.), Wandel des öffentlichen Wertebewusstseins (das heißt Pluralismus der Moral), Verrechtlichung der Medizin (was zu einer Defensivmedizin führt). Meinertz sieht die heutigen Ärzte »im goldenen Käfig des analytischen Denkens und Handelns« als Wissenschaftlerärzte eingesperrt. Meinertz fragt: »Aber warum sollte man nicht

---

[29] Frank van Bebber: *Medizinstudium – Verlust der Moral*, Süddeutsche Zeitung online, 30.10.2006

– ohne seine naturwissenschaftlichen Ambitionen zu verleugnen – versuchen, den Kopf aus dem Käfig herauszustrecken? Das böte die Chance, unvoreingenommen, sozusagen von außen, zu beobachten, was sich methodisch und menschlich in diesem Käfig eigentlich abspielt. Eine Betrachtung, die ausschließlich im Käfig des analytischen Denkens und Handelns verharrt, verengt und verstellt den Blick auf Wesentliches. Sie versperrt auch den Weg zum Herzen unserer Patienten.«[30]

Letzendlich müssen wir eingestehen, dass wir unsere Medizinstudenten während der Ausbildung zwar mit theoretischen und fachlichen Informationen überschütten, dabei konfrontieren wir unsere Studenten jedoch nur recht selten mit sogenannten Dilemma-Situationen, bei denen es keine einfachen Antworten gibt und bei denen die moralische Urteilskraft gezielt herausgefordert wird. Hierfür bietet nunmehr jedoch die »Dr. House«-Serie zahlreiche Steilvorlagen, die gerade auch im Medizinunterricht hervorragend thematisiert werden können. Dies führen nicht nur wir im Rahmen unseres »Dr. House«-Seminars in Marburg durch, sondern vor allem auch Kollegen wie Harald Heine, der mit großem Erfolg in Witten-Herdecke ein spezielles Ethik-Seminar auf Basis der »Dr. House«-Serie durchführt.[31]

Eine **Medizin ohne Moral kann und darf es nicht geben**. So vertritt auch der Medizinethiker Prof. Dr. med. Georg Marckmann, Universität Tübingen, die Auffassung, dass eine Medizin ohne Moral gar nicht denkbar ist. Die Beantwortung der Arzt-Frage »Was soll ich tun?« kann man nach Marckmann in drei Bereiche aufteilen: den **technischen (ärztlich-pflegerische Expertise)**, den **evaluativen (Patientenwille oder mutmaßlicher Wille durch Angehörige formuliert)** und den **moralischen (Medizinethik und/oder -recht)**. Nach Einschätzung von

---

30 J. Aumiller: »Kardiologie-Karriere zwischen Naturwissenschaft und Kunst«. *Cardio News 07/08 2011*; Seite 33
31 http://www.derwesten.de/staedte/witten/Dr-House-als-schlechtes-Vorbild-id2848938.html

Marckmann ist Medizin und Ethik durch die interne Moralität nicht voneinander zu trennen.[32]

Nun, Dr. House würde sich bei den drei beschriebenen Bereichen wohl nur um den technischen Aspekt in Sachen ärztlicher Expertise kümmern. In zahlreichen Episoden hat er dagegen bereits bewiesen, dass ihn der (auch explizit zum Ausdruck gebrachte) Patientenwille oftmals überhaupt nicht kümmert und auch die moralischen, medizinethischen und rechtlichen Aspekte nur dann zu interessieren scheinen, solange er sie zur Durchsetzung seiner diagnostischen bzw. therapeutischen Maßnahmen, diese allerdings zugegebenermaßen häufig zum Wohle seiner Patienten, nutzen kann.

Wie rücksichtslos und im Widerspruch zu den Patientenwillen Dr. House agiert, erkennt man an zahlreichen Episoden, besonders krass jedoch bei folgenden Episoden (wobei hier aufgrund der Vielzahl dieser Vergehen nur eine kleine Auswahl zusammengefasst ist):

- »Risiken« (Staffel 1, Episode 22), wo Dr. House dem Ehemann seiner früheren Lebensgefährtin Stacy einen Krankheitsschub (hier eine Störung des Hämoglobins = roter Blutfarbstoffes = Porphyrie) auslösenden Cocktail gegen dessen expliziten Willen appliziert, wobei er sich nicht nur über den Willen des Patienten (was schon schlimm genug ist), sondern auch gegen den Widerstand seines ganzen Teams hinwegsetzt.
- »Heimgang« (Staffel 3, Episode 3) und »Leben wider Willen« (Staffel 1, Episode 9), wo er Patienten gegen deren ausdrücklichen und in Vollbesitz ihrer geistigen Kräfte abgegebenen Willen dennoch behandelt und sogar intubiert und vorübergehend maschinell beatmet.
- »Folgenreich« (Staffel 4, Episode 14), wo er einen Schauspieler gegen dessen Willen entführt, da er bei ihm eine

---

[32] http://www.aerzteblatt.de/v4/archiv/artikel.asp?id=73242

schwere Erkrankung vermutet (letztendlich eine Allergie gegen Chinin).
- »Grenzen verschwimmen« (Staffel 5, Episode 22), wo er einem tauben Jungen gegen dessen Willen eine Hörprothese ins Innenohr (= Cochlea Implantat) einbaut, so dass dieser wieder hören kann.
- »Mit anderen Worten« (Staffel 7, Episode 3), wo er seine Lieblingsroman-Autorin nach einem missglückten Selbstmordversuch gegen deren ausdrücklichen Willen behandelt und eine posttraumatische Schädigung des Rückenmarks (= Syringomyelie) diagnostiziert und heilt.

Zudem erpresst Dr. House in der Episode »Fehlverhalten« (Staffel 2, Episode 8) einen Transplantationschirurgen, nachdem sein Bestechungsversuch kläglich gescheitert war. Er droht ihm mit Weitergabe von intimen Details zu dessen außerehelicher Beziehung zu einer Krankenschwester an seine Ehefrau, falls er keine Lebertransplantation an seinem Patienten mit Leberkrebs (auf dem Boden einer Hepatitis C) durchführt.

Andererseits erkennt man an diesen Stellen die Bedingungslosigkeit, mit der sich Dr. House für das vermeintliche Wohl seiner Patienten einsetzt, selbst wenn dies für die Klinikleitung teuer wird und zu sehr hohen Rechtsschutz-Prämien von 50000 US-Dollar alleine für Dr. House führt (»Leben wider Willen«, Staffel 1, Episode 9). Eine Studie von Czarny et al. zeigte, dass bei der Hälfte aller Patienten von Dr. House die Einwilligung der Patienten sowie eine adäquate Patienteninformation fehlte, was letztendlich auch die hohe Rechtsschutz-Prämie für Dr. House erklären könnte.[33]

Moralisch-ethisch betrachtet mag Dr. House zumindest teilweise vom **Utilitarismus** geprägt sein, der versucht, nach naturwissenschaftlichen Gesetzen die Nützlichkeit für alle

---

[33] Czarny MJ, Faden RR, Sugarman J.: »Bioethics and professionalism in popular television medical dramas«. *J Med Ethics*. 2010 Apr;36(4): 203-6

Beteiligten zu optimieren – zumindest solange es seinem eigenen Verständnis von Ethik entspricht. Damit weicht Dr. House vom klassischen Utilitarismus ab, der von Jeremy Bentham (1748-1822) und Stuart Mill (1806-1873) geprägt wurde, und der die moralische Wertung vom **Nutzen für alle Beteiligten** festmacht. Letztendlich rechtfertigt für Dr. House das Ziel jedwedes Mittel, und im Grunde genommen unternimmt House alles zum Wohle des ihm anvertrauten Patienten, koste es, was es wolle. Das Wohl aller Beteiligten, wie beim klassischen Utilitarismus, ist ihm dabei völlig egal. Ein geradezu brillantes und doch auch gleichermaßen groteskes Beispiel wird hierzu in der Folge »Die Liebe in der Ellenbogengesellschaft« (Staffel 7, Episode 2) gegeben. Dort kann eine todkranke Patientin mit einer Sichelzellanämie nur dann überleben, wenn ihr Bruder, der selbst an einer unheilbar fortschreitenden und zum Tode führenden, neuromuskulären Erkrankung leidet, ihr einen Lungenflügel als Lebendspender überlassen würde. Abgesehen von der medizinischen Sinnlosigkeit dieses abstrusen Vorschlages von Dr. House würde dieses Vorgehen letztendlich die begrenzte Lebenszeit des Spenders drastisch verkürzen. House rechnet eiskalt durch, dass die verbesserte Lebensperspektive des jungen Mädchens die verschlechterte Prognose des Bruders bei Weitem überwiegen würde. Umgekehrt würden beide Personen sterben, das Mädchen jetzt an den Folgen des Lungenversagens und der Bruder ohnehin, wenngleich etwas später. So gesehen wird der von Dr. House geäußerte Vorschlag zu einem Lehrbeispiel eines medizinethischen Problems im Sinne einer klassischen **Dilemma-Entscheidung**, bei der es keine wirklich menschlich vertretbare Lösung gibt. Man erkennt aber hieran, dass sich Dr. House nur und ausschließlich um das »Wohl und Wehe« seiner ihm anvertrauten Patientin kümmert, selbst um den Preis solch abstruser und das Lebensrecht anderer Menschen missachtender Vorschläge. Deontologisch betrachtet wäre solch ein Vorschlag absolut unvorstellbar.

Etwas weniger dramatisch, aber tendenziell in die gleiche Richtung geht es in der Episode »Wirtswechsel« (Staffel 2, Episode 18, passender ist eigentlich der englische Titel mit »Let sleeping dogs lie«). Hier benötigt die von House betreute Patientin dringend eine neue Leber. Die in »eheähnlicher Gemeinschaft« mit der Patientin lebende Freundin kommt als Lebendspenderin eines Teiles ihrer Leber zwar in Frage, sie weiß allerdings nicht, dass sich ihre erkrankte Freundin eigentlich von ihr trennen möchte. Hier steht House mit seinem Team in einer gewissen Dilemma-Entscheidung: Würden sie, wie es Dr. Cameron möchte, der Freundin von den Trennungsabsichten der Patientin berichten (was wegen der ärztlichen Schweigepflicht aber ohnehin nicht möglich wäre), dann könnte sich diese gegen die notwendige Leberteilspende entschließen und die Patientin würde dadurch sterben. Verschweigen sie der potenziellen Spenderin die geplante Trennung, dann stimmt sie (unter vorgetäuschten Voraussetzungen) der Leberteilspende zu und beide Frauen bleiben am Leben (wenngleich auch mit einer psychischen Belastung). Da in dieser Episode die Patientin an der Beulenpest leidet, ist die gesamte Geschichte mit der Transplantation ohnehin völlig sinnlos (hier ist eine Antibiotikatherapie gegen das auslösende Bakterium Yersinia pestis angezeigt), gibt aber immerhin eine interessante Vorlage für das Vorgehen von Dr. House, nach dem Motto: »Der Zweck heiligt die Mittel.«

Auch in der Folge »Verluste« (Staffel 1, Episode 18) wählt Dr. House in einer schwierigen Situation den Weg, von dem er überzeugt ist, dass er das Beste für die ihm anvertraute Patientin ist. Die Patientin ist schwanger, leidet an einem Bronchialkarzinom und bedarf rasch einer Chemotherapie, weswegen eine frühzeitige Kaiserschnitt-Entbindung erforderlich ist. Dabei wäre Dr. House, der in dieser Episode von dem raffgierigen Pharma-Millionär Vogler entlassen werden soll, durchaus bereit, gegen geltende Regeln (welches Schwangere oder Frischoperierte von der Studientherapie ausschließt) zu verstoßen, um seiner Patientin ein neues Medikament zukommen zu lassen. Auch hier erkennt man, dass Dr. House das Wohl und Wehe der ihm anvertrauten Patienten über alles stellt. Auch in der Episode »Schlank und krank« (Staffel 1, Episode 14) bricht House gegen geltendes Recht, indem er dem Transplantationskomitee der Klinik eine psychische Störung seiner Patientin (eine Bulimia nervosa) verschweigt, um sie überhaupt auf die Transplantationsliste zu bekommen. So gesehen bricht Dr. House mit basalen Regeln aus dem einzigen Grund, um einen Vorteil für seine Patienten zu erhalten, er stellt somit die »Heilung« seiner Patienten weit über die »Gerechtigkeit« für alle Patienten.

Andererseits kann man beim besten Willen bei Dr. House keinen Utilitarismus erkennen, in dem Sinne, dass er jemals auch nur ansatzweise versuchen würde, für die größte Anzahl Menschen das größtmögliche Glück zu generieren. Im Gegenteil, seine Einschätzung in der Episode »Mehr Sein als Schein« (Staffel 2, Episode 4) zur Behandlung der Tuberkulose in Afrika endet in dem Schluss, dass die humanistischen Ärzte dort ebenso selbstsüchtig seien wie alle anderen auch. Auch wenn dieses Statement von House Heerscharen von Medizinstudenten vor den Kopf stößt, die sich während ihres Studiums aufopferungsvoll und mit viel Idealismus in Entwicklungsländer begeben, so ist die kritische Hinterfragung der zu Grunde liegenden Motivation durch House von elementarer Bedeutung. Letztendlich ist House einzig und allein auf das vermeintliche Wohlergehen seiner Patienten fixiert, wobei er bei vielen Entscheidungen seine berufliche Laufbahn zum Wohle seiner Patienten riskiert, andererseits keinerlei emotionale Bindung und Empathie zu seinen Patienten erkennen lässt. Insofern ist eine klassische Zuordnung von Dr. House in unser typisches moralethisches Wertesystem im Sinne von Utilitarismus und Deontologie überaus schwierig bis unmöglich.

Der Kontrast zu dem von House zum Teil recht **pragmatisch gelebten Utilitarismus** prallt in Form der kantschen Deontologie mit der Berücksichtigung intrinsischer Werte in der Staffel 7 (»Arena der Genies«, Episode 6) in Form einer Studentin auf Dr. House. Deontologisch korrekt ist dabei ein Verhalten immer nur dann, wenn alle Aktionen für sich betrachtet korrekt und unabhängig von den Konsequenzen durchgeführt werden, Notlügen oder kleinere Schwindeleien à la Dr. House sind hier unvorstellbar. So weigert sich die Studentin zu lügen und weist House in seine Schranken. Allerdings erlebt sie dabei, dass die kantsche Philosophie zwar ehrlicher, die Methode von House jedoch wesentlich zielführender (wenngleich auch ethisch nicht immer integer) sein kann.

Barbara Anne Stock und Teresa Blankmeyer Burke haben in ihrem Beitrag »To intubate or not to intubate: House's principles and priorities« eine sehr treffende Analyse der moralischen Wertewelt von Dr. House erstellt.[34] Sie sehen bei Dr. House, dass für ihn der Stellenwert des **»Heilens«** ganz klar über dem Stellenwert des **»Nicht-Schadens«** steht. Das oberste Prinzip einer verantwortlichen Medizin, das Prinzip »primum non nocere«, kann in der Tat weitläufig ausgelegt werden. Bestimmte – lebensrettende – Eingriffe können nur unter Inkaufnahme eines gewissen Risikos eingegangen werden. Selbst solch banale Dinge wie eine Grippe-Schutzimpfung, die anerkanntermaßen Leben rettet, hat in aller Regel ein gewisses, wenn auch minimales, Restrisiko. Dennoch wird man diese Impfung empfehlen. Auch Eingriffe, wie zum Beispiel ein Herzkatheter bei einem akuten Herzinfarkt, können zu Komplikationen führen, wenngleich diese im Vergleich zum »Nichts-tun« vernachlässigbar sind. Dr. House

---

[34] Barbara Anne Stock und Teresa Blankmeyer Burke: »To intubate or not to intubate: House's principles and priorities«, in: *House and Philosophy*, Wiley & Sons, 2009, 137-149

zeigt sich jedoch vom Hippokratischen Eid wenig beeindruckt und weist darauf hin, dass fast alle Medikamente, die er verordnet, abhängig machen und gefährlich sind. Insofern geht Dr. House im Allgemeinen ein hohes Risiko ein, wenn er einen Nutzen für seine Patienten darin sieht. Dies spiegelt sich beispielhaft in der Episode »In Not« (Staffel 2, Episode 17) in einem diagnostischen Eingriff wider. Hier führt Dr. House (als Nephrologe und Infektiologe?!?) eine Gewebeentnahme aus dem rechten Herzen durch (= rechtsventrikuläre Herzmuskelbiopsie von der Vena subclavia). Wie durchaus vorstellbar bei solch einem Eingriff kommt es zum Herzstillstand durch Kammerflimmern, welches erst nach mehrfachen Elektroschocks (= Defibrillationen) beendet werden kann. Von dieser Komplikation unbeeindruckt, führt Dr. House die aus seiner Sicht notwendige Diagnostik weiter durch und gewinnt auf diese Weise Herzmuskelproben, dank deren Befundung die extrem seltene Erkrankung mit tumorartiger Anhäufung von Abwehrzellen (= »Erdheim Chester Syndrom«) nachgewiesen werden kann (was – da es sich um eine systemische Erkrankung handelt – auch aus leichter zugänglichen Geweben hätte möglich sein sollen!). Hier wird recht deutlich dargestellt, wie verbissen sich Dr. House in die Findung der korrekten Diagnose einbringt, da er trotz einer schweren Komplikation bei der Biospie mit Kammerflimmern an der Gewinnung von Gewebeproben aus dem Herzen festhält und bis zur definitiven Klärung des Problems weitermacht.

Diese Vorgehensweise steht dabei im krassen Gegensatz zu seinem Verhalten, wenn es sich um seine eigene Person dreht. Hier bestand er darauf, dass bei ihm eine lebensrettende Operation zur Entfernung der nekrotischen Oberschenkelmuskulatur nicht durchgeführt werden sollte. Letztendlich wog bei House die Angst vor der OP und den daraus resultierenden Folgen mehr als die Sorge, ohne OP zu versterben (»Drei Beine«, Staffel 1, Episode 21). Dass House diese Situation überhaupt – wenngleich unter Verlust der Beweglichkeit und unter Inkaufnahme von Schmerzen – überlebt hat, hat er der Tatsache zu verdanken, dass seine damalige Freundin Stacy Warner sich einen Dreck um seinen mehr als nur mutmaßlichen Willen kümmerte und ihn einfach operieren ließ. Stacy Warner hat so das Leben von Dr. House gerettet, ihre Beziehung aber aufgrund dieses Vertrauensbruchs unwiderruflich zerstört. Andererseits handelt Dr. House bei der Frage, was ist wichtiger, **»Heilung«** oder **»Selbstbestimmung«** des Patienten, ganz genau so, wie ihm dies Stacy Warner vor- oder wohl besser gesagt nachgemacht hat. So missachtet Dr. House mehrfach die im Rahmen von verbindlichen Patientenverfügungen gegebenen Anweisungen in eklatanter Weise. In der Episode »Leben wider Willen« (Staffel 1, Episode 9) intubiert Dr. House den Patienten, der – wie sich später herausstellt fälschlicherweise – davon ausging, dass er an einer unheilbaren und zum Tode führenden Erkrankung (ALS) leidet. Weil Dr. House davon überzeugt ist, dass dem nicht so ist, erkennt er die Patientenverfügung nicht als verpflichtend an, da sie unter verkehrten Annahmen getroffen wurde. Somit handelt es sich nach dem Verständnis von House um keinen **»informed consent«**, sondern um einen **»misinformed consent«**, um den er sich nicht kümmern muss. Ganz ähnlich geht Dr. House bei seiner Lieblingsschriftstellerin vor, die in der Episode »Mit anderen Worten« (Staffel 7, Episode 3) keinerlei Behandlung von Dr. House und seinem Team möchte und im Grunde genommen nur sterben will. Hier behandelt (und heilt) House seine Patientin nicht nur gegen deren ausdrücklichen Willen, sondern belügt sie am Schluss auch noch über die mutmaßliche Todesursache ihres bei einem Verkehrsunfall verstorbenen Sohnes. Dr. House akzeptiert das Selbstbestimmungsrecht seiner Patienten nur dann, wenn sie über die korrekte Diagnose umfassend aufgeklärt sind und die volle Reichweite ihrer Entscheidung überblicken. Dies bedeutet aber, dass die Diagnose erst einmal von Dr. House gestellt bzw. überprüft werden muss.

Sobald Dr. House die korrekte Diagnose gestellt und diese seinen Patienten mitgeteilt hat, kann er deren Entscheidung durchaus akzeptieren, selbst wenn es in letzter Konsequenz einen Therapieverzicht und in der Folge deren vermeidbaren Tod bedeuten mag. Dies wird in der Episode »Schmerzensgrenzen« (Staffel 1, Episode 1) deutlich. Hier akzeptiert Dr. House zunächst die Entscheidung der Patientin, auf eine einfache und lebensrettende Behandlung (auf Schweinebandwurmbefall) zu verzichten. Die Patientin möchte nur noch nach Hause und sterben. Anders als sein Team, das die Patientin entmündigen lassen möchte, akzeptiert Dr. House diese Entscheidung, da sie aufgrund der vollen Information und in Kenntnis der Bedeutung dieses Entschlusses getroffen wurde. Das solch ein Verständnis von »informed consent« völlig inakzeptabel ist, ergibt sich aus der Tatsache, dass dann im Grunde genommen jedweder Patient, der sich nur einmal in die Obhut von House begeben haben mag, erst dann sein Recht auf Selbstbestimmung wieder für sich in Anspruch nehmen darf, sobald Dr. House ihm die aus seiner Sicht »richtige« Diagnose mitgeteilt hat. Dies impliziert aber, dass die gesamte Diagnostik in Missachtung des Patientenwunsches erfolgen kann – zumindest solange Dr. House davon überzeugt ist, dass keine fundierte Datenlage für einen »informed consent« nach seinem eigenen (also vollkommen subjektiven) Verständnis vorliegt.

Barbara Anne Stock und Teresa Blankmeyer Burke (*House and Philosophy*, Wiley & Sons, 2009, 137-149) sehen noch einen dritten Punkt, bei dem Dr. House beim Konflikt zwischen **»Heilen«** und **»Gerechtigkeit«** eine eigenwillige Sicht der Dinge hat. Gerechtigkeit in der Medizin hat viel mit dem fairen Zugang zu limitierten Ressourcen zu tun. Dies können kostenintensive diagnostische Maßnahmen sein, wie zum Beispiel die Nutzung von MRT-Geräten, oder aber auch die kostbarste Ressource, die wir in der Medizin kennen, die Zurverfügungstellung von knappen Spenderorganen. In der Episode »Letzte

Suche« (Staffel 1, Episode 10) ordnet Dr. House die Durchführung einer MRT-Untersuchung bei einer obdachlosen, aber todkranken Patientin an. Um diesen MRT-Termin überhaupt zu erhalten, setzt er die Kontroll-Untersuchung einer ambulant zur Untersuchung kommenden, offenkundig recht wohlhabenden Patientin kurzerhand ab. Hier entscheidet sich das Team von Dr. House korrekterweise zugunsten der kränkeren, aber mittellosen Patientin und gegen einen wirtschaftlichen Vorteil für das Princeton-Plainsboro Teaching Hospital.

Komplizierter wird der Umgang mit der Gerechtigkeit von Dr. House im Falle von Organspenden. Hier setzt sich Dr. House fast schon skrupellos für seine ihm anvertrauten Patienten ein, selbst wenn er sich dessen bewusst sein muss, dass die Zuweisung der knappen Spenderorgane an gerade diesen Patienten nicht den ethischen Grundsätzen der klinikeigenen Transplantationskommission entspricht. So belügt er in der Episode »Schlank und krank« (Staffel 1, Episode 14) die für die Organvergabe zuständige Kommission. Trotz mehrfacher Nachfrage von Dr. Cuddy verschweigt Dr. House die primäre Ursache, weswegen die junge Patientin überhaupt ein neues Herz benötigt, und riskiert dabei seine eigene Karriere am PPTH. Die Patientin leidet nämlich tatsächlich an einer Bulimia nervosa und führte einen Ipecacuhana-Missbrauch mit dreimaliger Einnahme pro Woche durch. Sowas wie Ipecacuhana gibt's tatsächlich (kein Scherz!), wobei Ipecacuhana jedoch nichts anderes als ein Extrakt aus Brechwurzeln ist, der – wie der Name schon sagt – zu starkem Erbrechen führt. Und in der Tat haben die Drehbuchautoren auch hier gut recherchiert, es sind tatsächlich Patientinnen mit einem Ipecacuhana-Missbrauch beschrieben worden, die in der Folge dieses Missbrauches eine schwere Herzmuskelerkrankung (= Kardiomyopathie) erlitten haben.[35] Da allerdings bei dieser Grund-

---

[35] Walter Hewer und Wulf Rössler: *Akute psychische Erkrankungen: Management und Therapie.* Elsevier Verlag GmbH, München, 2007, Seite 383

erkrankung mit einem fortgesetzten Medikamentenmissbrauch und in der Folge einem Transplantatversagen zu rechnen ist, weiß Dr. House genau, dass die korrekte Nennung dieser psychischen Störung zur Ablehnung der Patientin für ein neues Herz führen würde. Dr. House fühlt sich jedoch primär seiner eigenen Patientin verpflichtet, so dass er die Kommission hier bewusst hintergeht. Auf die Frage der jungen Patientin, warum er für sie solch ein Risiko eingegangen sei, das auch seine eigene Karriere zerstören könnte (zumal der Milliardär Vogler sich gerade ins PPTH eingekauft hat und im Vorstand sitzt), sagt House nur: »Sie sind meine Patientin.« Mit gerechter Verteilung hochgradig limitierter Ressourcen hat dies nichts mehr zu tun, was aber Dr. House völlig gleichgültig zu sein scheint. Sein oberstes Primat sieht er in der Positionierung für seine ihm anvertrauten Patienten.

Weniger schwerwiegend, aber dennoch völlig ohne Respekt vor der Wahrheit ist das Verhalten von Dr. House in der Episode »Schlechter Boden« (Staffel 1, Episode 12). Hier hat ein Profi-Sportler eine spontane Knochenfraktur im Rahmen einer Cadmiumvergiftung, die er durch einen fortgesetzten Marihuana-Konsum erlitten hat. Um seinem Patienten Ärger mit der Anti-Doping-Behörde zu ersparen, fälscht Dr. House einfach den Arztbrief und verschweigt die eigentliche Hauptdiagnose. Er erspart so dem Patienten eine Menge Ärger, doch Recht ist dies allemal nicht. Insgesamt nimmt es Dr. House aber mit der korrekten Dokumentation bei den Patientenunterlagen ohnehin nicht so ernst. So unterschlägt er in der Episode »Solche Leute bitte nicht« (Staffel 1, Episode 15) bei einem Mafiosi die Diagnose bzw. die Therapie gegen eine chronische Hepatitis C mit Interferon, da dessen Familie dies als ehrenrührig betrachtet.

Glaube und Medizin – unnötig oder unverzichtbar?

Auch wenn Glaube auf den ersten Blick nichts mit der naturwissenschaftlich orientierten Medizin unserer Tage zu tun haben mag, spielt »Glaube« in mehrfacher Hinsicht eine wachsende Rolle in einer bio-psycho-sozial orientierten Medizin. Dabei macht es Sinn, den weltlichen Glauben vom spirituellen und religiösen Glauben zu unterscheiden. So hat der Glaube an die medizinischen Möglichkeiten für den Erfolg unserer medizinischen Bemühungen eine nicht unerhebliche Rolle. Aber auch der religiöse Glaube hat durchaus einen großen Einfluss auf unseren Umgang mit schweren Erkrankungen und dem Tod, und es ist gewiss kein Zufall, dass Medizin und Religion über Jahrtausende der Menschheitsgeschichte miteinander aufs Engste verbunden waren. Von den Schamanen der Steinzeit über die Pharaonen der alten Ägypter bis hin zu den großen Persönlichkeiten der Religionsgeschichte waren Heilige oft auch Heiler. Im Christentum sowie im Judaismus gilt der Engel Raphael als ein Erzengel, der Heilungen vollbringt, und wir haben zahlreiche Wallfahrtsorte und Heilige, denen heilende Fähigkeiten zugeschrieben werden. Selbst in unserem schönen Marburg an der Lahn, das vor der Reformationsbewegung ein überaus attraktiver Wallfahrtsort mit zahlreichen Wunderheilungen war, haben wir mit der »heiligen Elisabeth« (1207-1231, Heiligsprechung durch Papst Gregor IX im Jahre 1235) eine christlich geprägte Persönlichkeit, die im unmittelbaren Gesundheitsbereich tätig war. Da Marburg sich seit den Zeiten der »heiligen Elisabeth« durchgängig der Krankenpflege verpflichtet fühlt, hat diese Stadt nicht nur die älteste protestantische Universität der Welt (übrigens auch hier wieder als erste Fächer die Kombination von Theologie und Medizin), sondern auch mit die längste Tradition im Krankenhauswesen.

Dr. House selbst ist bekennender Atheist. Sprüche wie: »Wenn Sie zu Gott reden, sind Sie religiös. Wenn Gott mit

Ihnen redet, sind Sie irre«, oder: »Rationale Argumente bringen nichts bei religiösen Menschen. Sonst gäbe es keine religiösen Menschen auf der Welt«, verdeutlichen die atheistische Grundeinstellung von House. Und auf die Frage »Sind Sie Atheist?« antwortet House: »Nur zu Weihnachten und Ostern, die restliche Zeit juckt's mich nicht« (in »Der Stoff, aus dem die Heldin ist«, Staffel 4, Episode 2). Insgesamt scheint aber das ganze Team ungeeignet für die Einstellung in einem konfessionellen Krankenhaus zu sein, immerhin gibt Dr. Cameron an, dass sie weder an Gott (»Nur die Braut Christi«, Staffel 1, Episode 5) noch an eine Religion glaubt (»Schlechter Boden«, Staffel 1, Episode 12) und Dr. Chase sagt, dass er Nonnen hasst (»Nur die Braut Christi«, Staffel 1, Episode 5). Offensichtlich musste Dr. Chase seine in Australien begonnene Predigerausbildung frühzeitig beenden. Allerdings sucht Chase in Zeiten persönlicher Not und Verzweiflung in der Episode »Kopfgeburten« (Staffel 6, Episode 6) dann doch wieder die Nähe zur Kirche und erbittet die Absolution (die er nicht erhält), indem er den von ihm verursachten Tod des afrikanischen Diktators an einer Blastomykose (= ein systemischer Pilzbefall) aus der Episode »Tyrannen« (Staffel 6, Episode 4) beichtet. Insgesamt ist das Team von Dr. House weit davon entfernt, außer den rein naturwissenschaftlichen Fakten als Basis für ihre Therapie etwaige religiöse Glaubensaspekte mit in ihr Therapiekonzept aufzunehmen. Dabei muss Glaube mitnichten in seiner religiösen Bedeutung gemeint sein und das Team um Dr. House vertut hier oftmals eine große Chance, da es den Glauben als Therapieelement in der Regel ausklammert. Obgleich in einzelnen Sequenzen vor allem Cameron immer wieder einmal auf die Bedeutung des Glaubens in die getroffenen Maßnahmen hinweist, so wie in der Episode »Heimgang« (Staffel 3, Episode 3), wo Cameron sagt: »Eine neue Therapie zu starten, würde nur helfen, wenn er selber daran glauben würde.«

Glauben im Sinne von Vertrauen an einen Heilerfolg oder an die Wirksamkeit eines bestimmten Medikamentes sind therapeutische Ansätze, die wir in unserer strikt naturwissenschaftlich orientierten Medizin in den letzten Jahren sträflich vernachlässigt haben. Dies ist doppelt ärgerlich, zum einen haben wir Möglichkeiten ungenutzt gelassen, die zahlreichen Patienten nebenwirkungsfrei hätten helfen können, zum anderen haben wir aber auch das Feld anderen überlassen, die mit allerlei Scharlatanerie Hilfesuchende an sich gebunden haben und ohne jedwede evidenzbasierte, naturwissenschaftliche Therapiemaßnahme auf pendelschwingende Weise Heilungschancen vertan haben. Es wäre für einen Charakter wie Dr. House, so pragmatisch wie er ansonsten seine Therapie durchzieht, ein Leichtes, die Kraft des Glaubens mit in seine Therapie einzubauen. Dr. House tut dies extrem selten, so wie in der Episode »Schlechter Boden«, in der er sagt: »Ich wollte nur vorbeugen, den Plazebo-Effekt nutzen« (»Schlechter Boden«, Staffel 1, Episode 12). Ansonsten besticht er eher durch eine brutale Offenheit, die kaum Platz für nicht wissenschaftlich fundierte Heilerfolge lässt.

Der Spruch des französischen Philosophs Voltaire, der sagte: »Ärzte geben Medikamente, über die sie wenig wissen, in Menschenleiber, über die sie noch weniger wissen, zur Behandlung von Krankheiten, über die sie überhaupt nichts wissen«, mag in vielen Bereichen auch heute noch durchaus zutreffend sein. Aber dennoch gilt: »Wer heilt, hat recht«, selbst wenn wir über die Mechanismen manchmal nur recht wenig wissen. Dies trifft in ganz besonderem Maße auf die sogenannten **Placebo-Effekte** zu. Leider haben wir in den letzten Jahrzehnten auf Placebo-Effekte in der Therapie grundlos verzichtet. Durch den mehr oder weniger starken Zwang zur rückhaltlosen Aufklärung verzichteten wir häufig auf den bewussten Einsatz von Placebo-Effekten in unserer Therapie. Wie dumm müssen Ärzte sein, wenn sie ihren Patienten Medikamente mit den Worten überreichen: »Probieren Sie das mal aus, das hat mir vor ein paar Wochen ein Vertreter als Muster hier gelassen. Weil ich mir sicher bin, dass das bei Ihnen aber eh nichts hilft, gebe ich Ihnen mal nur 'ne kleine Packung mit.« Um wie viel hoffnungsfroher würde jeder von uns Tabletten schlucken, die wir mit der Ansage überreicht bekämen: »Nehmen Sie davon erstmal nur 'ne halbe Tablette, das Zeug wirkt so gut, dass es Ihnen schon nach drei Tagen deutlich besser gehen wird.« Seit Langem wissen wir, dass alleine der Glaube an eine Therapiemaßnahme extrem hilfreich sein kann. Legendär ist eine schwedische Studie an Bandscheibenoperierten, die nachweisen konnte, dass etwa 40 Prozent der operierten Patienten von ihren Schmerzen befreit waren, obgleich die bei ihnen durchgeführte Bandscheiben-OP überhaupt nicht erfolgreich war.[36] Solcherlei Effekte beweisen, dass der Glaube oftmals Berge versetzen kann, und man geht davon aus, dass selbst bei wirksamen Pharmaka etwa ein 1/3 der Therapieeffekte auf dem Placebo-Effekt beruhen.

Interessanterweise existieren aber auch negative Placebo-Effekte, die dann als **Nocebo-Effekt** beschrieben werden. Bei den Nocebo-Effekten treten all die unerwünschten Nebenwirkungen auf, die zum Beispiel dem Patienten vorab als denkbare, unerwünschte Nebenwirkung der Schein-Therapie beschrieben wurden. Die Tatsache, dass Patienten unter einer Scheinmedikation durchaus eine Vielzahl unerwünschter Nebenwirkungen verspüren können, lässt an dem Sinn einer umfassenden Patientenaufklärung bei den Beipackzetteln zweifeln. Mehr noch, letztendlich muss man sich auch fragen, inwieweit die als Abschreckung auf den Zigarettenschachteln aufgebrachten Warnhinweise nicht auch im Sinne von »Nocebo-Effekten« zu einem Übermaß an unerwünschten Wirkungen bei den Rauchern führen können.

[36] Spangfort E. V.: »The lumbar disc herniation. A computer-aided analysis of 2504 operations«. *Acta Orthop Scand* 1972; 142 Suppl: 1-95

Immerhin hat die Bundesärztekammer vor Kurzem die Nutzung von Placebo-Effekten freigegeben und empfiehlt deren breitere Nutzung. Der Leiter der Arbeitsgruppe des wissenschaftlichen Beirats Prof. Dr. Robert Jütte weist darauf hin, dass: »Mit dem Einsatz von Placebos lassen sich erwünschte Arzneimittelwirkungen maximieren, unerwünschte Wirkungen von Medikamenten verringern und Kosten im Gesundheitswesen sparen.« Interessanterweise nutzen in der Schweiz bereits 57 Prozent aller Hausärzte sogenannte Pseudo-Placebos, das heißt Arzneistoffe mit extrem niedriger Wirkdosis. 17 Prozent der Schweizer Hausärzte nutzen sogar reine Placebos, das heißt letztendlich Zuckerpillen. Wobei Prof. Jütte in dem Beitrag der Bundesärztekammer darauf hinweist: »Es besteht allerdings in der therapeutischen Praxis nicht nur Unsicherheit, sondern auch Unkenntnis darüber, inwieweit eine Placebogabe in ethischer und rechtlicher Hinsicht erlaubt, vielleicht sogar geboten ist.« Die Experten des Wissenschaftlichen Beirats der Bundesärztekammer halten die bewusste Anwendung von Placebos in der therapeutischen Praxis durchaus für vertretbar. Voraussetzung sei aber, dass in dem jeweiligen Einzelfall keine geprüfte wirksame (Pharmako-)Therapie vorhanden ist, es sich um relativ geringe Beschwerden handelt und Aussicht auf Erfolg einer Placebo-Behandlung bei dieser Erkrankung besteht.[37]

Aus der Sicht eines Naturwissenschaftlers ist es zu begrüßen, dass die Macher von »Dr. House« zu keinem Zeitpunkt Dr. House als »Jesus Christ Superstar« inthronisieren oder gar die ganze Serie zur Bibelstunde umkonfigurieren. Auch wenn Dr. House und sein Team allesamt nur wenig religiös ausgerichtet sind, so akzeptieren sie doch die religiöse Orientierung und Wertevorstellung ihrer Patienten/innen – wenn-

---

[37] *Placebo in der Medizin.* Herausgegeben von der Bundesärztekammer auf Empfehlung ihres Wissenschaftlichen Beirats (ISBN 978-3-7691-3491-9) Deutscher Ärzte-Verlag, 2011, und unter: http://www.bundesaerztekammer.de/downloads/Placebo_LF_1_17012011.pdf

gleich manchmal auch mit einem kleinen Seitenhieb auf allzu menschliche Schwächen, wie in der Episode »Nur die Braut Christi« (Staffel 1, Episode 5), wo House sagt: »Sie war nicht ihr ganzes Leben eine gute Katholikin. Als sie den Herzstillstand hatte, musste ich ihre Bluse öffnen, um sie zu reanimieren und habe dadurch zweierlei kennengelernt: Nonnen haben durchaus schöne Brüste und sie hat ein Tattoo auf der Schulter. Und zwar ein Stinktier. Doch vielleicht ist es ja das heilige Stinktier von Josef.« Dass House und sein Team den religiösen Glauben ihrer Patienten akzeptieren, sollte im Grunde genommen selbstverständlich sein. Zudem wissen wir, dass religiöse Menschen oftmals besser mit aussichtslosen Situationen umgehen können. Zwar haben sich frühere Studien, die zeigten, dass »Fürbitten« für Erkrankte einen günstigeren Heilverlauf ergäben, so nicht bestätigt. Dennoch wissen wir, dass Menschen, die regelmäßig in die Kirche gehen, etwa sieben Jahre länger leben. Die Gründe hierfür sind unklar, es mag sein, dass es einfach nur daran liegt, dass Menschen mit einer religiösen Überzeugung insgesamt einen gesünderen Lebensstil aufweisen, da sie seltener rauchen, weniger Alkohol konsumieren und weniger exzessiv feiern. Zudem dürften Menschen, die alkohol- oder drogenabhängig sind, weniger unter den Kirchgängern als vielmehr in dubiosen Bars zu finden sein.[38]

Aber auch die Gewissheit, dass der irdische Tod nicht das Ende aller Dinge sein mag, verschafft gläubigen Menschen einen Rückhalt, der sie in kritischen Situationen eine gewisse Gelassenheit und Ruhe spüren lässt. Insofern stehen Glaube und Medizin nicht diametral gegeneinander, sondern können sich gegenseitig fördern und unterstützen – zumindest was den Glauben an die Medizin angeht (ob umgekehrt die Medizin den Glauben fördert, kann ich nicht sicher sagen, wenn-

---

[38] http://www.spiegel.de/wissenschaft/mensch/
0,1518,577494,00.html und http://www.geo.de/GEO/
mensch/medizin/58186.html)

gleich der eine oder andere sicherlich im Angesicht seines behandelnden Arztes auch schon mal das eine oder andere Stoßgebet gesprochen haben mag).

Nützlich für die Selbstdiagnose?

Niemand, aber wirklich niemand, sollte die Folgen von »Dr. House« als Vorlage für etwaige Selbstdiagnosen nutzen. Es ist nicht mehr als eine – zugestandenermaßen bei vielen Episoden sehr gut gemachte – Fernsehserie, aber eben auch nur eine Fernsehserie und kein medizinisches Lehrbuch (wobei auch das Lesen eines Medizinlehrbuches nur selten für eine Selbstdiagnose genutzt werden sollte, wie jeder Medizinstudent aus eigener bitterer Erfahrung bestätigen wird). Zudem sind die bei »Dr. House« präsentierten Krankheitsbilder doch extrem selten. Insofern sind die Bauchschmerzen, die jeder früher oder später schon einmal verspürt hat, eher Ausdruck einer banalen Gastroenteritis (= Magenschleimhautentzündung) als – wie bei Dr. House – die Folgen einer sehr seltenen Störung des Stoffwechsels von Hämoglobin (= roten Blutfarbstoff; im Falle einer akut intermittierenden Porphyrie). Sich dann aufgrund einer Fernsehserie gleich auf die Porphyrie einzuschießen, macht überhaupt keinen Sinn und führt nur zu unnötigen Ängsten und Verwirrungen bei den Betroffenen und zu völlig verzweifelten Hausärzten.

Aufgrund des Medienrummels nach Bekanntwerden unseres Seminars mit dem Titel »Dr. House revisited – oder: Hätten wir den Patienten in Marburg auch geheilt?« wurde ich in der Presse stellenweise als »der deutsche Dr. House« oder netterweise gar als »Prof. House« bezeichnet. Ob ich mich über solcherlei Vergleiche wirklich freuen soll, ist mir bis heute noch immer nicht ganz klar geworden. Denn dieser Vergleich ist ebenso wenig zutreffend wie die Einschätzung, dass die Frau eines Arztes automatisch gleich eine Frauenärztin sei. Die alleinige Nutzung von »Dr. House«-Folgen als Lehrvorlagen macht aus mir (Gott sei Dank) noch lange keinen Dr. House. Was mir aber dank dieser Verwechslungen überaus klar geworden ist, ist die Tatsache, dass es unzählige Menschen gibt, die auf der Suche nach solch einem genialen Diagnostiker sind. Wir haben zahlreiche Zuschriften verzweifelter Patienten erhalten, die seit Jahren an nicht geklärten Störungen leiden und sich verzweifelt an mich als den »deutschen Dr. House« wandten. Bei vielen dieser Patienten wurde klar, dass im Vorfeld nur eine recht oberflächliche Diagnostik erfolgte und noch viele offene Fragen auf eine adäquate medizinische Abklärung warten, die für den Hausarzt aus welchen Gründen auch immer nicht durchführbar waren. Diesen Menschen kann man durch eine korrekte medizinische Aufarbeitung in einem entsprechenden Zentrum vergleichsweise einfach helfen. Bei einigen Patienten wurde aber auch deutlich, dass die Beschäftigung mit den bei House demonstrierten Erkrankungen zu einer hochgradigen Verunsicherung führte, die auch eine noch so umfassende organische Abklärung nicht beseitigen konnte. Insofern kann und darf diese Serie nicht als unkommentierte Lernvorlage für Patienten missbraucht werden. Selbst wir als Profis nutzen sie im studentischen Unterricht nicht unkommentiert und weisen ganz bewusst auf all die Stellen hin, bei denen die künstlerische Fiktion die medizinischen Fakten aushebelt.

Durchaus wünschenswert erscheint mir der aus der Serie resultierende Anspruch auf eine intensivere Beschäftigung und Abklärung somatisch bedingter Beschwerden. Patienten, deren Symptome nicht adäquat vom Hausarzt aufgearbeitet wurden, sehen sich durch die Serie »Dr. House« ermutigt, auf eine wissenschaftlich korrekte Klärung ihrer Beschwerden zu drängen. Und diese Forderung sollten die Patienten durchaus gegenüber ihrem Hausarzt vertreten, der im Grunde genommen ohnehin gut beraten wäre, seine »medizinisch unklaren« Patienten in ein entsprechendes Diagnostikzentrum zu überweisen. Ich bin mir sicher, dass ein Hausarzt, der »Dr. House«-Fan ist, diesen Anspruch eher zu erfüllen bereit ist. Allein die große Zahl von Zuschauern lässt es wahrscheinlich erscheinen, dass die eine oder andere seltene Erkrankung, die das Team von Dr. House klärt, bei dem einen oder anderen Zuschauer auch tatsächlich vorkommt. Bei immerhin mehr als 3 Millionen Zuschauern finden sich auch zahlreiche Erkrankte, die zum Beispiel an einer akuten intermittierenden Porphyrie leiden, deren Krankheitshäufigkeit (= Prävalenz) bei etwa 5-10 pro 100 000 Einwohner liegen dürfte. Würden alle Zuschauer die bei House in der Folge »Risiken« (Staffel 1, Episode 22) geschilderten Symptome auf sich beziehen und eine spezielle Porphyrie-Abklärung erfolgen, dann wären 150 bis 300 bislang unerkannte Porphyrie-Patienten alleine in Deutschland diagnostiziert und behandelbar (bezieht man Freunde und Bekannte mit ein, dann kann sich diese Zahl rapide erhöhen!!). Interessanterweise wurde mir von einem »Dr. House«-Fan berichtet, der anhand einer Folge eine Neuroleptika-Überdosierung bei seiner eigenen Verwandtschaft diagnostizieren konnte – was mehrere Fachkollegen zuvor offensichtlich versäumten (»Neben der Wahrheit«, Staffel 7, Episode 4).

Auch wenn House stets der Meinung ist »it's never Lupus«, so ist bei einer Prävalenz von 15-50 pro 100 000 Einwohner die Wahrscheinlichkeit doch recht groß, dass bei 3 Millionen Zuschauern zwischen 450 und 1 500 Patienten mit Lupus erfasst werden können. Nicht umsonst hat David Shore, der Erfinder der Serie, von der US-amerikanischen Lupus-Stiftung den Loop Award dafür zuerkannt bekommen, dass er mit »Dr. House« das Bewusstsein für Lupus verbessert hat.

Wesentlich weniger Bedeutung für die Zuschauer hat dagegen die Beschäftigung mit dem Krankheitsbild der Erdheim-Chester-Krankheit (= Lipogranulomatosis Erdheim-Chester, Krankheit, bei der viele Organsysteme tumorartig befallen sein können, zum Beispiel das Skelett oder die Lunge). Diese Erkrankung wurde erstmals 1931 von dem späteren Kardiologen Chester beschrieben und bislang sind weniger als 100 Fälle weltweit publiziert worden.[39] Wir selbst haben in Marburg lediglich einen einzigen Patienten mit dieser überaus seltenen Störung identifiziert, und es dürfte recht unwahrscheinlich sein, dass die Zuschauer aufgrund der mit dem Titel »In Not« (Staffel 2, Episode 39) geschilderten – zudem wenig spezifischen – Symptomatik (zum Beispiel Knochenschmerzen) jemals auf die Idee dieser seltenen Krankheit kämen.

Trotz alledem gilt der Leitspruch von Orphanet, der besagt: »Keine Krankheit kann zu selten sein, um ihr die Aufmerksamkeit zu verweigern.« Und: »Seltene Krankheiten sind selten, aber die Anzahl der betroffenen Patienten zahlreich.«[40]

Es wäre sicherlich überaus hilfreich, wenn in solcherlei Arztserien auch die gängigeren Erkrankungen gelegentlich thematisiert würden. Auch wenn ein »banaler« Herzinfarkt für Dr. House zu langweilig wäre, so könnte die Bearbeitung dieses Themas schon alleine dadurch eine Vielzahl an Menschenleben retten, wenn nur der Hinweis auf die frühzeitige Alarmierung der Rettungskette vermittelt würde.

---

39 http://www.orpha.net/consor/cgi-bin/OC_Exp.php?Expert=35687&lng=DE
40 http://www.orpha.net/consor/cgi-bin/index.php?lng=DE#

3
Dr. House und sein Team

Dr. House ist ein absoluter Team-Player. Er braucht sein Team mindestens so sehr, wie sein Team ihn benötigt. Er legt dabei großen Wert auf eine offene und kontroverse Diskussion, er sucht nicht nach Zustimmung, sondern kritischem Diskurs. Teamarbeit, oder mehr noch eine fachübergreifende, kollegiale Betreuung der Patienten, wird in der modernen Medizin immer wichtiger, da kaum ein einzelner Arzt die mehr als 13 000 bekannten Erkrankungen eines Menschens, die mit mehr als 4 000 medizinischen Prozeduren und mehr als 6 000 bekannten Medikamenten angegangen werden, überblicken kann. Atul Gawande sieht hierin die zwingende Notwendigkeit, dass in der modernen Medizin nicht nur einzelne Ärzte, sondern synergistisch arbeitende Strukturen zum Einsatz kommen. Er bringt den recht passenden Vergleich, dass ein optimales Automobil nicht dadurch entsteht, dass man den Motor eines Ferraris auf das Chassis eines Volvos setzt, um dann die Bremsen eines BMWs anzubauen. Solch ein Zusammenstecken von – jedes für sich betrachtet – teuren und hervorragenden Einzelteilen ergibt noch lange kein tolles Auto, sondern eher eine Ansammlung von teurem Schrott. Wenn ein komplexes System funktionieren soll, dann erfordert es funktionierende Strukturen, in die sich die jeweiligen Experten konstruktiv zum Wohle des Betroffenen einbringen müssen. Nur so sieht Gawande eine Chance, dass die moderne Medizin effektiv und bezahlbar bleibt.[41]

---

41 http://www.newyorker.com/online/blogs/newsdesk/2010/06/gawande-stanford-speech.html#ixzz1s7gtMUiG

Zweifelsohne verfügt die Truppe um Dr. House über eine ganze Reihe von hervorragenden Medizinern, die jeweils in ihrem Spezialgebiet hervorragend sind. Inwieweit sie sich im Team zu einem gut funktionierenden System einbringen können, hängt oftmals von der Interaktion mit Dr. House ab. Im Folgenden werden einige Aspekte der Hauptakteure kurz zusammengefasst.

Der Hauptdarsteller selbst: Dr. Gregory House
(Darsteller: Hugh Laurie)

Dr. Gregory House ist Nephrologe und Infektiologe und ist Direktor der Abteilung für Diagnostische Medizin am Princeton-Plainsboro Teaching Hospital in New Jersey. Dr. House begann mit dem Medizinstudium an der Johns Hopkins School of Medicine in Baltimore. In Baltimore traf er bereits auf seine spätere Klinikdirektorin Cuddy, die er dort als junge Medizinstudentin kurz, aber innig kennenlernte. House wurde dann allerdings von der Universität gefeuert und wechselte von Baltimore nach Michigan, wo er seine Ausbildung erfolgreich abschloss. Dr. House ist ein genialer Diagnostiker, versagte aber bei sich selbst, als er einen akuten arteriellen Verschluss im rechten Oberschenkel erlitt. Dieser unerkannte Infarkt der Beinarterie führte zum Verlust von Teilen der Oberschenkelmuskulatur, so dass House seitdem eine Gehhilfe benötigt und wegen der Beinschmerzen einen Schmerzmittelmissbrauch mit Vicodin® betreibt (eine Kombination aus 5mg eines Opioids, Hydrocodon und 500 mg des Schmerzmittels Paracetamol). Schlimmer noch: Er verlor durch diese Erkrankung das Vertrauen zu seiner Frau, die als Bevollmächtigte einem operativen Eingriff entgegen dessen ausdrücklichem Wunsch zustimmte (ganz à la House), um ihm so das Leben zu retten. In der Folge trennte sich House von seiner Frau, der er einen schweren Vertrauensbruch vorwarf. House berichtet die folgenschwere Fehleinschätzung in eigener Sache recht anschaulich im Rahmen einer Lehrveranstaltung im PPTH in der Episode »Drei Beine« (Staffel 1, Episode 21). In der siebten Staffel geht Dr. House eine Beziehung mit Dr. Cuddy, seiner Chefin, ein. Durch den positiven Einfluss von Dr. Cuddy wird Dr. House plötzlich überraschend sympathisch und arbeitet wesentlich kooperativer als zuvor, was die französische Redewendung »cherchez la femme« einmal mehr bestätigt. Da sich Dr. House bei einer scheinbar schwerwiegenden Erkrankung von Cuddy jedoch völlig überfordert fühlt und als weltbester Diagnostiker Cuddy schwer enttäuscht, geht diese Beziehung dann aber auch Ende der siebten Staffel schon wieder recht dramatisch zu Bruch. Da House in blinder Eifersucht mit dem Auto durch die Wand von Cuddys Wohnzimmer rast, kommt House ins Gefängnis. In der achten Staffel verlässt House wieder den Knast, hat aber nicht nur Cuddy, sondern anfänglich auch sein gesamtes Team verloren.

Verschiedene Ärzte im Team von Dr. House – unterschiedliches Vorgehen

Im Laufe der zahlreichen Staffeln hat Dr. House eine Vielzahl von Ärzten in seinem Team gehabt, die allesamt einen unterschiedlichen Charakter und unterschiedliche Beiträge zu dem Team brachten. Dabei ergänzen sich die unterschiedlichen Charaktere bezüglich des rein medizinischen Inputs und gleichen unterschiedliche menschliche Defizite geschickt aus.
Die Kerntruppe der ersten drei Staffeln besteht aus:

Dr. Eric Foreman (Darsteller: Omar Epps)

Dr. Eric Foreman ist von seiner Ausbildung her Neurologe. Foreman hat eine schwierige Jugend hinter sich und ist als

16-Jähriger wegen eines Einbruchs mit dem Gesetz in Konflikt geraten. Dennoch hat Foreman eine hervorragende Ausbildung durchlaufen und an der Johns Hopkins Universität in Baltimore Medizin studiert. Foreman ist der Ehrgeizigste in dem Team von House. Er ist fachlich derjenige, der House am ehesten das Wasser reichen kann und ihn auch am häufigsten wegen seiner teils fragwürdigen Methoden kritisiert. Trotz alledem ähnelt Foreman seinem akademischen Lehrer Dr. House immer mehr, was auch in einzelnen Episoden von den Patienten kritisch angemerkt wird (wie in der Folge »Koma-Mann & Sohn«, Staffel 3, Episode 7). Foreman ist auch im wissenschaftlichen Bereich extrem ehrgeizig oder besser gesagt unkollegial bis kriminell. So publiziert er Daten von einem Patienten in einem wissenschaftlichen Magazin, die eigentlich von Cameron erhoben wurden (»Wirtswechsel«, Staffel 2, Episode 18). Nachdem er in der fünften Staffel eine Liebesbeziehung mit der an Chorea Huntington (= Veitstanz) erkrankten Dr. Hadley hat, tauscht er die im Rahmen einer Studie an Dr. Hadley verabreichten Placebo-Tabletten gegen die Wirksubstanz aus, was letztendlich hochgradig kriminell ist (»Umwege«, Staffel 5, Episode 13). In der Folge führt die experimentelle Therapie dazu, dass Dr. Hadley an einem Hirntumor erkrankt und die Therapie abbricht. Foreman kündigt Dr. Hadley während seiner Zeit als Teamleiter, die daraufhin die Beziehung zu Foreman enttäuscht beendet (»Schritt für Schritt«, Staffel 6, Episode 3). Aber auch Foreman verlässt zwischenzeitlich das Team, da er fürchtet, irgendwann genauso verbittert zu enden wie Dr. House. In der Episode »Auf der Kippe« (Staffel 3, Episode 21) sagt Foreman zu Dr. House: »Wenn ich als Arzt so super sein will wie Sie, muss ich auch als Mensch so sein wie Sie. Und das will ich nicht.« Und weiter sagt er zu House: »Sie werden mehr Menschen retten als ich. Aber mir genügt es schon, weniger zu töten. Betrachten Sie das als meine offizielle Kündigung.« Foreman nimmt daraufhin eine Stelle im Mercy Hospital in

New York an. Dort hat er dann sein eigenes Team, wird aber dort wegen eines Regelverstoßes (der allerdings das Leben eines Patienten rettete) nach kurzer Zeit gefeuert (»97 Sekunden«, Staffel 4, Episode 3). Foreman kommt daraufhin – gegen den Willen von Dr. House – auf Anweisung von Cuddy zurück ins Team. Bei den diagnostischen Überlegungen bringt Foreman in der Tat häufig die neurologischen Symptome als Erster ein und setzt diese auch in einen inhaltlichen Kontext mit der vermuteten Primärerkrankung. Foreman ist auch derjenige, der sich am ehesten traut, Verständnisfragen bei allzu ausschweifenden Exkursen von Dr. House einzubringen, und weist House immer wieder in seine Schranken. Interessanterweise wird Foreman in der achten Staffel als afroamerikanischer Kollege mit krimineller Vergangenheit zum Klinikdirektor befördert, was ihn dann aber auch zum reinen Verwaltungschef werden lässt – und zum Aufpasser des (aus dem Gefängnis entlassenen) Dr. House.

Dr. Allison Cameron (Darstellerin: Jennifer Morrison)

Dr. Allison Cameron ist Immunologin und mit Abstand die einfühlsamste Ärztin im Team von Dr. House. Cameron himmelt House an und macht ihm sogar eindeutige Annäherungsversuche, wobei unklar ist, ob dies aus Zuneigung oder Mitleid für House passiert. Dr. Cameron entspricht am ehesten dem Bild der allesverstehenden Bettkantensitzerin und bildet somit einen krassen Kontrast zu ihrem Mentor Dr. House. Ihre fast schon nervenaufreibende Feinfühligkeit geht sogar so weit, dass sie nach einer vermeidbaren Exposition mit dem AIDS-Virus noch voller Verständnis für den HIV-positiven Patienten ist, der sie gegenüber dem Virus nur deswegen exponierte, weil er augenscheinlich zu faul zum Abhusten in ein Taschentuch war (»Auf der Jagd«, Staffel 2, Episode 7). Der Figur von Dr. Cameron ist in dem überaus lesenswerten Buch *House and Philosophy – Everybody lies* (hrsg. von Henry Jacoby, John Wiley & Sons Inc, 2009) unter dem Titel »You care for everybody: Cameron's ethics of care« ein ganzes Kapitel von Rebee Kyle gewidmet (Seite 125-136). Kyle weist in diesem Kapitel darauf hin, dass Dr. Cameron die »feministische Ethik« in der Serie vertritt. Cameron stellt die Arzt-Patientenbeziehung ins Zentrum ihrer Bemühungen, um eine moralisch integere, von beiden Seiten getragene Entscheidung treffen zu können. Im Gegensatz zu House, für den der Patient eine abstrakte Größe darstellt, sieht Cameron ihre Patienten als Persönlichkeiten mit deren sozialem Umfeld und zwischenmenschlichen Beziehungen. Cameron hat mit ihrem Kollegen Chase zunächst einen »One-Night-Stand« (»Auf der Jagd«, Staffel 2, Episode 7), wobei sich hieraus in der 3. Staffel eine intensivere Beziehung entwickelt und in der Folge heiraten Cameron und Chase am Ende der 5. Staffel. Ab der 4. Staffel wechselt Cameron in die Notaufnahme des Princeton-Plainsboro Teaching Hospitals und kehrt in der 6. Staffel wieder zurück ins Team, das zu diesem Zeitpunkt von Foreman geleitet wird. Allerdings verlässt Cameron Dr. House in der 6. Staffel auch schon wieder (»Teamwork?«, Staffel 6, Episode 8), weil sie House beschuldigt, am Scheitern ihrer Ehe schuld zu sein.

Bei den diagnostischen Überlegungen bringt Cameron vor allem solche Informationen ein, die sie aufgrund ihrer Empathie und dem aufgebauten Vertrauen von den Patienten anvertraut bekommt. Speziellen immunologischen Input bringt Cameron dagegen so gut wie nie ein, aber wie auch, wenn es ohnehin nie Lupus ist. Auffallend ist, dass Cameron mit der Überbringung schlechter Nachrichten große Probleme hat und hier als Ärztin in den schwierigsten Momenten der Arzt-Patientenbeziehung (trotz aller Bettkantensitzerei) zu versagen droht.

Dr. Robert Chase (Darsteller: Jesse Spencer)

Dr. Robert Chase ist Intensivmediziner und kommt aus Australien. Er stammt aus einer wohlhabenden Ärztefamilie. Sein Vater Dr. Rowan Chase ist Rheumatologe und hat seinem Sohn die Stelle im Team von Dr. House beschafft. Chase wechselt später (ab Staffel 4) in die Chirurgie des Princeton-Plainsboro Teaching Hospitals, um dann in der 6. Staffel wieder ins Team von Dr. House zurückzukehren. Ursprünglich wollte Chase eigentlich Priester werden, schaffte dann aber die Prüfungen nicht und studierte dann eben in Melbourne Medizin. Wie wir in der Episode »Geiz ist Gift« (Staffel 1, Episode 8) erfahren, hat Chase in seiner Jugend einiges an Drogen konsumiert. Chase ist eine Zeit lang mit Cameron liiert und geht in der Regel recht fürsorglich mit den Patienten um. Er lässt sich allerdings von Oberflächlichkeiten leiten und allzu leicht ablenken. In der Episode »Fehlverhalten« (Staffel 2, Episode 8) führt Dr. Chase, der wegen des Todes seines Vaters psychisch stark belastet ist, ein schlampiges Gespräch mit einer an Magenschmerzen leidenden Patientin. Er versäumt es, bei der Patientin gezielt nach Blutabgängen oder Veränderungen im Stuhlverhalten zu fragen, und verpasst dadurch, frühzeitig an eine ernstzunehmende Magenblutung zu denken. Kurz danach kommt die Patientin bei massiver Magenblutung und Magenperforation im schweren Schock zur Notaufnahme ins PPTH, wo sie kurz danach verstirbt. Noch dramatischer wird es in der Folge »Tyrannen« (Staffel 6, Episode 4). Dort hat Chase den Tod eines fiktiven Staatschefs bewusst herbeigeführt, um so einen drohenden Völkermord durch eben diesen Despoten in dessen Heimatland zu verhindern. Die ethischen Implikationen dieser Tat verfolgen Chase und Cameron in den weiteren Folgen und belasten das Verhältnis der beiden sowie des gesamten Teams. Dr. House steht dem von Dr. Chase durchgeführten Verbrechen eher gleichgültig gegenüber, wobei ihm sein Ruf als brillanter Kliniker allerdings wichtiger zu sein scheint als die Integrität seines Teams, was er zum Ausdruck bringt, als er zu Chase sagt: »Lieber Mord als Fehldiagnose.«

Rein diagnostisch ist Chase ein durchaus innovativer und kreativer Mitarbeiter. Er lässt sich zwar häufig durch reine Äußerlichkeiten ablenken und bringt Kommentare oftmals nur aus dem Grunde, um sich bei Dr. House zu profilieren, dennoch ist seine Mitarbeit in dem Team von besonderer Bedeutung. Er ist bei Notfalleingriffen immer der Erste und führt auch die invasiveren Maßnahmen, wie zum Beispiel Notfall-Luftröhrenschnitt (= Koniotomie) und die meisten chirurgischen Eingriffe, durch.

Weitere Mitglieder des Teams ab der dritten Staffel

Dr. Christopher Michael Taub (Darsteller: Peter Jacobson)

Dr. Christopher Michael Taub ist ein plastischer Chirurg und hat eine Schwäche für das weibliche Geschlecht, was ihm immer wieder Probleme bringt. Taub belebt das Team, indem er seine Ideen auch gegen den Widerstand von Dr. House immer wieder zur Diskussion stellt, wobei ihm House ab und an einen Therapieversuch zubilligt, allerdings unter der Androhung seiner Kündigung, falls er falschliegen sollte.

Dr. Remy Beauregard Hadley oder von House »Dreizehn« genannt (Darstellerin: Olivia Wilde)

Dr. Remy Beauregard Hadley ist eine Internistin und wird von House in der Regel nur »Dreizehn« genannt, da sie bei der Auswahlrunde für sein neues Team die Bewerberin mit der Nr. 13 war. Dr. Hadleys Mutter ist an Chorea Huntington (= Veitstanz) verstorben und sie selbst weiß, dass sie Trägerin dieser häufigsten, autosomal-dominant vererbten Hirnstörung ist, die sich mit einer Häufigkeit von 5:100 000 Personen findet. Die Erkrankung tritt bei den Betroffenen in der Regel im Alter von etwa 40 Jahren auf und führt nach einem etwa 15-jährigen Krankheitsverlauf aufgrund neuro-degenerativer Störungen zum Tode. Dr. Hadley weiß über dieses anstehende Schicksal und nimmt an einer experimentellen Medikamentenstudie teil, wobei sie aufgrund von Manipulationen von Dr. Foreman den tatsächlichen Wirkstoff erhält. Es stellt sich leider heraus, dass der Wirkstoff nicht den erwünschten Nutzen, sondern lediglich Nebenwirkungen bringt, so dass dieses Medikament bei Dr. Hadley einen Hirntumor auslöst. Letztendlich teilt Dr. Hadley mit ihrer schweren und unbehandelbaren Huntington-Erkrankung einiges mit Dr. House und dessen gesundheitlichen Gebrechen. Hier besteht eine spürbare gegenseitige Anziehung und Anerkennung. Im Laufe der Serie entwickelt sich allerdings eine Liebesbeziehung zwischen Dr. Foreman und der bisexuell veranlagten Dr. Hadley, wobei ihr Foreman in der dritten Folge der sechsten Staffel (»Schritt für Schritt«, Staffel 6, Episode 3) jedoch kündigt. Er befürchtet, dass ein professionelles Zusammenarbeiten so nicht möglich sei, worauf Dr. Hadley ihren ehemaligen Geliebten Foreman und das gesamte Team verlässt. Sie kehrt dann allerdings bereits 5 Episoden später in »Teamwork« (Staffel 6, Episode 8) zusammen mit Dr. Taub ins Team zurück, um sich dann aber in der Serie »Hilf mir« (Staffel 6, Episode 22) von Dr. House auf unbestimmte Zeit beurlauben zu lassen.

Dr. Hadley ist ehrgeizig, erfolgsorientiert und eine brillante Ärztin. Sie hat ein sehr gutes Gespür für das Stellen richtiger Diagnosen und ist in jeder Form eine Bereicherung für das gesamte Team.

Dr. Lawrence Kutner (Darsteller: Kal Penn)

Dr. Lawrence Kutner ist Sportmediziner und zeichnet sich durch eine gewisse Skrupellosigkeit beim Umgang mit den Patienten aus. Seine Beiträge zur Lösung medizinischer Fälle sind eher bescheiden und gezeichnet von geringer Berufserfahrung (so hatte er gleich zwei Zwischenfälle bei der Nutzung eines Defibrillators). Entsprechend harsch ist sein Abschied aus dem Team, der notwendig wurde, da der Schauspieler hinter der Figur, Kal Penn, im wahren Leben zum Berater von Präsident Obama ins »Weiße Haus« berufen wurde. Hier hat das wahre Leben Dr. House Lügen gestraft, der in der Episode »Versteckte Wahrheit« einem afroamerikanischen Senator noch sagte: »Glauben Sie mir, Sie werden so oder so nicht Präsident. Das Weiße Haus heißt nicht nur so wegen seines Anstrichs« (»Versteckte Wahrheit«, Staffel 1, Episode 17). Daher muss Dr. Kutner die Serie verlassen und begeht in der Folge »Der größte Schritt« (Staffel 5, Episode 20) mit seiner eigenen Pistole Suizid. Dieses Ereignis hat auch für Dr. House weitreichende Folgen. House kann den Suizid von Kutner nicht akzeptieren, wobei das Hauptproblem für House nicht nur dessen Tod ist, sondern sein Versagen, Kutners Absicht nicht früh genug erkannt zu haben. House ist enttäuscht von Kutner und resümiert: »Hätte er gedacht wie ich, hätte er gewusst, das unglücklich leben nicht so beschissen ist wie in der Kiste liegen.« In der Folge beginnt der halluzinatorische Abstieg von Dr. House, der zu seiner stationären Behandlung in der Psychiatrie der Mayfield Klinik führt.

Martha M. Masters, Ph.D (Darstellerin: Amber Tamblyn)
Nachdem durch den Weggang von Dr. Hadley keine einzige Frau mehr im Team von Dr. House war, besteht Cuddy als Klinikdirektorin auf die Aufnahme eines weiblichen Mitglieds. Martha Masters hat sowohl ein abgeschlossenes Studium der Mathematik als auch der Geschichte. Sie kommt als Medizinstudentin im dritten Jahr zur weiteren Ausbildung zu Dr. House. Die überaus selbstbewusste junge Studentin ist fachlich sehr gut belesen und bringt sich mit interessanten und durchaus befruchtenden Ideen in das Team ein. Sie wirkt stellenweise wie eine Young-girls-Version eines ethisch inte-

geren Dr. House und ist nach der Überzeugung von Dr. House sowas wie das Wunschkind von Albert Einstein und Mary Poppins. Schwierigkeiten hat Martha Masters jedoch mit den oftmals illegalen Vorgehensweisen, die Dr. House von seinem Team erwartet. Martha Masters ist prinzipiell grundehrlich zu ihren Patienten, verkörpert ein deontologisch bestimmtes Weltbild und weigert sich konsequenterweise, die von House regelmäßig zur Anwendung kommenden Lügereien zu unterstützen. So sehr Dr. House davon überzeugt ist, dass man nur durch Lügen zur Wahrheit kommt, so sehr ist Martha Masters davon überzeugt, dass nur die Wahrheit zur Wahrheit führt. Auch wenn Martha Masters noch Studentin ist, so hilft sie durch ihre Ehrlichkeit und profunden Theoriekenntnisse dem gesamten Team bei den Diagnosestellungen weiter. Nachdem Masters ihr Studium gegen Ende der siebten Staffel abschließt, scheidet sie in der Episode 19 der Staffel sieben auf eigenen Wunsch aus dem Team von House aus. Nicht ganz unbegründet macht sich Masters Sorgen, dass sie sich unter dem Einfluss von Dr. House in eine Richtung entwickelt, in die sie nie gehen wollte. Und tatsächlich bringt Masters in der Episode 19 – ganz im Stile eines Dr. House – ein 16-jähriges Mädchen gegen deren expliziten Willen auf den OP-Tisch und lässt eine Arm-Amputation (wegen Sarkom) durchführen. Dieser Eingriff rettet dem Mädchen das Leben und ist rein medizinisch gerechtfertigt. Allerdings ist der Weg, wie Masters die Eltern dazu brachte, ihre Einverständniserklärung zu diesem Eingriff zu geben, mit Masters' eigenen ethischen Ansprüchen unvereinbar, insofern ist ihr Ausscheiden aus dem Team nur konsequent.

Dr. Chi Park (Darstellerin: Charlyne Yi)
Chi Park ist die Tochter einer koreanischen Einwandererfamilie, denen es trotz materieller Not gelang, ihrer Tochter eine gute Ausbildung zu finanzieren. Chi Park begann ihre Ausbildung in der Klinik für Neurologie des Princeton-Plains-

boro Teaching Hospitals. Allerdings musste Park die Neurologie nach einer Auseinandersetzung mit ihrem Vorgesetzten verlassen und gelangte so als einzige Mitarbeiterin in das Team von Dr. House der achten Staffel, nachdem dieser das Gefängnis (auf Vermittlung von Dr. Foreman hin) in der zweiten Folge unter strengen Auflagen verlassen konnte. Park ist beruflich zwar eine Anfängerin und ähnelt in mancher Weise der ausgeschiedenen Studentin Masters. Park ist fachlich ungewöhnlich gut belesen, was selbst Dr. House beeindruckt. Emotional ist Park eher distanziert und unterkühlt. Geschenke kann sie nicht annehmen, was insbesondere mit ihrer wohlhabenden Kollegin Jessica Adams zu Problemen führt, die sie allzu gerne finanziell unterstützen möchte. In bestimmten Situationen kann Park aber auch regelrecht ausrasten, was letztendlich auch zu ihrem Rausschmiss aus der neurologischen Klinik führte.

Dr. Jessica Adams (Darstellerin: Odette Annable)

Dr. Jessica Adams lernt Dr. House in der achten Staffel in ihrer Eigenschaft als Gefängnisärztin kennen. Sie verliert ihren Job im Gefängnis, nachdem sie Dr. House bei dessen diagnostischen Eskapaden (Staffel 8, Episode 1, »Mein Vicodin, dein Vicodin«) unterstützt – und dies gegen den Willen ihres dortigen Chefs (Dr. House wollte unbedingt durch die Gabe von Aspirin eine schwere allergische Reaktion bei einem erkrankten Mitgefangenen auslösen, um so die Diagnose »Mastozytose« – eine Vermehrung allergieauslösender Zellen – zu beweisen, was der verantwortliche Gefängnisarzt verständlicherweise ablehnte). Rein fachlich und diagnostisch ist Dr. Adams – wie man es bei Gefängnisärzten auch kaum anders erwarten kann – nicht allzu erfahren. Dennoch nimmt Dr. House sie ab der dritten Episode der achten Staffel (»Der Multi-Millionen-Dollar-Mann«) in sein Team auf. Finanziell ist Dr. Adams als Kind reicher Eltern unabhängig und recht spendabel. Anders als Dr. Park kommt sie aus einer wohlhabenden, alteingesessenen Familie (»old money«) und hatte auch eine insgesamt glückliche Jugend verbracht. Da es ihr in ihrem wohlbehüteten Elternhaus aber zu langweilig wurde, verließ sie ihre Familie in einer Sturm- und Drangphase und zog zeitweise zu einem wesentlich älteren Mann, um dann allerdings bald wieder zu ihrer Familie zurückzukehren. Dr. Adams ist selbstbewusst und kann sich gegenüber den dummen Sprüchen von Dr. House sehr gut zur Wehr setzen.

Vorgesetzte und Kollegen von Dr. House

Dr. Lisa Cuddy (Darstellerin: Lisa Edelstein)
Dr. Lisa Cuddy ist die überaus attraktive ärztliche Direktorin des Princeton-Plainsboro Teaching Hospital. Sie ist somit in der wenig beneidenswerten Situation, die Vorgesetzte von Dr. House zu sein. Dr. Cuddy ist ledig und hat ein adoptiertes Mädchen namens Rachel. Dr. Cuddy studierte Medizin (ebenso wie House und Foreman) an der Johns Hopkins School of Medicine in Baltimore und traf dort als junge Studentin erstmals auf House, mit dem sie offensichtlich eine kurze, aber herzliche Beziehung hatte, bevor dieser von der Universität flog. Dr. Cuddy wurde im Alter von 29 Jahren zur jüngsten und ersten weiblichen Direktorin des alt-ehrwürdigen PPTH berufen, wobei sie zur Verbesserung ihrer Einstellungschancen ihr Alter fälschlicherweise auf 32 Jahre heraufsetzte. Dr. Cuddy scheint vor allem damit beschäftigt zu sein, Dr. House unter Kontrolle zu halten und sich mit Anwälten und Kostenträgern rumzustreiten. Sie ist die Einzige, die Dr. House mit mehr oder weniger großem Erfolg zur Arbeit in der Ambulanz zwangsverpflichten kann und die in der Lage ist, seine zum Teil völlig hirnrissigen diagnostischen Eskapaden zum Wohle der ahnungslosen Patienten zu stoppen. Das Verhältnis zu House ist von Anerkennung für seine medizinischen

Leistungen und hoher Toleranz gegenüber seinen Eskapaden geprägt, wobei man sich fragt, warum Dr. Cuddy sich das ganze Theater mit dem durchgeknallten Dr. House antut und ihn nicht bereits in der ersten Staffel feuert (was zwar verständlich, aber dennoch sehr schade wäre, weil dann die Serie doch recht kurz geraten wäre). Die Antwort auf diese Frage kommt erst in der siebten Staffel, in der Cuddy und House endlich zu einem Liebespaar werden. Allerdings ist diese Beziehung nicht von Dauer, bereits Ende der siebten Staffel kommt es bedauerlicherweise zur Trennung von Dr. House. Rein fachlich kann Dr. Cuddy als Verwaltungsexpertin dem ihr unterstellten Dr. House nicht das Wasser reichen. Dennoch sind einige ihrer Einwände mehr als berechtigt. In manchen Episoden wundert man sich allerdings, dass Cuddy ohne zu zögern einer vollkommen überflüssigen, offenen Hirnstimulation zustimmt, bei anderer Gelegenheit dagegen Banalitäten wie die Gabe einer einmaligen Steroidinjektion zur Chefsache erklärt. Als Klinikdirektorin ist Dr. Cuddy jedoch super, so verteidigt sie in der Folge »Verluste« (Staffel 1, Episode 18) Dr. House gegenüber einem privaten Investor namens Vogler, der sich mit 100 Millionen US-Dollar in die Klinik einkauft und House übelnimmt, dass er sich nicht positiv zu einem von ihm vermarkteten Medikament äußert. Vogler möchte Dr. House auf alle Fälle rausschmeißen, scheitert jedoch am entschiedenen Widerspruch vor allem von Cuddy, die in letztendlicher Konsequenz bereit ist, auf die 100 Millionen US-Dollar zu verzichten, um so ihrer Klinik und den Mitarbeitern deren Unabhängigkeit zu erhalten. Im wahren Leben sind solche Führungspersönlichkeiten leider recht rar gesät. Einer auf das Wohl der Patienten, Mitarbeiter und der Gesamtklinik bedachten Verwaltungsdirektorin sowie einer auf Qualität, Nachhaltigkeit und Glaubwürdigkeit bedachten Geschäftsführerin droht bei gewinnorientierten Einrichtungen auch im wahren Leben oftmals ein jähes Ende durch einen auf kurzfristige Profite fokussierten Vorstand. Hier prallen in der Tat Welten aufeinander – kurzfristige Kapitalinteressen gegen langfristiges Engagement für den guten Ruf (durch gute Qualität) eines Klinikums. In der Tat stellt sich hier die ethisch-moralische Frage, inwieweit »Gesundheit eine Ware ist«, die mit den üblichen marktwirtschaftlichen Instrumenten gewinnorientiert vermarktet werden darf. Am Beispiel des unbeliebten Pharma-Unternehmers Vogler wird dies auf dramatische Weise veranschaulicht, als Vogler versucht, Dr. Cuddy als Klinikchefin loszuwerden und sie über den Aufsichtsrat regelrecht herausmobben möchte (Staffel 1, Episode 18, »Verluste«), was letztendlich am Widerstand der dort vertretenen Ärzte scheitert. In der siebten Staffel kommt es zu einer – letztendlich dramatisch in einer Katastrophe endenden – Liebesbeziehung zwischen Cuddy und House, die an dem verkorksten und krankhaft eifersüchtigen Charakter von Dr. House letztendlich scheitert. Dieses dramatische Ende führt dazu, dass Cuddy ihren Job beim PPTH hinschmeißt und Dr. House ins Gefängnis muss.

Dr. James Wilson (Darsteller: Robert Sean Leonard)

Dr. James Wilson ist Onkologe und leitet die onkologische Klinik. Er ist der beste Freund oder im Grunde genommen auch der einzige Freund von Dr. House. Er ist hierdurch sein treuester Berater und Unterstützer in allen Lebenslagen, auch wenn sich Dr. House hierfür nie erkenntlich zeigt und diese Beziehung recht einseitig ausnutzt. So bleibt eigentlich unklar, warum Wilson sich die Freundschaft mit Dr. House überhaupt antut. House und Wilson haben sich bei einem Mediziner-Kongress in New Orleans an der Hotelbar kennengelernt – wo auch sonst? Wilson ist derjenige, der in der Klinikkantine die Rechnung für House bezahlt, wenn dieser sich wieder einmal an der Kassiererin mit den Worten »er zahlt« vorbeimogelt. Wilson ist im Grunde genommen der Einzige, zu dem House geht, wenn er Probleme oder spezielle Fragen hat. Zeitweise leben Wilson und House sogar in einer Art

Wohngemeinschaft zusammen, was allerdings auf Dauer – wen wundert's – nicht gutgehen kann. Die Ratschläge von Wilson nimmt House sich zumindest soweit zu Herzen, dass er darüber nachdenkt. In medizinischen Belangen bringt Wilson häufig den Funken zum Zünden, wobei es häufig eher abstrakte Ableitungen von dem Gesagten sind und inhaltlich nichts mit der eigentlichen Erkrankung zu tun haben, die House zur Lösung des Falles bringt.

4
Liebe, Sucht und Medizin

Ärzte und das Suchtproblem

Suchterkrankungen sind ein relevantes gesellschaftliches Problem, von dem auch Ärzte betroffen sind. Die Bundesärztekammer geht davon aus, dass 7 bis 8 Prozent der deutschen Ärzte mindestens einmal im Leben an einer Suchterkrankung leiden. Glücklicherweise sind Behandlungsfehler unter Substanzeinwirkung trotz alledem selten.[42]

Der zunehmende Kostendruck im Gesundheitswesen, die unmenschliche Arbeitsverdichtung und das Gefühl, zwischen allen Stühlen zu sitzen und den ursprünglichen Idealen eines guten Arztes nicht mehr entsprechen zu können, sowie die vergleichsweise einfache Verfügbarkeit von Suchtmitteln machen immer mehr Ärzte krank. Hamburger Rechtsmediziner fanden heraus, dass die Selbstmordrate bei Ärzten deutlich über dem der Gesamtbevölkerung liegt. So ist die Selbstmordrate bei Ärztinnen in Deutschland bis zu fünfmal höher als in der Allgemeinbevölkerung und bei Ärzten bis zu dreimal höher. Als eine Ursache wird landläufig das Burnout-Syndrom angesehen. Dabei sind die Warnzeichen für einen Burnout nach Ansicht des Frankfurter Burnout-Experten Dr. Axel Schüler-Schneider folgende Faktoren: 1) Partner oder Patienten sagen, man habe sich verändert und sei nicht mehr der, der man einmal war; 2) man bemerkt, dass man zunehmend zynisch und sarkastisch auf Patienten reagiert; 3) man

---

[42] http://www.bundesaerztekammer.de/page.asp?his=1.117.1504.1578

geht nicht mehr wie früher zum Sport, sondern sitzt abends nur noch vor dem Fernseher und trinkt Alkohol; 4) man hat immer weniger Zeit für die Familie und redet immer weniger mit dem Partner.[43]

Auch bei »Dr. House« ist Sucht, Burnout und in letztendlicher Konsequenz auch Selbstmord ein Thema, das in der Serie an mehreren Stellen aufgenommen wird. So begeht gar Dr. Lawrence Kutner in der Episode »Der größte Schritt« (Staffel 5, Episode 20) Selbstmord, indem er sich in seiner Wohnung erschießt.

Der kranke Arzt oder wie lebt es sich mit einer chronischen Krankheit

Dass Ärzte ebenso wie andere Menschen krank werden können, dürfte niemanden ernsthaft verwundern. Dennoch haben nur wenige Ärzte selbst einen Hausarzt, man schätzt, dass nur jeder fünfte einen eigenen Hausarzt hat. Ärzte tun sich schwer, sich selbst in die Patientenrolle zu begeben. Manche Ärzte empfinden es als Versagen, wenn sie selbst nicht weiterwissen, und es fällt ihnen oftmals schwer, Ratschläge von ihren Kollegen anzunehmen. Auch die Privatsphäre und der Datenschutz ist bei erkrankten Ärzten nicht immer so gewährleistet, wie man es sich wünscht, und führt oftmals dazu, dass Ärzte sich nicht bei den eigenen Kollegen vor Ort behandeln lassen. Umgekehrt ist es für viele Ärzte aber auch nicht einfach, ihre eigenen Kollegen zu behandeln. Oft fühlen sich die behandelnden Ärzte von ihren Kollegen kontrolliert und haben Probleme mit ansonsten routinemäßigen Anordnungen.[44]

---

43 http://www.aerztezeitung.de/panorama/article/517644/burn-out-sucht-aerzte-zunehmend-betroffen.html
44 http://www.medical-tribune.at/dynasite.cfm?dsmid=91004&dspaid=693263

Im Falle von Dr. House ist fast schon makaber, dass der weltbeste Diagnostiker eine schwere Durchblutungsstörung seines eigenen Oberschenkels nicht selbst diagnostizieren konnte. In der Folge wurde Dr. House zum von Schmerzen geplagten, drogenabhängigen Gehbehinderten. Viel schlimmer als die rein körperliche Behinderung ist bei Dr. House jedoch dessen psychisch stark alterierte Primärpersönlichkeit, die ihn zu einem ignoranten, unfreundlichen, überheblichen und rücksichtslosen Menschen werden lässt. So zeigt Dr. House recht anschaulich, dass im Grunde genommen nicht sein körperliches Gebrechen ihn zum Behinderten werden lässt.

Die Gehbehinderung nutzt Dr. House bewusst, indem er einen Behindertenparkplatz beim PPTH beansprucht, sich in der Cafeteria vordrängelt, ab und an seine Gehhilfe als Schlagstock missbraucht (sowohl gegenüber Patienten als auch bei Auseinandersetzungen im Fahrstuhl gegenüber seinen eigenen Mitarbeitern) und in der Ambulanz sich eher als Patient denn als Doktor präsentiert. Er pöbelt seine Chefin Cuddy an, dass man früher mit Krüppeln höflicher umgegangen sei und kauft sich eine Gehhilfe mit einem Totenkopf-Motiv als Handgriff. Es scheint, dass sich Dr. House mit der rein körperlichen Behinderung durchaus arrangiert hat. Er hat es irgendwie sogar geschafft, eine Halterung für seinen Gehstock an sein Motorrad, immerhin eine legendäre Honda CBR1000RR Repsol, dranzubasteln, wobei er das Motorrad selbstverständlich auf dem ihm zustehenden Behindertenparkplatz des PPTH abstellt. Problematisch ist vor allem das Suchtverhalten von Dr. House, der schmerzbedingt medikamentenabhängig von Opiaten wurde, woraus sich in der Folge ein regelrechter Drogenmissbrauch entwickelte. Über weite Teile der Serie funktioniert House nur unter hohen Vicodin®-Dosen. In Zeiten des Entzugs wird House dagegen unerträglich. Letztendlich erkennt Dr. House dieses Problem aber auch und begibt sich in entsprechende fachärztliche Behandlung, um von dieser Sucht loszukommen. Die Tatsache, dass Dr. House überhaupt solch einen Schmerzmittelmissbrauch (dazu noch mit einem Präparat, das kurz davor stand, von der FDA [=US-amerikanische Food and Drug Administration] aus dem Handel genommen zu werden) betreibt, spricht dafür, dass er entweder keinen oder aber einen miserablen Schmerztherapeuten hat, da moderne schmerztherapeutische Ansätze nicht zu solcherlei Fehlentwicklungen führen sollten. Insofern hat Dr. House nicht nur Pech gehabt bei der verzögerten Diagnose seiner Durchblutungsstörung, auch die weitere Betreuung war alles andere als optimal, und das bei dem weltbesten Diagnostiker. Andererseits bestätigt dies die House'sche Erkenntnis, dass das Leben eben nicht immer fair mit einem umgeht, und man bekommt, was man bekommt (und nicht immer, was man eigentlich verdient hätte).

Dr. Cuddy und Houses Sehnsucht nach ein bisschen Liebe

Cuddy kennt und schätzt Dr. House bereits aus ihrer Studentenzeit in Baltimore. Offensichtlich hatten die beiden dort eine kurze, aber innige Beziehung. Die Frage, die sich jeder seit Beginn der ersten Staffel stellte, war, warum sich Cuddy sowas wie den ständigen Ärger mit Dr. House antut. Aufschluss geben dann die Entwicklungen in der siebten Staffel, wo beide sich zu ihren tatsächlichen Gefühlen bekennen und ein Paar werden. Dr. Cuddy ist als Direktorin des Princeton Plainsboro Lehrkrankenhauses letztendlich für alle Schandtaten ihres Mitarbeiters Dr. House verantwortlich und muss sich daher – ob sie dies will oder nicht – regelmäßig mit Dr. House herumstreiten, was allerdings auch zu einem entsprechend häufigen und intensiven Kontakt führt. Cuddy geht dabei sogar so weit, dass sie für House vor Gericht eine Falschaussage macht. Dr. House gibt dagegen immer wieder an, dass ihn der »knackige Hintern«, zum Teil aber auch ihre attraktive Oberweite enorm ablenke. House formuliert dies dann in etwa so wie in der Episode »Irrtum« (Staffel 2, Episode 3). Hier glotzt er Dr. Cuddy recht aufdringlich auf deren Oberkörper und sagt: »Sorry, ich hab 'n Konzentrationsproblem. Dieses Tank-Top saugt ja echt Feuchtigkeit auf.« Dabei gibt Dr. House bei der Auswahl seines Teams in der Episode »Allein« (Staffel 4, Episode 1) weitreichende Auskünfte auch in Bezug auf seine Partnerwahl, indem er sagt: »Bevor man ein Auto kauft, fährt man es Probe, und man heiratet erst, wenn man Sex hatte. Ich kann kein Team zusammenstellen aufgrund eines Gesprächs. Und wenn der Sex mit denen nun Schrott ist?« Gegen Ende der sechsten Staffel, nach dem Tod einer Patientin durch eine Fettembolie, deren Bein Dr. House notfallmäßig amputieren musste, wird House psychisch total zurückgeworfen und steht davor, seinen gestoppten Vicodin®-Missbrauch erneut aufzunehmen. In dieser recht dramatischen Situation kommt nunmehr Dr. Cuddy auf ihn zu, verhindert den Drogenrückfall und gesteht ihm ihre Liebe. Auch hier ist zunächst nicht ganz klar, was die Motivation von Cuddy ist, sich House zu nähern. Ist es eher die mütterliche Zuneigung für einen hilfsbedürftigen Menschen oder die erwachsene Liebe zu einem außergewöhnlichen Mann? Zu Beginn der siebten Staffel kommt es endlich zur lang erwarteten Annäherung und Dr. Cuddy klärt uns in der Episode »Und nun« (Staffel 7, Episode 1) über ihre wahren Gründe auf, indem sie zu House sagt: »I don't want you to change. I know you're screwed up. I know you are always going to be screwed up. But you're the most incredible man I've ever known. You are always going to be the most incredible man I have ever known ...« Und House antwortet mit dem für ihn ungewöhnlichen Satz: »I love you.« Insgesamt entwickelt sich Dr. House durch die innige Beziehung zu Cuddy erstmals im Rahmen der gesamten Serie zu einem durchaus sympathischen, umgänglichen und verantwortungsbewussten Arzt. Insofern ändert die Beziehung zu Cuddy den miesepetrigen Dr. House von Grund auf. Andererseits verliert Dr. House hierdurch auch an fachlicher Brillanz, da er sich nicht mehr gegen die eher defensiven Behandlungsstrategien von Cuddy stellen möchte. Nett zu sein, heißt somit noch lange nicht, fachlich gut zu sein, was Dr. House immer wieder in Erinnerung gebracht wird. Ausgerechnet an einer – fraglichen – Erkrankung von Cuddy scheitert Dr. House und bringt die Beziehung der beiden ins Straucheln. House schafft es nicht, seiner Geliebten in diesen schweren Stunden beizustehen und verliert ihr Vertrauen nachhaltig, da Cuddy spürt, dass sie sich im Notfall nicht auf House verlassen kann. Im weiteren Verlauf der Staffel 7 hat Cuddy Blut im Urin (= Makrohämaturie) und beim Ultraschall wird der Verdacht auf einen Nierentumor im PPTH geäußert, wobei Dr. House mit dieser Situation, der Erkrankung der für ihn wichtigsten Person, nicht umgehen kann. Dies führt in der Folge zum Ende der Beziehung zwischen Cuddy und House, was auch der Tatsache geschuldet sein mag, dass die hinter der Figur stehende Schauspielerin, Lisa Edelstein, für die achte Staffel leider nicht mehr zur Verfügung steht. Am Ende der siebten Staffel fährt dann Dr. House getrieben von krankhafter Eifersucht mit dem Auto in das Wohnzimmer von Cuddy, wobei er das Leben seiner Geliebten sowie ihres Besuchers ebenso aufs Spiel setzt wie sein eigenes. Aufgrund dieses Vergehens kommt Dr. House dann ins Gefängnis und die Beziehung mit Cuddy ist unwiderruflich zerstört. In der achten Staffel kommt Dr. House wieder aus dem Knast, allerdings hat Dr. Cuddy da dann die Klinik bereits verlassen und ihre Position als Klinikdirektorin an Foreman abgegeben.

Die Tatsache, dass Ärzte/innen sehr viel Zeit in der Klinik verbringen, führt häufig dazu, dass sich klinikinterne Partnerschaften und Beziehungen entwickeln, ähnlich – wenngleich auch nicht ganz so komplex – wie bei Cuddy und House, bei Cameron und Chase oder last not least bei Hadley (alias 13) und Foreman. Der Vorteil solcher »Klinikehen« liegt sicherlich auch darin, dass man sich unter extremen Belastungssituationen bereits früh kennen und schätzen lernen konnte. Zudem können Partner/innen, die aus dem Gesundheitsbereich kommen, eher Verständnis für überlange Arbeitstage aufbringen, als dies Menschen tun, die nur eine feste und geregelte Arbeitszeit kennen. Zwar ist die Scheidungsrate unter Medizinern nicht ganz so hoch wie bei Tänzern (43 Prozent), Barkeepern (38 Prozent) oder Masseuren (38 Prozent), doch liegt die Scheidungsrate zum Beispiel von Krankenschwestern mit 29 Prozent auf Platz 9 der Hit-Liste der nach Berufsgruppen geordneten Scheidungsraten. Auch bei Dr. House gehen im Grunde genommen alle Beziehungen daneben. Die geringsten Scheidungsraten haben übrigens Agraringenieure (1,8 Prozent), Augenoptiker (4 Prozent), Bahnpolizisten (5,3 Prozent) und Pastoren (5,6 Prozent).[45] Insofern mag die Ehe mit einem Agraringenieur oder Augenoptiker beständiger sein als mit einem Angehörigen der Heilberufe.

Heilt die Liebe alle Krankheiten? – Houses Selbstversuch in Staffel 6 und 7

Die Macht der Liebe ist nicht erst seit Dr. House bekannt. Liebe kann Leben retten, oder gleichermaßen vernichten. Letzteres wird recht dramatisch durch Erkrankungen wie dem »Tako Tsubo Syndrom« (= »Broken Heart Syndrom« oder »Liebeskummer Herzschmerz Syndrom«) demonstriert. Diese Erkrankung trifft vor allem ältere Damen, die nach einem schweren psychischen Trauma (wie eben dem Verlust ihres langjährigen – und geliebten – Ehemannes) eine Herzinfarkt ähnliche Symptomatik entwickeln. Dies sind dann häufig jene Frauen, die wenige Tage nach dem Tod ihres

---

45 http://www.washingtonpost.com/wp-dyn/content/article/
2010/09/16/AR2010091607509.html

Mannes ebenfalls versterben. Die Ursachen des Tako Tsubo Syndroms sind bislang noch unklar, man geht jedoch von einer Auslösung durch Stresshormone aus.[46]

Ein »Broken Heart Syndrom« müssen wir bei Dr. House sicherlich nicht befürchten, wenngleich er im Grunde genommen mehr als genug Beziehungsprobleme zu haben scheint, andererseits aber Beziehungen häufig beendet, bevor diese ihm zu eng und so zur Gefahr werden können. Dabei kommen Dr. House – neben den namentlich und zahlenmäßig nicht genannten Prostituierten – eigentlich nur drei überaus attraktive Frauen näher. Zuvorderst steht hier die 44-jährige Klinikdirektorin Dr. Lisa Cuddy, die Dr. House schon vom Studium her kennt (siehe oben). Allerdings geht House auch nicht sehr erwachsen und gefasst mit der Trennung von Cuddy um. Seine Reaktion auf die Trennung äußert sich in Staffel 7 nicht nur in erneutem Vicodin-Missbrauch, sondern auch dadurch, dass er mit dem Auto in ihr Wohnzimmer fährt, was ihm zum Start der Staffel 8 eine Verurteilung und einen Gefängnisaufenthalt einbringt.

Neben Dr. Cuddy fühlt sich aber auch zu Beginn der Serie die 32-jährige Dr. Allison Cameron zu Dr. House hingezogen. Dabei ist jedoch unklar, ob diese Zuneigung, wie bei Dr. Cuddy, tatsächlich dem Menschen Gregory House gilt, oder aber dem brillanten, aber dennoch hilfsbedürftigen Chef. Cameron bewundert House anfänglich und löst sich im Verlauf der Serie mehr und mehr von ihm, da sie realisiert, dass er mit seiner Persönlichkeit nicht zu ihr passt. Letztendlich heiratet Cameron ihren Kollegen Dr. Chase, wobei diese Ehe jedoch durch die Veränderungen von Dr. Chase, die Cameron House vorwirft sowie durch den – anfänglich verschwiegenen – Mord von Chase an einem afrikanischen Diktator zu Bruch geht.

[46] http://www.focus.de/gesundheit/gesundleben/partnerschaft/krise/tid-12370/liebeskummer-krank-vor-herzschmerz_aid_344756.html

Die 27-jährige Dr. Remy Beauregard Hadley, die etwas abfällig von House »Nummer 13« genannt wird, ist die dritte überaus attraktive Frau, die sich seit der vierten Staffel ständig in der Nähe von Dr. House befindet. Dr. Hadley ist bisexuell und leidet an der tödlich verlaufenden Huntington-Krankheit. Sie hat keine direkte Beziehung zu Dr. House, stattdessen entwickelt sich eine enge Beziehung zu Dr. Foreman, die wegen der Probleme am Arbeitsplatz und dann letztendlich aber wegen Dr. Foremans Verhalten platzt. Dr. Hadley ist fachlich, aber auch menschlich eine Bereicherung für Dr. House, der Hadley sehr schätzt und auf deren Wunsch unbefristet beurlaubt.[47]

Dr. House als Byronic Hero

Im Grunde genommen trifft der Begriff des »Byronic Hero« auf Dr. House in idealer Weise zu. Definitionsgemäß ist ein »Byronic Hero« eine Form des Antihelden, wobei als Synonym hierfür der Begriff des »romantischen Helden« steht.[48] Dabei unterscheidet sich der »Byronic Hero« vom typischen Antihelden, der in aller Regel eher etwas tollpatschig, vereinsamt, passiv und melancholisch ist, durch seine Intelligenz. Zudem zeichnet er sich durch zielgerichtete Aktionen aus. Im Gegensatz zum klassischen Helden vertritt der »Byronic Hero« keine überlegene Moral oder ehrenwerten Ziele und stellt sein eigenes Ego über den Rest der Welt. Insofern entspricht der »Byronic Hero« in der Tat der Figur eines Dr. House, zumal die zynische Egozentrik und die antipathische Arroganz auch Dr. House zu einem gesellschaftlichen Außenseiter machen. Zweifelsohne benimmt sich Dr. House in

---

[47] http://www.news.de/medien/855161460/wer-ist-die-heisseste-house-frau/1/
[48] Wikipedia 2011

zahlreichen Episoden ganz im Sinne eines »Byronic Hero« als Querdenker, der sich um gesellschaftliche Normen und ethische Aspekte reichlich wenig kümmert, wobei für ihn die Durchsetzung seiner eigenen Ideen und Vorstellungen wichtiger zu sein scheinen als gesellschaftliche Veränderungen. Gleichzeitig ist Dr. House jedoch durchaus Nutznießer der Gesellschaft und nutzt seine privilegierte Stellung ungeniert aus. All die in der Definition des »Byronic Hero« beschriebenen Eigenschaften treffen auf Dr. House im weitesten Sinne perfekt zu. Allerdings wird diese Definition dem Einsatz für seine Patienten (oder besser gesagt für die Auflösung des Diagnosepuzzles) nicht ganz gerecht.

Musik und Medizin

Dr. House ist überaus musikalisch, sowohl in der Fernsehserie als auch im wahren Leben hat sich sein Darsteller Hugh Laurie, der einen Großteil der Musikeinlagen in der Serie selbst spielt, als Musiker einen Namen gemacht.

Für Dr. House bedeutet Musik in einem gewissen Maße Entspannung vom Klinikalltag, und die Zuschauer erkennen in seiner Liebe zur Musik seine menschliche Ader. Als rationaler Wissenschaftler spricht House sicherlich auch die mathematische Seite der Musik an, und Hugh Laurie als der Darsteller von Dr. House ist der Meinung, dass der von ihm gespielte Dr. House ein guter Bach-Schüler wäre, da er dessen mathematische Sequenzen und ihre harmonische Perfektion verstehen würde. Andererseits sieht Hugh Laurie aber auch eine jazzige Seite an House, der die stilistische Individualität und ein freies ungebundenes Improvisationsspiel zu schätzen weiß. Insofern kann man in Dr. House einen Musiker sehen, der zum einen im Sinne Bachs die Möglichkeiten der Dur/Moll-Tonalität durch den gesamten Quintenzirkel auszuschöpfen sucht, zum anderen aber auch wie der US-afroamerikanische Jazzmusiker Thelonius Monk zu improvisieren weiß.[49]

Musik spielt für viele Mediziner eine herausragende Rolle. Der Friedensnobelpreisträger Albert Schweitzer begann im Alter von 30 Jahren sein Medizinstudium in Straßburg. Zu diesem Zeitpunkt hatte er bereits Theologie studiert und hielt sonntags Predigten in seiner Gemeinde. Er spielte zudem hervorragend Orgel und Klavier und gab regelmäßige Orgelkonzerte.[50]

Zahlreiche andere Mediziner haben ebenfalls eine große Leidenschaft für die Musik, bis hin zu TV und Konzerterfahrungen, wie zum Beispiel der Marburger Onkologe Prof. Dr. Andreas Neubauer oder unser ehemaliger Ärztekammerpräsident Dr. Jörg-Dietrich Hoppe.

In der Episode »Leben wider Willen«, in der Dr. House einen scheinbar todkranken, weltberühmten Jazztrompeter heilt, vergleicht der Musiker seine Einstellung zur Musik mit der von House zur Medizin: »Ich habe eine Leidenschaft, genau wie Sie. Ich hab die Musik und Sie das hier.« Beide arbeiten in ihrem Gebiet mit Besessenheit, wodurch sie zu den Besten ihres Faches werden, allerdings bezahlen beide dafür einen hohen Preis.

Musik hat aber auch innerhalb der Medizin durchaus eine therapeutische Bedeutung. So sagt Prof. Hans-Helmut Decker-Voigt, Leiter des Instituts für Musiktherapie in Hamburg und Präsident der Akademie für musiktherapeutische Weiterbildung der Karajan-Stiftung Berlin, in einem Beitrag des *GEO* Magazins unter dem Titel »Musik hilft und heilt«: »Es gibt keinen Bereich mehr im ganzen Lebenskreis des Menschen, in dem wir nicht die Ergebnisse der Forschung zur Musiktherapie anwenden können.« So werden musikthera-

---

49 *Dr. House. Das offizielle Handbuch zur Serie.* Wilhelm Heyne Verlag 2011, Seite 411 f.; und Wikipedia 2011
50 http://www.aerztezeitung.de/panorama/article/581325/albert-schweitzer-theologe-arzt-musiker.html

peutische Ansätze zur Therapie von Kindern mit Autismus genutzt, aber auch bei Patienten mit Schlaganfällen, Sprach- oder Gangstörungen, Alzheimer etc. Der Musiktherapeut Decker-Voigt sieht bei einer Vielzahl von Erkrankungen günstige Effekte durch Musik. Am Beispiel der Schmerztherapie weist er darauf hin, dass durch eine rezeptive Musiktherapie Patienten in einen Ruhe-Zustand versetzt werden können, wodurch bis zu 70 Prozent Schmerzmittel eingespart werden können – na wenn das nichts für Dr. House wäre![51]

---

51 Interview:«Musik hilft und heilt», in: *GEO Magazin* Nr. 11/ 03 – *Macht Musik den Menschen besser?*, http://www.geo.de/ GEO/mensch/medizin/1617.html?t=print

5
Viren und Bakterien – Krankheiten in Dr. House

Warum auch immer, fest steht, dass bei der Serie »Dr. House« eine Vielzahl seltener, selbst bei Experten kaum bekannter Erkrankungen auf recht unterhaltsame Art und Weise abgehandelt werden. Die Krankheitsbilder sind dabei häufig überaus korrekt recherchiert und könnten in einigen Fällen 1:1 aus einem Medizinlehrbuch entliehen sein (was sie zum Teil auch sind). Manche Beiträge sind dagegen so daneben, dass sie nicht einmal für einen konventionellen Drei-Groschen-Arztroman taugen würden. Insbesondere die ersten Staffeln brillierten mit spannenden Beiträgen, bei einigen späteren Staffeln hatte ich persönlich das Gefühl, dass den Autoren zwischenzeitlich der Stoff für spannende Fälle ausging (was man sich kaum vorstellen kann). Andererseits könnte es aber auch einfach für die Gesamtdramaturgie des Projektes notwendig geworden sein, dass jene Katharsis eingebaut wird, die Dr. House zum Drogenentzug in die Psychiatrie führt. Schade nur, dass die Drehbuchautoren völlig versäumt haben, Dr. House dort all die somatischen Erkrankungen aufdecken zu lassen, die häufig unerkannte Ursachen psychotischer Störungen werden können, so wie zum Beispiel Morbus Wilson (eine Kupferspeichererkrankung), Porphyrie (eine Hämoglobin-Synthesestörung), Neuro-Syphillis oder Schilddrüsenfehlfunktionen. Trotz alledem sind die Serien insgesamt unterhaltsam und veranlassen selbst gestandene Kliniker dazu, in den wirklich dicken Lehrbüchern nachzuschlagen, ob denn das, was Dr. House sagt, so auch stimmt.

Der geneigte Leser mag ja gerne selbst einmal die Kenntnisse seines Hausarztes/-ärztin überprüfen, ob denn dieser bei den Themen, die man bei »Dr. House« vermittelt bekommt, auch wirklich firm ist. Hier würden sich dann Fragen anbieten wie: »Herr Doktor, sind denn jetzt bei der ›Takayasu-Arteriitis‹ (thematisiert bei »Heiligt der Zweck jedes Mittel?«, Staffel 3, Episode 15) die großen oder eher die kleinen Arterien befallen? Wir hatten uns da letzten Dienstag nach der ›Dr. House‹-Sendung beim Stammtisch echt in den Haaren und ich habe versprochen, Sie zu fragen!« (Zur Info: Es sind die großen Gefäße, nämlich die Aorta und die unmittelbar aus der Aorta entspringenden Gefäße.)

In eher ländlichen Gebieten wäre dagegen die Frage: »Herr Doktor, ich habe Angst, dass sich mein Hund mit dem ›Echinococcus multilocularis‹ (= Fuchsbandwurm; thematisiert bei »Auf der Jagd«, Staffel 2, Episode 7) angesteckt haben könnte. Macht es da Sinn, wenn ich meinen Hund mit Mebendazol (Vermox®) behandele?« (Zur Info: Je nach Gefährdungsgrad, sprich in Gegenden mit Fuchsbandwurmbefall, macht dies – wie übrigens die regelmäßige Entwurmung von Haustieren ohnehin – durchaus Sinn, wobei ihr Tierarzt sehr wahrscheinlich bessere Therapie-Alternativen weiß.) Alternativ können Sie aber auch Ihren Hausarzt mit Fragen zur Therapie der Zystizerkose beim »Taenia solium«-Befall (= Schweinebandwurm) löchern (thematisiert bei »Schmerzensgrenzen«, Staffel 1, Episode 1). Der erste Wurm (»Echinococcus multilocularis«) kann zu einer völligen Zerstörung der Leber und der zweite Wurm (»Taenia solium«) kann zu Absiedlungen im Gehirn führen – beides keine wünschenswerten Zustände, die in der Regel bei frühzeitiger Therapie mit Entwurmungsmitteln vermeidbar wären. Dennoch würde ich wetten wollen, dass nur sehr wenige Hausärzte auf diese Fragen solch umfassende Antworten liefern können, wie Sie diese in den »Dr. House«-Folgen erhalten.

Wenn Sie bis jetzt noch nicht aus der Praxis Ihres Hausarztes rausgeworfen worden sind, dann können Sie ja noch nach den Augenveränderungen beim Morbus Wilson fragen (zur Info: Dort gibt es den sogenannten Kayser-Fleischer-Kornealring, der als goldbrauner bis grünlicher Rand die Iris umgibt), nach den schmerzhaften Knochenveränderungen beim Erdheim-Chester Syndrom (zur Info: Dort gibt es symmetrische Veränderungen im Knochenschaft (= Diaphysen) der langen Röhrenknochen) oder nach den Angiokeratomen beim Morbus Fabry, einer Erkrankung auf dem Boden eines Mangels des Enzyms »α-Galaktosidase« (zur Info: Dies sind dunkelrote bis blauschwarze Hautveränderungen mit ca. 1-3 mm großen Hautveränderungen im »Badehosenbereich«). Spätestens jetzt sollten Sie sich nach einem anderen Hausarzt umsehen und sich zuvor noch die Praxisgebühr rückerstatten lassen. Sie werden auch spätestens jetzt die Aversion gegen diese Serie von einigen Ärzten besser verstehen und auch deren Einwände gegen die Präsentation von solcherlei Raritäten im Fernsehen, was die Kommunikation im Wartezimmer sicherlich belebt, für die Arzt-Patientenbeziehung jedoch nicht unproblematisch werden kann.

Einschränkend – und zur Ehrenrettung aller Kollegen, die bei dem obigen Test möglicherweise versagt haben könnten – soll an dieser Stelle darauf hingewiesen werden, dass mitnichten alle Hausärzte all die Diagnosen auswendig kennen müssen, mit denen uns Dr. House und sein Team ständig quälen. Die Wahrscheinlichkeit, dass ein Hausarzt jemals einen Patienten mit einem Erdheim-Chester Syndrom in seiner Praxis sitzen hat, ist nahezu null. Wesentlich wichtiger ist hier, dass der Hausarzt die 99,99 Prozent seiner Patienten richtig diagnostiziert und behandelt, die sein Hauptklientel darstellen – und das, liebe Leser, tun auch all die Hausärzte ganz gewiss, die Ihre obigen Fragen nur mit einem Schulterzucken beantworten konnten. Wichtig ist dennoch für die verbliebenen 0,01 Prozent der Patienten, dass diese einem entsprechenden

Zentrum (à la House) zugewiesen werden, wo die personellen und apparativen Ressourcen vorgehalten werden, um auch ungewöhnliche Fälle zu lösen. Dies sind in Deutschland vor allem die Universitätskliniken oder entsprechend ausgestattete Spezialzentren.

Dr. House – Spezialist für seltene und seltenste Krankheiten

Viele der Erkrankungen, die bei Dr. House vorkommen, zählen zu den sogenannten »rare diseases« bzw. seltenen Erkrankungen. An dieser Stelle sei auf die Datenbank Orphanet verwiesen (http://www.orpha.net/consor/cgi-bin/index.php?lng=DE) – eine Datenbank, die nicht nur wir als gestandene Kliniker, sondern auch die Drehbuchautoren von »Dr. House« immer wieder zu Rate ziehen. Neben dem Orphanet existiert eine ebenfalls exzellente Datenbank in Form des an den National Institutes of Health (NIH) angesiedelten Office of Rare Diseases und dem dort etablierten »Genetic and Rare Diseases Information Center« (GARD), wobei diese Einrichtung sogar für internationale Anrufer eine spezielle Telefonauskunft anbietet, unter der Nummer 001-301-251-4925 (http://rarediseases.info.nih.gov). Für uns in Deutschland ist der Zugang zum Orphanet zunächst jedoch einfacher, so dass im Folgenden auf dieses System verwiesen sei. Orphanet ist eine vor allem für Ärzte, die sich mit seltenen Erkrankungen beschäftigen, überaus hilfreiche EU-weite Einrichtung mit Sitz an dem 1964 gegründeten Institut INSERM (= Institut national de la santé et de la recherche médicale) in Paris (Orphanet/INSERM SC11, Plateforme Maladies Rares).

Der bereits erwähnte – aber immer wieder passende – Leitspruch von Orphanet lautet: »**Keine Krankheit kann zu selten sein, um ihr die Aufmerksamkeit zu verweigern.**« Und: »**Selte-**

ne Krankheiten sind selten, aber die Anzahl der betroffenen Patienten zahlreich.« Ich persönlich würde noch hinzufügen wollen, dass wir von Patienten mit seltenen Erkrankungen bereits sehr viel für unser Verständnis der häufigen Erkrankungen und deren Therapie gelernt haben. »Das Seltene lehrt uns für das Häufige.« Oder um es à la Dr. House auszudrücken: »Hufgetrappel in unserer Gegend kommt selten von einem Zebra und in der Regel von einem Pferd. Wenn man es aber einmal mit einem Zebra zu tun haben sollte, dann ist es gut, wenn man die Streifen zumindest schon einmal gesehen hat.« Oder wie es Foreman gleich in der ersten Episode der ersten Staffel sagt: »You learn it in first year medical school; when you hear hoofbeats, think horses, not zebras.« Woraufhin House antwortet: »Are you in first year medical school?« Zu Recht weist House darauf hin, dass er es durchaus mit »Zebras« zu tun haben mag, da seine Patienten nicht die sind, die man im ersten Jahr seines Medizinstudiums sieht.

Orphanet beschreibt sich selbst als ein Referenz-Portal für Informationen über seltene Krankheiten und Orphan Drugs. Die Informationen sind für die allgemeine Öffentlichkeit zugänglich. Es ist das Ziel von Orphanet, die Diagnose, Versorgung und Behandlung von Patienten mit seltenen Krankheiten zu verbessern. Hierfür bietet Orphanet eine Auswahl von frei verfügbaren Angeboten, die wir im Folgenden teilweise genutzt haben. Für weitere Angaben zur Prävalenz und die Beschreibungen der jeweiligen Krankheitsbilder findet der interessierte Leser weitere Informationen ebenso wie Links zu den Patientenselbsthilfegruppen unter der obigen Internet-Adresse. Auf die Einbindung von Internet-Links zu Patientenselbsthilfegruppen haben wir an dieser Stelle bewusst verzichtet und möchten hierfür auf die Orphanet-Homepage und einschlägige Links im Netz verweisen.

Eine Übersicht über alle bislang bekannten, seltenen Erkrankungen kann unter der folgenden Internet-Adresse bei

Orphanet abgerufen werden: http://www.orpha.net/orpha-com/cahiers/docs/DE/Pravalenzen_seltener_Krankheiten_Alphabetische_Liste.pdf

Die mysteriösen Krankheiten in der ersten Staffel »Dr. House«

Einen sehr guten Überblick über die behandelten Krankheiten liefert die Episoden- und Diagnosen-Liste in Wikipedia (http://de.wikipedia.org/wiki/Dr._House#Episodenliste_und_Diagnosen).

Eine überaus interessante Internet-Adresse, die aus US-amerikanischer Sicht die einzelnen Folgen kommentiert, finden Sie außerdem unter: http://www.politedissent.com/house_pd.html.

Im Folgenden werden vor allem die Episoden der ersten »Dr. House«-Staffel ausführlich besprochen und die Krankheiten der weiteren Staffeln werden aus Platzgründen in diesem Buch lediglich kurz erwähnt. Da die erste Staffel besonders detailliert auf spannende Krankheitsbilder eingeht, bietet sich hier eine fundierte Besprechung an.

Zystizerkose (Staffel 1, Episode 1; »Schmerzgrenzen«)

Die Zystizerkose ist eine Infektion des Gehirns mit Larven des Schweinebandwurms (Taenia solium). Die Zystizerkose kommt in Afrika, Asien und Mittel- und Südamerika vor, seltener in Süd- und Osteuropa. Man kann davon ausgehen, dass das Vorkommen des Schweinebandwurms dazu geführt hat, dass in bestimmten Kulturkreisen Schweinefleisch als unrein abgelehnt wird. In Ländern mit geregelten Schlachttier-Untersuchungen und guten hygienischen Bedingungen findet man die Krankheit dagegen kaum noch. Allerdings gilt die Neuro-Zystizerkose in lateinamerikanischen Ländern immer noch als »der Hirntumor der Armen!« und wird durch südamerikanische Gastarbeiter mittlerweile auch in den USA häufiger gesehen. Zum Teil finden über den Weg der aus Lateinamerika eingewanderten Hausangestellten auch Infektionen der einheimischen Bevölkerung der USA statt – allerdings eher durch mangelhafte Hygiene im eigenen Haushalt als durch tierärztlich gut kontrollierten Schinken. Der in dieser Episode beschuldigte Infektionsweg durch verpackten Schweineschinken dürfte eher selten sein, und man wundert sich, dass hier der US-amerikanische Fleischereiverband nicht geklagt hat. Eine zerebrale Neuro-Zystizerkose wäre im CCT bzw. MRT nachweisbar gewesen und weniger durch das Röntgen der Extremitäten.

Insgesamt ist diese Episode sehr gut gelungen, allerdings sind einige Aspekte etwas unglücklich – so wie die Notfalltracheostomie (Luftröhrenschnitt) vor der MRT-Untersuchung bei der Kontrastmittel (Gadolinium-) Allergie. Diese ist zwar sehr gut dargestellt, man würde allerdings zunächst immer erst eine reguläre Intubation versuchen, und nur wenn dies technisch (zum Beispiel wegen eines massiven Ödems) nicht möglich sein sollte, zum Skalpell greifen. Auch eine Strahlentherapie ohne sicheren Tumornachweis würde so niemals durchgeführt werden.

Subakute sklerosierende Panenzephalitis als Komplikation bei Masern (Staffel 1, Episode 2; »Falsche Geschichte«)

Diese Episode weist auf die Notwendigkeit einer Impfung gegen Masern hin, da die subakute sklerosierende Panenzephalitis (SSPE) als seltene, aber sehr ernste Komplikation nach einem Maserninfekt zum Tode führen kann. Diese entzündliche Erkrankung des Gehirns tritt in den meisten Fällen bei Kindern oder Jugendlichen auf, die vor ihrem zweiten Lebensjahr die Masern durchgemacht haben. Die Erkrankung tritt Monate bis zehn Jahre nach einer Maserninfektion auf, im Durchschnitt nach sieben Jahren. Der Verlauf ist langsam fortschreitend über ein bis drei Jahre – die SSPE zählt zu den sogenannten »Slow Virus Infektionen«. Eine spezifische Therapie existiert leider nicht! Da Kinder erst ab dem 12. Lebensmonat gegen Masern geimpft werden können, sind sie nur dann geschützt, wenn sie sich aufgrund einer durchgeimpften Umgebung nicht anstecken (daher ist der Impfstatus der Mutter entgegen der Einschätzung von Dr. House nicht alleine entscheidend!). Geradezu genial ist hier allerdings der Beginn der Folge. Im Grunde genommen bringen die Eltern den Jungen nur zu Dr. House, weil er unter Schlafstörungen leidet, Doppelbilder sieht und Angstzustände hat. Nachdem Dr. House die Eltern bereits schroff zurückgewiesen hat, fällt ihm an dem Jungen jedoch ein unwillkürliches Muskelzucken (eine Myoklonie) auf, das tatsächlich einen gewissen Krankheitswert haben kann (von Epilepsie bis hin zur entzündlichen Hirnerkrankung). Hier beweist Dr. House ganz zu Beginn der Folge seine scharfsinnige Beobachtungsgabe, mit der er scheinbar belanglose Symptome im weiteren Verlauf als wegweisend herausarbeitet. Allerdings sind in dieser Episode einige Aspekte nur wenig sinnvoll, wie zum Beispiel die Anlage eines Shunts oder die Injektion von Penicillin direkt ins Gehirn. Auch der Virusnachweis durch einen Stich quer durchs Auge (transpupillar) aus der Netzhaut ist völlig irrwitzig und gefährdet lediglich das Sehvermögen des Patienten. Im Frühstadium der SSPE ist die Diagnosefindung jedoch tatsächlich sehr kompliziert, somit sind einige der Irrwege von Dr. House durchaus nachvollziehbar. Die unfreiwillige DNA-Analyse der Eltern ist kriminell und war zudem für die Diagnoseerhebung auch nicht wirklich erforderlich oder gar hilfreich. Insgesamt ist dies rein medizinisch betrachtet eine mittelmäßig gut gelungene Episode.

Colchicin-Vergiftung
(Staffel 1, Episode 3; »Das Ende danach«)

Diese Folge ist recht spannend und bezüglich der Medikamentenverwechslung (Colchicin wurde hier mit Hustentabletten verwechselt) durchaus vorstellbar, vor allem da in den USA die Tabletten anders als bei uns offen und ohne Blister bzw. Umverpackung vom Apotheker abgegeben werden. Dies ist zwar kostengünstiger, da auch Einzeltabletten abgegeben werden können, öffnet aber Verwechslungen Tür und Tor, was in den USA wegen Überlastungen in den Apotheken offensichtlich zu Monatsbeginn besonders häufig passiert (daher sollte man in den USA lieber am Monatsende seine Medikamente abholen!). Colchicin ist ein Alkaloid der Herbstzeitlosen (Colchicum autumnale) und wirkt als Zellgift, indem es die Zellteilung (Mitose) hemmt. Es wurde früher vor allem zur Therapie des akuten Gichtanfalls genutzt. Colchicin wird nach oraler Gabe gut resorbiert. Die Elimination erfolgt über Niere und Galle. Bei Verabreichung ist die Höchstdosis auf keinen Fall zu überschreiten, da es sonst zu schweren Vergiftungserscheinungen kommt. Dabei kommt es zu folgenden unerwünschten Nebenwirkungen: Übelkeit und Erbrechen, Durchfälle (Diarrhoe), Brennen und andere Missempfindungen der Haut, Leberfunktionsstörungen, Nierenfunktionsstörungen, Haarausfall und Blutbildveränderungen mit Abfall der weißen Blutkörperchen. Aufgrund der niedrigen Zahl an weißen, der Infektabwehr dienenden Blutzellen (= Leukopenie) bestünde bei dem Patienten von Dr. House eine erhöhte Infektionsgefahr. Daher wäre im wahren Leben eine Schutzisolierung (= »reverse Isolierung«) des Betroffenen zwingend erforderlich gewesen, um ihn so vor Infektionen zu schützen.

Hier gefällt mir persönlich der US-amerikanische Originaltitel »Ockham's razor« besser als der deutsche Titel »Das Ende danach«. Ockhams Rasiermesser ist ein wissenschaftstheoretischer Ansatz, der besagt, dass man mit möglichst wenigen Hypothesen versuchen soll, einen Tatbestand zu klären. In dieser Episode wäre dies durch die in der Apotheke erfolgte Medikamentenverwechslung von harmlosen Hustentabletten mit dem Zellgift Colchicin alles wunderbar erklärbar (aber Gott sei Dank kommt das nun auch wiederum nicht ganz so häufig vor).

Enterovirus (Staffel 1, Episode 4; »Nichts hilft«)

Diese Episode ist voller Spannung und es ist geradezu genial, was die Autoren alles an grundlegenden ethischen Problemen hier mitverpackt haben. Dr. House kommt zu diesem Fall nur, weil er im Arztzimmer des Kreissaales Milch schnorrt. So erfährt er dort zufällig von mehreren kranken Babys auf der Neugeborenen-Station. Er vermutet sofort eine Epidemie, da die Babys Fieber haben und sich deren Zustand allesamt rasch verschlechtert. Da zunächst ein bakterieller Infekt vermutet wird, behandelt das plötzlich zu Kinderärzten für Neugeborene mutierte Team von Dr. House mit Antibiotika auf tatsächlich gefährliche, krankenhaustypische Keime, wie stäbchenförmige Bakterien (= Pseudomonaden) oder MRSA (Multi-resistenter Staphylococcus Aureus [multiresistentes Bakterium]). Um herauszufinden, welches Medikament lebensrettend ist, entschließt sich Dr. House zu einem ethisch äußerst problematischen Vorgehen: Er entscheidet per Münzwurf, welches Baby welches Medikament erhält. Ein Neugeborenes stirbt trotz Therapie, was House zum Anlass nimmt, alle anderen Babys fortan mit dem alternativen Therapeutikum zu behandeln. Zudem obduziert Dr. House das verstorbene Baby und entdeckt hierbei als Todesursache eine akute Herzmuskelentzündung (= Myokarditis) auf dem Boden eines Virusinfektes. In der Tat wird hier ein Dilemma evident – der Wissenszugewinn durch heuristische »Trial and

Error«-Ansätze in der Medizin und die »Kadaverweisheit«, bei welcher »der Tod das Lebende lehrt«. Aber auch das Problem, welches Dr. Cameron mit dem Übermitteln schlechter Nachrichten hat, wird hier sehr elegant thematisiert. Hierüber könnte man abendfüllende Ethik-Seminare abhalten. Durch die Obduktion ist jetzt die Diagnose zumindest klar, und letztendlich stellt sich heraus, dass es sich hier um einen schweren viralen Infekt mit Enteroviren, genauer gesagt um einen ECHO-Virus-11-Infekt handelt. Der bei Dr. House beschriebene ECHO-Virus Typ 11 existiert tatsächlich, verursacht allerdings eher eine Hirnhautentzündung (= aseptische Meningitis), eine aufsteigende Lähmung (= Guillain-Barré-Syndrom), einen Hautausschlag (= Exanthem), einen Infekt der oberen Luftwege und eine Bindehautentzündung (= Konjunktivitis). Aber das sind medizinische Spitzfindigkeiten, die die Brillanz dieser Folge in keiner Weise beeinträchtigen können. Die bei Dr. House zu Recht so gefürchtete und tödlich endende virusbedingte Herzmuskelentzündung findet sich häufiger bei anderen Subtypen des benannten ECHO-Virus Typ 11, nämlich bei dem ECHO-Virus der Typen 1, 6, 9 und 19. Vor allem bei Neugeborenen ist die akute Myokarditis sehr gefürchtet, zumal der Infekt auch als »Kleinraumepidemie in kinderbetreuenden Einrichtungen« auftreten kann. In dieser sehr interessanten Folge gibt es einen nicht gerade sehr netten, so doch gelegentlich durchaus zutreffenden Spruch, den Dr. House einer Patientin sagt, die etwas nervig fragt, wie sie sich bei ihm bedanken könne: »Manchmal ist das beste Geschenk, jemanden nie wieder zu sehen.«

Allergie gegen Kupfer
(Staffel 1, Episode 5; »Nur die Braut Christi?«)

In dieser Episode kommt eine Nonne ausgerechnet zu Dr. House, als bekennendem Atheisten. Neu ist, dass wir hier aber auch erfahren, dass Dr. Cameron ebenfalls nicht an Gott glaubt und dass Dr. Chase früher einmal im Priesterseminar war, die dortigen Prüfungen allerdings nicht bestanden hat und warum auch immer nunmehr Nonnen hasst. Die Nonne kommt anfänglich eigentlich nur wegen eines lästigen Hautausschlags, wobei gleich zu Anfang der Verdacht auf eine Allergie gestellt wird. Wie aber auch im wahren Leben, ist es auch bei Dr. House sehr schwer herauszufinden, auf was die Nonne tatsächlich allergisch ist. Da eine Therapie aber nur dann erfolgreich sein kann, wenn das auslösende Allergen identifiziert und eliminiert werden kann, wird hier eine Menge Zeit und Hirnschmalz investiert, um auf den Auslöser zu kommen.

Wen wundert es, dass die Nonne kurz nachdem sie von Dr. House ein Antihistaminikum bekommen hat, gleich eine lebensbedrohliche allergische Reaktion entwickelt, die Dr. House gleich mit einer intramuskulären (anstelle einer intravenösen) Spritze 0.1 ml Epinephrin (Noradrenalin) behandelt. Jetzt wird es aber noch dramatischer, da die arme Nonne daraufhin auch gleich noch Kammerflimmern entwickelt und reanimiert werden muss. Jetzt stellt sich korrekterweise die Frage, ob Dr. House das Epinephrin nicht überdosiert und so erst das Kammerflimmern ausgelöst hat. Dies ist in der Tat denkbar, aber doch wohl nicht bei Dr. House. Der findet heraus, dass die Nonne literweise Braunwurzel-Tee (= Scrophularia nodosa) trinkt, eine Pflanze, die bereits seit der Antike als Heilpflanze bekannt ist und zu Herzproblemen führen kann, insbesondere mit Epinephrin, so dass House dank dieser ungewöhnlichen Lebensweise der Patientin voll rehabilitiert wird.

Bei der Suche nach dem Allergen findet sich bei der Nonne eine zur Empfängnisverhütung vorgesehene Kupfer-Spirale, aus früheren Tagen, als sie dem weltlichen Leben noch nicht so abgeneigt war. Zudem finden sich in der Klosterküche – in einer Sequenz dieser Episode auch sehr anschaulich dargestellt – massenhaft Kupferkessel in der Küche, was letztendlich eine gute Erklärung für die Beschwerden ist. Nach Entfernung der Spirale und Meidung der Kupferexposition sollte die Nonne dann auch wieder geheilt sein.

Morbus Wilson (Staffel 1, Episode 6; »Schizophren?«)

In dieser Episode beschäftigt sich Dr. House mit einer 38-jährigen Patientin mit Lungenembolie bei tiefer Beinvenenthrombose. Es handelt sich dabei um eine angeblich schizophrene Patientin, die von ihrem 15-jährigen Sohn betreut wird. Interessanterweise trat die fragliche Schizophrenie erst im Alter von 36 Jahren auf, was für eine Schizophrenie in der Tat recht spät wäre. Es kommt während dem stationären Aufenthalt zur Blutung im Magen-Darm-Bereich bei gestörter Blutgerinnung, wobei House anfangs eine Hausdurchsuchung anordnet und erst später die Notwendigkeit eines Ultraschalls erkennt, bei dem eine Leberzirrhose und ein Lebertumor gesehen wird. House vermutet zunächst einen Vitamin-K-Mangel, eine solch stupide Differentialdiagnose, die jeder Student im Praktischen Jahr gleich im Gerinnungslabor beim Aufnahmelabor anhand des niedrigen Quick-Wertes hätte stellen können. Dass die Patientin allerdings eine tiefe Beinvenenthrombose mit Lungenembolie hatte, spricht gegen diese Verdachtsdiagnose, auch wenn Dr. Wilson die vollkommen irrsinnige Behauptung aufstellt, dass der Vitamin-K-Mangel zur Thrombose geführt habe. Im Gegenteil, die Thrombose würde man normalerweise mit einer Blutverdünnung mit einem Vitamin-K-Antagonisten wie zum Beispiel Phenprocoumon (= Marcumar) behandeln. Die im Ultraschall gesicherte Leberzirrhose wird – wie so oft im wahren Leben auch – primär auf Alkoholismus zurückgeführt. Dies ist in der Tat eine der häufigsten Ursachen für eine Leberzirrhose, aber bei Weitem nicht die einzige. Da letztendlich Dr. House an der Diagnose der Schizophrenie zweifelt, wird nochmals der Symptomenkomplex Leberzirrhose und Psychose debattiert, und – siehe da – man kommt auf die Möglichkeit eines Morbus Wilson (eine Diagnose, die Ihnen bereits ins Auge springt, wenn Sie die Symptome Leberzirrhose und Psychose in Google eingeben). Morbus Wilson ist dabei eine seltene, autosomal-rezessive Erkrankung. Die Häufigkeit wird mit 1:30 000 bis 1:300 000 angegeben. Die Ursache des Morbus Wilson ist eine Mutation des ATP7B Gens, dem sogenannten »Wilson-Gen«, auf Chromosom 13. Durch diesen Defekt kommt es zur Kupferansammlung in der Leber, dem Auge, dem Zentralnervensystem und anderen Organen. Das führende neurologische Symptom bei Morbus Wilson ist eine motorische Störung, die als »flapping tremor« in Erscheinung tritt. Dieser »flapping tremor« führt zu parkinsonähnlichen, unwillkürlichen ruckartigen Zuckungen oder Zittern der Extremitäten. Patienten mit Morbus Wilson haben häufig auch Depressionen und psychotische Störungen. Die Diagnose eines Morbus Wilson ist nicht immer einfach zu stellen. Im Grunde genommen sollte man – vor allem bei Jugendlichen – bei unklaren Leberwerterhöhungen und nicht eindeutig erklärbaren neurologischen Symptomen immer auch daran denken, einen Morbus Wilson auszuschließen. Vor allem bei Patienten, die bereits neurologische Auffälligkeiten entwickelt haben, findet der Augenarzt bei der Untersuchung mit der Spaltlampe einen sogenannten »Kayser-Fleischer-Ring«, ein Befund, auf den auch das Team von Dr. House zu Recht hinweist. Insgesamt ist dies eine sehr gelungene Episode, auch wenn einiges an medizinischem »Halb- bzw. Falschwissen« vorgetragen wurde, dies aber auf hohem Niveau.

Afrikanische Trypanosomiasis
(Staffel 1, Episode 7; »Fremd – und nicht gut gegangen«)

In dieser Episode wird eine junge Frau von ihrem Ehemann ins PPTH eingeliefert, da sie immer wieder in einen komatösen Schlafzustand fällt. Alle denkbaren Gründe für diesen Zustand werden abgearbeitet und es gibt keine wirklich gute Erklärung. Da die Patientin noch nie in afrikanischen Ländern war, wird die »afrikanische Schlafkrankheit« zunächst ausgeschlossen. Da sich Dr. House aber an einen publizierten Artikel erinnert (tatsächlich publiziert im Jahre 2004 im *Lancet* unter dem Titel: Rocha G, Martins A, Gama G, Brandão F, Atouguia J.: »Possible cases of sexual and congenital transmission of sleeping sickness«. *Lancet*. 2004 Jan 17;363 (9404): 247), der auf einen (nicht im Lehrbuch zu findenden) sexuellen Übertragungsweg der Schlafkrankheit hinweist, nimmt der Fall eine dramatische Wendung. Foreman meint zwar, dass man dann schon Sex mit einer Tsetse-Fliege haben müsste, dennoch besteht House darauf, diese (recht ungewöhnliche, aber eben nicht undenkbare) Konstellation abzuklären. Auf diese Weise kommt am Schluss eine außereheliche Affäre der Ehefrau mit dem besten Freund des Mannes raus, woraufhin der enttäuschte Ehemann seine am Ende des Films geheilte Frau verlässt.

Die afrikanische Schlafkrankheit (oder auch afrikanische Trypanosomiasis) ist eigentlich eine reine Tropenerkrankung, die durch Parasiten (Trypanosomen) ausgelöst wird. Die Schlafkrankheit wird üblicherweise durch die Tsetse-Fliege auf den Menschen übertragen und verläuft in drei Stadien. Im ersten Stadium (wenigen Wochen nach Ansteckung = hämolymphatisches Stadium) zeigt sich eine teigige, entzündliche Schwellung an der Einstichstelle, dessen Zentrum sich dunkel verfärbt und als Trypanosomenschanker, so genannter Eschar, bezeichnet wird. Es kommt zum Schüttelfrost und Fieber sowie Ödemen, Hautausschlag und Juckreiz. Im zweiten Stadium (nach einigen Monaten) kommt es zum Auftreten von neurologischen Symptomen wie Verwirrtheit, Koordinations- und Schlafstörungen sowie Krampfanfällen. Im dritten Stadium werden die Patienten zunehmend schläfrig und verfallen in einen komatösen Dämmerzustand.

Die Therapie der afrikanischen Schlafkrankheit wird stadienabhängig durchgeführt. Im Stadium I wird mit Suramin oder Pentamidin behandelt, wobei diese Medikamente jedoch nicht die Blut/Hirn-Schranke überwinden. Daher muss bei dem Stadium II und III mit den neurotoxischen Medikamenten Melarsoprol oder Eflornithin behandelt werden. Bei »Dr. House« wurde Melarsoprol eingesetzt. Leider Gottes ist die Therapie tatsächlich nebenwirkungsreich und recht gefährlich. Die Therapie kann – wie bei »Dr. House« ungewöhnlich offen dem Ehemann gegenüber klargemacht wurde – mit einer Sterblichkeit von bis zu 10 Prozent einhergehen!! Insofern ist eine korrekte Aufklärung schon rein juristisch zwingend erforderlich (nur seit wann kümmert das Dr. House?), wobei man sich wundert, warum er so sehr auf dem sexuellen Übertragungsweg im Rahmen einer außerehelichen Affäre der Patientin beharrt. Der ansonsten so ideenreiche Dr. House hätte sicherlich auch eine am Flughafen von New Jersey frisch eingeflogene Tsetse-Fliege als Überträgerin ausmachen können – who cares!? So rettet die Aufklärung des Ehemannes über den Seitensprung der Ehefrau zwar deren Leben (da er nur so die Zustimmung zu der risikoreichen Therapie gibt), ruiniert aber andererseits die Beziehung der bislang glücklichen Eheleute. Auch diese Entscheidung von Dr. House, den Ehemann über den denkbaren Infektionsweg aufzuklären, könnte Thema für ein stundenlanges Ethik-Seminar werden.

Diese Episode ist zum Teil extrem gut recherchiert, und auch die zur Differentialdiagnose der krankhaften Schläfrigkeit durchdiskutierten Diagnosen hätten zwar durchaus passen können, wurden aber auch adäquat ausgeschlossen.

Pestizid-Vergiftung (Staffel 1; Episode 8; »Geiz ist Gift«)

In dieser Episode kollabiert ein Schüler während einer Mathematikarbeit in der Schule. Er ist dabei schweißig, desorientiert, hat Krampfanfälle, einen sehr langsamen Herzschlag und einen vermehrten Speichelfluss. Der Schüler kommt mit unklaren Vergiftungssymptomen ins PPTH. Dr. House und sein Team denken zunächst an das Naheliegendste bei US-amerikanischen Jugendlichen, nämlich an Drogen. Da allerdings alle Screening Tests auf Drogen negativ sind, passt diese Überlegung nicht, zumal keine Droge solch einen Symptomenkomplex auslösen würde. Daher wird sinnvollerweise als Nächstes an eine Vergiftung durch Pestizide gedacht. In der Tat findet das Team von Dr. House auch Disulfoton im Haus des Schülers. Disulfoton ist in der Tat ein Insektizid und gehört zur Klasse der toxischen Dithiophosphorsäureester. Durch Pestizide kommt es zu vermehrtem Tränen- und Speichelfluss. Durch vermehrte Sekretion der Bronchialflüssigkeit kann es sogar zum Lungenödem kommen. Ein Spasmus der Bronchien kann die Luftnot verschlimmern. Auch im Magen-Darm-Trakt kommt es zur vermehrten Sekretion und zur Steigerung der Perestaltik. In der Folge können Koliken, Übelkeit, Durchfälle und Erbrechen auftreten. Am Auge ist eine Engstellung der Pupille (Miosis) erkennbar. Es kommt zudem zu starken Muskelzuckungen bis hin zu Krämpfen. Zudem kommt es zu einer Erniedrigung der Herzfrequenz, bis hin zu schweren Rhythmusstörungen bis hin zum Herzstillstand. Daher kann neben der Gabe von Atropin auch die Anlage eines Schrittmachers erforderlich werden. Allerdings weiß die Mutter des Patienten definitiv, dass ihr Sohn mit diesem Gift nicht in Kontakt gekommen ist, weswegen diese Überlegung hinterfragt werden muss. Zwischendurch kommt es zu einer weiteren Verschlechterung des Zustandes mit Zunahme der Bradykardie (langsamem Herzschlag), weswegen zunächst ein externer Herzschrittmacher und später dann ein über die Vene ins Herz vorgelegter Herzschrittmacher notwendig werden. Beides, sowohl der externe Schrittmacher als auch der über die Vene vorgebrachte Schrittmacher, wird regelrecht angelegt und das gezeigte Vorgehen macht durchaus Sinn. Allerdings zeigen die Macher dieser Episode ein Null-Linien-EKG und haben dabei vollkommen vergessen, die Blutdruck-Registrierung und Sauerstoffsättigung zu entfernen. Durch diese Unachtsamkeit am Set sieht man dann in dieser Episode eine EKG-Null-Linie bei fehlender Herzaktivität, dennoch wird ein normaler Blutdruck mit ungestörter Blutdruckamplitude gezeigt. Zudem wird beim Legen des transvenösen Herzschrittmachers eine Röntgendurchleuchtung mit Darstellung der Herzkranzgefäße (= Koronarangiographie) gezeigt, was völlig daneben ist und einer gänzlich anderen Herzuntersuchung als der Anlage eines Herzschrittmachers entspricht. Aber immerhin hat diese Röntgenaufnahme wenigstens mit dem Herz etwas zu tun. Nachdem der Schrittmacher gelegt wurde, erkennt man im EKG keinerlei Schrittmacheraktionen, sondern sieht ein völlig normales EKG ohne die typischen Schrittmacher-Spikes. Aber dies sind wiederum medizinische Spitzfindigkeiten, die nicht wirklich für die Geschichte von Bedeutung sind. Erst nachdem ein weiterer Junge mit identischen Symptomen ins PPTH aufgenommen wird, kommt Licht ins Dunkel. Beide Jungs besuchen die gleiche Schule und beide tragen neue Jeans, die bislang noch nie gewaschen wurden. Der bereits zuvor geäußerte Verdacht auf eine Organophosphat-Vergiftung bzw. Pestizid-Vergiftung wird durch die Analyse der Hosen erhärtet und die entsprechende Therapie wird begonnen. Letztendlich stellt sich heraus, dass die – offenkundig gestohlenen – Jeans auf einem LKW gelagert wurden, mit dem zeitgleich Pestizide transportiert wurden. Zwischendurch wird aufgrund eines aufgewölbten Dosendeckels von Tomatensauce der Verdacht auf eine spezielle Form der Lebensmittelvergiftung (= Botulismus) geäußert. Da es bei dieser Form der Lebensmittelvergiftung jedoch zu einer vom Kopf zu den unteren Extremitäten hin absteigenden Lähmung und weniger zu Krämpfen kommt, führt Dr. House einen heroischen Selbstversuch durch und probiert von der Tomatensauce. Dies ist insofern idiotisch, als da bereits solch geringe Mengen wie 1 ng/kg KG des Botulismus-Toxins für einen Menschen tödlich sein können. Andererseits beginnt ein nahrungsmittelbedingter Botulismus typischerweise mit gastrointestinalen Symptomen wie Übelkeit, Erbrechen, Bauchkrämpfen und Durchfällen, gefolgt von Doppelbildern und Mundtrockenheit – alles Symptome, die bei dem Jungen zu Beginn nicht auftraten, sondern vermehrter Speichelfluss, langsamer Herzschlag und Krampfanfälle. Sie lassen einen Botulismus in der Tat eher unwahrscheinlich erscheinen.

Medizinisch ist dies eine spannende und gut recherchierte Episode. Auch die Tatsache, dass die beiden Jungs gestohlene Blue Jeans trugen, die mit einem Pestizid in Kontakt kamen, macht durchaus Sinn. Da die Pestizide üblicherweise mit einem blauen Farbstoff eingefärbt werden, um so eine akzidentelle Kontamination zu vermeiden, fällt eine Exposition von blauen Jeans mit einem Pestizid kaum auf. Die kleineren Fehler bei der EKG-Analytik sind vernachlässigbar.

Arteriovenöse Fehlbildung
(Staffel 1, Episode 9; »Leben wider Willen«)

In dieser Episode trifft Dr. House auf den seit zwei Jahren an den Beinen gelähmten Jazztrompeter Giles, der mit einer schweren Pneumonie im Princeton-Plainsboro Teaching Hospital notfallmäßig aufgenommen wurde. Der Patient wird normalerweise von Dr. Hamilton, einem Promiarzt in Los Angeles, bei dem früher Foreman zur Ausbildung war, behandelt. Dr. Hamilton hat als Ursache für die seit zwei Jahren bestehende Beinlähmung eine sogenannte »Amyotrophe Lateral Sklerose« (ALS = Lou-Gehrig-Syndrom oder auch Charcot-Krankheit) diagnostiziert. Bei der ALS kommt es zur irreversiblen Schädigung der Nervenzellen, die für die Muskelaktivierung zuständig sind. ALS führt zu Sprech- und Schluckstörungen, sowie zu Störungen der Arm- und Handmuskulatur und zu Gangstörungen. Die mittlere Überlebenszeit liegt bei weniger als fünf Jahren und Lungenentzündungen sind aufgrund der zunehmenden Schluckstörungen häufig. Zusammen mit der Schwächung der Atemmuskulatur führen diese häufig zum Tode. Als Ursache für die ALS wurde vor kurzem eine Mutation im Gen UBQLN2 identifiziert, welches für die Synthese eines speziellen Proteins, dem Ubiquilin-2, zuständig ist. Ein Defekt dieses Proteins führt zu einem kontinuierlichen Untergang der Nervenzellen mit den daraus resultierenden Lähmungserscheinungen.[52] Da es sich bei der ALS um eine fortschreitende, nicht-behandelbare und tödlich verlaufende Erkrankung handelt, gibt der Patient eine Patientenverfügung ab. Er lehnt mit dieser Verfügung in vollem Bewusstsein Wiederbelebungsmaßnahmen und künstliche Lebensverlängerungen (wie Intubation und Beatmung) ab. Dankenswerterweise hat sich in Deutschland eine fraktionsübergreifende Initiative mit dem Thema der Patientenverfügung beschäftigt, die seit September 2009 gesetzlich verankert ist. Das Bundesministerium für Justiz formuliert den Sinn einer Patientenverfügung wie folgt: »In der Patientenverfügung kann man vorab über das Ob und Wie medizinischer Maßnahmen entscheiden. Wer nicht möchte, dass andere über die medizinische Behandlung entscheiden, wenn man selbst dazu nicht mehr in der Lage ist, kann durch Patientenverfügung festlegen, ob bei konkret beschriebenen Krankheitszu-

---

[52] Han-Xiang Deng, et al.: »Mutations in UBQLN2 cause dominant X-linked juvenile and adult-onset ALS and ALS/dementia«. *Nature* (2011) doi:10.1038/nature10353

ständen bestimmte medizinische Maßnahmen gewünscht oder nicht gewünscht sind.«[53]

Wen wundert's, dass der Patient kurz nach Abgabe seiner Patientenverfügung auch gleich in eine solch missliche Situation gerät, dass diese Verfügung zu einem ernsten Problem wird. Denn unmittelbar nach einer intravenösen Injektion von Immunglobulin G kommt es zu einer dramatischen Verschlechterung der Lungenfunktion, wobei eine akute Lebensbedrohung nur durch eine (vorübergehende) maschinelle Beatmung abgewehrt werden kann. Dr. Foreman lehnt dies unter Hinweis auf den erklärten Patientenwillen ab, mit dem sich der Patient dezidiert gegen eine maschinelle Beatmung äußerte. Der Einzige im Team, dem diese Vorgabe völlig egal zu sein scheint, ist – wer denn auch sonst – Dr. House, der nunmehr den Musiker auf eigene Faust und gegen dessen mutmaßlichen Willen intubiert und an ein Beatmungsgerät anschließt. Hierdurch gewinnt House Zeit, zum einen, um die Pneumonie besser zu behandeln (die bei ALS üblicherweise zum Tode führt), zum anderen, um das durch die intravenöse Immunglobulin G-Gabe (die in der Serie korrekt mit 1 Gramm pro kg Körpergewicht angegeben wurde) bedingte akute Lungenversagen zu behandeln (sei es nun durch eine allergische Reaktion auf Fremdeiweiße, durch eine Überwässerung oder was auch immer). In der Tat ist solch eine Akutsituation der Horror für jeden Akutmediziner, gerade bei einem Todkranken und dann auch noch nach kurz zuvor ausgefüllter Patientenverfügung. Zum einen besteht die hohe Wahrscheinlichkeit, dass sich der Zustand des Patienten in kurzer Zeit stabilisieren lässt und somit die Verfügung im Interesse des Patienten nicht im blinden Gehorsam 1 zu 1 umgesetzt werden sollte. Zum anderen besteht dennoch eine rechtsverbindliche Verfügung, die zu verletzen weitreichende rechtliche Konsequenzen nach sich ziehen kann, wie dies

---

[53] http://www.bmj.de/DE/Buerger/gesellschaft/Patientenverfuegung/_doc/Patientenverfuegung_doc.html

auch bei House der Fall ist. Insofern ist diese Sequenz ein Lehrstück für die Problematik im Umgang mit Patientenverfügungen, und auch diese Episode gibt Stoff für mehrstündige Ethik-Seminare. Immerhin erfahren wir so, dass Dr. Cuddy ein Sonderbudget für Anwaltskosten alleine für Dr. House in Höhe von 50 000 US-Dollar vorhält. Ein Teil dieses Budgets wird auch in dieser Episode genutzt, da die Angehörigen des Patienten Dr. House wegen Missachtung des Patientenwillens vor Gericht zitieren (siehe unten). Zu allem Überfluss erleidet der arme Patient nach der Intubation auch noch einen Schlaganfall, wobei die blutverdünnende Therapie mit Heparin als nebenwirkungsreiche Maßnahme thematisiert und diskutiert wird, wobei auch gleich auf das Problem einer Lungenblutung aufgrund der durch die Entzündung vorgeschädigten Lunge hingewiesen wird. Klinisch ist dies ziemlicher Quatsch, zumal dann im Anschluss gleich eine vergleichsweise risikoreiche Entfernung eines Blutgerinnsels aus den Hirngefäßen (Embolektomie, die ohnehin viel zu spät kommt und im Anschluss ebenfalls einer Blutverdünnung bedarf) ohne größere Hinweise auf Komplikationen vorgeschlagen und dann auch gleich von Drs. Chase und Cameron durchgeführt wird. Dabei macht eine Embolektomie nur in den ersten Stunden nach einem Schlaganfall Sinn, bei einem lange zurückliegenden Schlaganfall ist das Hirngewebe bereits unwiederbringlich geschädigt, so dass hier dieser Eingriff keinen Nutzen bringt. Zudem ist die Gerinnselentfernung aus den Hirnarterien in der technischen Durchführung recht komplex und wird nicht von Amateuren, sondern nur von erfahrenen Neuroradiologen durchgeführt. Am Schluss wird eine Fehlbildung im Bereich der Wirbelsäule gefunden, was zumindest die Lähmung der Beine gut erklärt, so dass der Patient das PPTH geheilt verlassen kann. Zum Abschied bedankt sich der Musiker bei Dr. House für dessen »Besessenheit«, die ihm – trotz seiner anderslautenden Patientenverfügung – das Leben gerettet hat. Letztendlich meint er damit den, wie Dr. Wilson es in dieser Episode nennt, »Zauberwürfelkomplex« von House, sein fast krankhaftes Bestreben, das Puzzle lösen zu wollen, koste es, was es wolle. Dr. Wilson setzt dies bewusst gegen den unter Medizinern weitaus häufiger zu findenden »Messias Komplex«, bei dem die Betroffenen in aller Regel die Welt retten wollen.

Medizinisch ist diese Episode teilweise recht gut gemacht, an einzelnen Stellen jedoch auch ziemlicher Klamauk. Es ist natürlich nicht nachvollziehbar, dass eine arteriovenöse Fehlbildung im Rückenmark, die seit 2 Jahren zur Lähmung der Beine führt, mal nicht zu sehen ist und dann plötzlich wie hingezaubert in Erscheinung tritt. Diese Malformation hätten die Kollegen bereits bei allen vorangehenden MRT-Untersuchungen sehen müssen, wobei allerdings zum Teil tatsächlich Spezialuntersuchungen notwendig sind. Wie komplex die Diagnose solch einer Erkrankung sein kann, wird auch sehr anschaulich in der Serie »Abenteuer Diagnose« vom NDR am Beispiel eines tatsächlichen Patienten gezeigt.[54]

Die Tatsache, dass Dr. House den Patienten gegen dessen dezidierten Willen an ein Beatmungsgerät angeschlossen hat, wird letztendlich Gegenstand einer Gerichtsverhandlung. Dabei bezweifelt Dr. House die Geschäftsfähigkeit seines Patienten, der angeblich an einer Hormonstörung (Hypothyreose; Schilddrüsenunterfunktion) leidet. Der Hinweis, dass Patienten mit einer Schilddrüsenunterfunktion (Hypothyreose) tatsächlich eine Depression entwickeln können, ist von großer klinischer Relevanz – insbesondere auch gerade bei älteren Patienten. In der Tat sollte bei jedem Patienten mit einer Depression eine Hypothyreose als denkbare Ursache ausgeschlossen werden. (Die allenfalls marginale Schilddrüsenunterfunktion, die davon abgesehen auch ein »low-T3-Syndrom« im Rahmen der schweren Lungenentzündung hätte

---

54 http://www.ndr.de/fernsehen/sendungen/visite/media/visite6685.html

sein können, rechtfertigt die Infragestellung der Zurechnungsfähigkeit des Patienten natürlich in keiner Weise.) Der Beatmungstubus, der recht dramatisch in Erfüllung des Patientenwillens von dem Promiarzt Dr. Hamilton entfernt wird, ist nur ein viel zu kurzes, nicht-blockierbares, abgeschnittenes Original-Tubus-Stück, offensichtlich wollte man am Set dem Darsteller ein allzu großes Rumgewürge ersparen.

Tuberkulose und Tollwut (Staffel 1, Episode 10; »Letzte Suche«)

In dieser Episode wird eine obdachlose Diabetikerin mit einer sich selbst beigefügten Unterzuckerung (durch Überdosis Insulin) primär Dr. Wilson zugewiesen. Dieser holt sich bei Dr. House und seinem Team Unterstützung, die erschwert wird durch die fehlenden Krankenunterlagen und Anamnesemöglichkeiten bei der verwahrlosten Patientin. Letztendlich wird bei der Patientin nach langem Hin und Her neben der Diagnose einer Tuberkulose auch die Diagnose Tollwut (= Rabies) gestellt. Tollwut wird durch Rabies-Viren ausgelöst und führt nach Exposition innerhalb von 2 Wochen bis 2 Monaten unweigerlich zum Tode durch eine schwere Enzephalitis (Gehirnentzündung). Die Übertragung erfolgte in Deutschland vor allem durch den Fuchs, wobei durch entsprechende Maßnahmen wie Auslegung von Impfködern die klassische, sogenannte terrestrische Tollwut in Deutschland seit 2008 nach den Kriterien der Weltorganisation für Tiergesundheit (OIE) als ausgerottet betrachtet werden kann.[55]

Durch illegale Tiertransporte und den vermehrten Ferntourismus wird bei fehlendem Impfschutz die Tollwut durchaus zu einem vorstellbaren Problem – auch in den westlichen In-

---

55 http://www.focus.de/gesundheit/gesundleben/vorsorge/news/infektionsgefahr-tollwut-in-deutschland-ausgerottet_aid_323135.html

dustrienationen. So verstarb in Mainz im Dezember 2004 eine junge Frau unerkannterweise an Tollwut. Sie hatte bei einem Indien-Urlaub im Oktober 2004 einen Hundebiss erlitten. In der Folge wurden die Organe dieser jungen Frau mehreren Personen transplantiert, von denen 3 verstarben, davon ein Patient in unserer Klinik. Aber auch so stellt die Tollwut ein gesundheitliches Problem dar. Immerhin sterben bis zu 70 000 Menschen weltweit an der Tollwut, die in Ländern wie Indien vor allem durch streunende Hunde übertragen wird. Zudem ist die sogenannte »Fledermaus-Tollwut«, die durch die »Europäischen Fledermaus-Lyssaviren (EBLV) 1 und 2« ausgelöst wird, in Deutschland, wenngleich auch selten, doch präsent. So erkrankten an der »Fledermaus-Tollwut« in 2008 und 2009 in Deutschland 15 Personen. In den USA verstarben in den letzten Jahren ein bis zwei Menschen pro Jahr an den Folgen der überwiegend von Fledermaus-Bissen übertragenen Tollwut – ein Übertragungsweg, auf den die House-Episode ebenfalls sehr anschaulich eingeht. Die klinischen Beschwerden sind in dieser Geschichte sehr schön – fast lehrbuchmäßig – wiedergegeben. So werden die Lichtempfindlichkeit, die Furcht vor Wasser (Hydrophobie), zunehmende Wesensveränderungen mit Aggressivität und Beißneigung (was zur Verletzung von Dr. Foreman führte), vermehrte Verwirrtheit und Guillain-Barré-Syndrom[56] ähnliche, Hautsegmenten zuzuordnende Taubheitsgefühle sehr anschaulich geschildert. Die klinische Symptomatik der Tollwut lässt sich in drei Stadien einteilen: 1. Prodromalstadium (uncharakteristische Beschwerden, zum Beispiel Kopfschmerzen und Appetitlosigkeit, gelegentlich Fieber, Brennen, Jucken und vermehrte Schmerzempfindlichkeit im Bereich der Bisswunde); 2. akute neurologische Phase (enzephalitische Form: zerebrale Funktionsausfälle, ausgeprägte Scheu vor Wasser, Krämpfe

---

56 Beim Guillain-Barré-Syndrom kommt es zu entzündlichen Veränderungen des peripheren Nervensystems.

der Schlundmuskulatur, Angst vor dem Trinken, Speichel fließt aus dem Mund. Unruhe und Krämpfe, aggressive und depressive Verstimmung. Bei der paralytischen Form: zunehmend Lähmungen, vor allem der Hirnnerven, schwer gegenüber dem Guillin-Barré-Syndrom abzugrenzen); 3. Koma (Tod unter den Zeichen der Atemlähmung). Zwischen dem Auftreten der ersten Symptome und dem Tod liegen bei unbehandelten Patienten maximal 7 Tage.[57]

Da Foreman gebissen wurde, muss er sich in der Tat gegen Tollwut impfen lassen. Die alten Impfstoffe wurden dabei wie bei Dr. House noch gezeigt (oder vielleicht auch um Dr. Foreman mehr zu quälen) im Bereich des Bauchnabels (periumbilical) gesetzt. Die modernen, besser verträglichen Tollwut-Impfstoffe werden dagegen in den Oberarm appliziert. Allerdings muss kritisch festgestellt werden, dass im wahren Leben die Impfung für Dr. Foreman leider viel zu spät käme und – um mit Foremans eigenen Worten zu sprechen – die einzige Therapie das Bestellen eines Pinien-Sarges wäre. Immerhin hat Dr. Foreman bereits eine periphere Neuropathie mit Verlust der Sensibilität in der Hand entwickelt, wie Dr. House durch Punktion mit einer versifften Kanüle nachhaltig beweist. Somit wäre innerhalb weniger Tage mit dem Tod von Dr. Foreman zu rechnen, was für die Serie allerdings ein zu großer Verlust wäre, so dass die (leider viel zu späte erfolgte) aktive und passive Impfung wenig realitätsnah erfolgreich ist.

Zwischenzeitlich denkt das Team von Dr. House auch an einen Eierstockkrebs (= Ovarialkarzinom), wobei darauf hingewiesen wird, dass der im Labor gemessene Tumor-Marker CA-125 normal und daher ein Ovarialkarzinom ausgeschlossen sei. Dem ist im wahren Leben leider nicht so, zwar sind beim Ovarialkarzinom Labormarker wie CA-125 und CA 19-9 häufig erhöht, viel wichtiger ist beim Verdacht auf Ovarialkar-

---

[57] Robert Koch Institut: http://www.rki.de/cln_169/ nn_504562/DE/Content/Infekt/EpidBull/Merkblaetter/Ratgeber__Mbl__Tollwut.html#doc208192bodyText7

zinom jedoch der gynäkologische Ultraschall bzw. ein CT oder ein MRT. Hier führt Dr. Chase dann auch eine Ultraschalluntersuchung des Abdomens durch, wobei er eine große solitäre Zyste darstellt (am ehesten eine kortikale Nierenzyste links, die ich auf 5x5 cm geschätzt hätte), die er als Tumor fehldiagnostiziert. Der hinzugezogene Dr. Wilson interpretiert diese sehr schön herausgearbeitete Zyste wortreich als »solides, nichtzystisches Geschwulst am linken Ovar von 3x3 cm mit zentraler Nekrose«. Somit wird hier aus einer eher gutartigen Zyste ein bösartiger Tumor – wenngleich recht anschaulich und in einer anderen Konstellation auch vorstellbar beschrieben.

Da bei Obdachlosen die Tuberkulose auch gerade in den USA immer mehr ein Gesundheitsproblem darstellt, denkt House völlig zu Recht an Tuberkulose und ein abdominelles Tuberkulom. Er empfiehlt daher – vor Erhalt der TBC-positiven Biopsie-Ergebnisse – eine Therapie mit INH, Rifampicin und Streptomycin. Die Medikamente sind durchaus korrekt angegeben und stellen die Standardtherapie der TBC dar. Dass Dr. House die Patientin auf eine Isolierstation (initial wegen dem Verdacht auf eine bakterielle Meningitis) verlegt, würde bei dieser Patientin eine ganze Menge Sinn machen. Im Verlauf der Folge– trotz Nachweis von TBC und am Schluss auch Tollwut – scheinen Dr. Chase und Dr. House immun für solche Banalitäten wie Infektionserkrankungen zu sein und behandeln die Patientin außerhalb der Isolierstation und ohne entsprechende Schutzkleidung.

In dieser Episode ist eine Phase von Herzrasen (= supraventrikuläre Tachykardie bzw. genauer gesagt eine Sinustachykardie) mit 155 Schlägen pro Minute mittels Monitor-EKG dargestellt (ausgelöst durch einen Elektroschocker der Polizei?). Die Anweisung von Dr. House, als Therapiemaßnahme Adenosin zu spritzen, ist nachvollziehbar – insbesondere wenn er eine (hier allerdings sicherlich nicht bestehende) besondere Form von Herzrasen (eine AV-Reentry-Tachykardie differentialdiagnostisch vom Vorhofflattern) ausschließen möchte. Allerdings ist die Dosis von 1mg Adenosin intravenös viel zu gering (üblicherweise wird eine Bolusinjektion von 6-12 mg gegeben). Auch die Wirkung von Adenosin ist nicht so, wie in dieser Episode dargestellt, ein langsamer Rückgang der Frequenz, sondern dieses Medikament bewirkt einen kurzfristigen Herzstillstand (bei kompletter AV-Blockierung) mit plötzlichem Frequenzabfall. Dies ist für die Patienten häufig etwas unangenehm, weil dies einem kurzfristigen Herzstillstand entsprechen kann, der allerdings nur wenige Sekunden anhält.

Auch die allergische Reaktion auf Eisen intravenös ist tatsächlich eine gefürchtete Komplikation, weswegen nach Möglichkeit auf die intravenöse Gabe verzichtet wird und Eisenpräparate wenn möglich oral gegeben werden. Dass dann als Notfallmedikament Epinephrin intramuskulär gegeben wird, ist ein Problem, das öfters bei der Serie auftaucht (irgendwie müssen die Kollegen schlechte Erfahrungen mit der intravenösen Gabe von Epinephrin gemacht haben). Aber dies sind in der Tat Nebensächlichkeiten, die den Wert dieser Episode in keinster Weise schmälern sollen.

Naphthalin-Vergiftung durch Termiten
(Staffel 1, Episode 11; »Tod aus der Wand«)

Ein 16-Jähriger kommt nach einem Autounfall mit den Zeichen einer hämolytischen Anämie (Blutarmut) notfallmäßig in die Aufnahme des PPTH. Wie so oft leidet der arme Patient an einer Unzahl von Problemen. So hat er neben der Anämie noch ein akutes Leberversagen, eine Thrombose der Retinalgefäße im linken Auge, eine massive rektale Blutung und Verwirrtheitszustände, wobei er nach seiner vor etwa einem Monat verstorbenen Hauskatze fragt. Diese Katze wird von Chase und Foreman ausgegraben und von Dr. House obduziert. Im Magen der Katze findet House jede Menge Termiten, so dass er den Verdacht auf eine durch Termiten bedingte Naphtalin-Vergiftung äußert. Mit diesem Verdacht kommt er gerade noch rechtzeitig, um eine bereits angelaufene Lebertransplantation zu stoppen, indem er den zuständigen Chirurgen anniest.

In dieser Episode versucht Dr. House, eine Woche auf sein Vicodin® zu verzichten, nachdem ihm Dr. Cuddy sein offensichtliches Suchtverhalten vorwirft und ihm unterstellt, dass er am Tag etwa 80 mg Vicodin® konsumieren würde. Im Austausch für eine Woche Vicodin®-Verzicht soll House dafür einen Monat vom Ambulanzdienst befreit werden.

Es entspinnt sich zwischen Cuddy und House darüber folgende amüsante Konversation. Cuddy: »Sie lieben es, high zu sein. Was nehmen Sie, 80 mg täglich?« House: »Aber nicht doch, das wäre viel zu viel. Maßhalten ist der Schlüssel, außer es schmerzt.« Cuddy: »Es ist das Doppelte dessen, was Sie anfangs geschluckt haben.« House: »Inzwischen sind Sie mir auch doppelt so lästig.« Cuddy: »Ich kann Sie nicht permanent beschützen. Die Patienten reden schon und die anderen Ärzte auch.« House: »Darüber ob Ihr Arsch dicker geworden ist? Ich aber nicht, ich verteidige ihn. Ein wahrer Prachtarsch.«

Vicodin® (= Hydrocodone bitartrate/paracetamol) ist ein unter das Betäubungsmittelgesetz fallendes Medikament und bekanntermaßen die Lieblingsdroge von Dr. House. Es handelt sich dabei um ein Kombinationspräparat, bestehend aus 5 mg Hydrocodone Bitartrate, einem Opiatderivat, das 1,5-fach stärker wirkt als Morphium, und 500 mg Acetaminophen, einem als Paracetamol auch bei uns bekannten nichtsteroidalen, nicht-opioiden Schmerzmittel. Paracetamol ist dabei für Dr. House wohl weniger interessant, da es keine morphinähnliche Wirkung aufweist und eher ein moderates Schmerzmittel darstellt. Allerdings kann dieser Anteil gerade bei missbräuchlicher Anwendung wie bei Dr. House zum

Problem werden. Denn wenn nunmehr Dr. Cuddy – wie in dieser Episode angedeutet – davon ausgeht, dass Dr. House mindestens 80 mg Vicodin® pro Tag konsumiert, dann beziehen sich die 80 mg auf den Hydrocodon-Anteil. Dies würde dann locker 16 Vicodin® (5mg/500mg) Tabletten entsprechen. Das bedeutet dann aber nicht nur jede Menge Opiate, sondern mit 8000 mg (= 8 g) Paracetamol eine fast schon toxische Menge des für Dr. House weniger interessanten Kombinationspartners. Immerhin geht man davon aus, dass bei 10 Gramm Paracetamol beim Erwachsenen irreversible Schädigungen der Leberzellen bis hin zum Leberversagen auftreten, ebenso wie schwere Nierenschäden, was Dr. House als Nephrologe bestens wissen müsste. Alleine in den USA rechnet man jährlich mit bis zu 400 Todesfällen und mehr als 40000 Klinikaufnahmen wegen einer Paracetamol-Intoxikation (beabsichtigt im Rahmen eines Suizidversuches oder unbeabsichtigt als Unfall). Daher wurde auch im Juni 2009 von der US-amerikanischen Food and Drug Administration darüber diskutiert, Vicodin® vom Markt zu nehmen. Wenn schon, dann wäre für House das Hydrocodone Monopräparat eine sicherere Alternative. Insofern sind die Bedenken von Dr. Cuddy sehr gut nachvollziehbar, dass der schwere Vicodin®-Missbrauch von Dr. House nicht gut gehen kann. Im Grunde genommen würde man sich von einer fürsorglichen Klinikchefin hier eine aktivere Rolle im Kampf gegen eine offensichtliche Suchtproblematik wünschen. Stattdessen ködert Dr. Cuddy ihren Mitarbeiter lediglich mit einer einmonatigen Befreiung vom Ambulanzdienst, falls er es schaffen sollte, eine Woche »clean« zu bleiben. Die Arbeitssituation wird durch die Entzugssymptome von Dr. House immer unerträglicher und House fügt sich selbst eine Fraktur an der linken Hand zu, um so von seiner Medikamentensucht abgelenkt zu werden. Letztendlich gibt Foreman Vicodin® an Dr. House ab, damit dieser wieder funktioniert. House erkennt so immerhin, dass er süchtig ist, wobei er allerdings einen Entzug ablehnt, da er angibt, mit Vicodin® gut zurechtzukommen. Hier lässt sich sehr schön das Problem Sucht und Medikamentenmissbrauch, gerade auch unter medizinischem Fachpersonal thematisieren (siehe Kapitel 4).

Medizinisch werden hier einige Aspekte einer hämolytischen Anämie recht gut wiedergegeben. Der rote Blutfarbstoff, das Hämoglobin ist mit einem Wert von 13.0 g/dl nur gering erniedrigt, und es wird eine Reihe von Laborwerten benannt, die bei der Aufarbeitung einer hämolytischen Anämie tatsächlich eine Rolle spielen, wie erhöhte Abbauprodukte des Hämoglobins (= indirektes Bilirubin) und erniedrigte Spiegel des Transportproteins von Hämoglobin (= erniedrigtes Haptoglobin). Auch die Möglichkeit einer künstlichen (mechanischen) Herzklappe als Auslöser für eine Anämie wird diskutiert. In dieser Folge wird auch der Lupus ausführlich durchdekliniert, wobei es am Ende, wie könnte es auch anders sein, natürlich kein Lupus sein darf (aber immerhin die Einzelaspekte werden recht ausführlich abgearbeitet).

In der Tat kann eine Naphthalin-Intoxikation zu einer schweren Anämie sowie zu ernsthaften Leberschäden führen. Naphthalin kommt als aromatischer Kohlenwasserstoff ($C_{10}H_8$) vor allem in Teer, Erdöl und Tabakrauch vor. In wasserabweisenden Bodenfarben (zum Beispiel Unterbodenschutz) und Teeren findet sich Naphthalin, zum Beispiel auch unter alten Parkettbelägen, die mit Teerfarben abgedichtet wurden. In geringen Mengen findet man Naphthalin aber auch in der Natur, so zum Beispiel in Magnolien, die damit offensichtlich Insekten auf Abstand halten wollen. Zu diesem Zwecke wurde Naphthalin auch in Mottenkugeln eingesetzt, wobei sich die Motten von den stinkigen Klamotten häufig nicht abschrecken ließen. Wie bei Dr. House beschrieben, kommt Naphthalin tatsächlich bei einigen Termiten-Arten vor, wie zum Beispiel bei den Formosa-Termiten. Formosa-Termiten fanden sich ursprünglich in

Asien, wanderten jedoch nach dem Zweiten Weltkrieg aus Taiwan kommend in die südlichen Regionen der USA ein, wo sie mittlerweile in New Orleans ein großes Problem darstellen.[58]

Naphthalin wurde erst vor wenigen Jahren als Krebs erzeugend erkannt.[59] Dies ist insbesondere daher auch für diese Episode interessant, als dass die Mutter des Patienten an einem Pankreaskopf-Karzinom verstarb, was seltsamerweise Dr. House und sein Team nicht zu interessieren scheint. Die tödliche Dosis von Naphthalin liegt bei etwa 5 g. Naphthalin schädigt nicht nur die Leber und die Blutbildung, sondern verursacht auch Haut- und Schleimhautreizungen sowie Trübungen der Hornhaut. Des Weiteren treten Kopfschmerzen, Magen-Darm-Störungen mit Übelkeit und Erbrechen auf und es kann zu Krämpfen, Atemlähmungen und Verwirrtheitszuständen kommen. Bei dieser Vielzahl von Symptomen kann man sich sehr gut die passenden Symptome heraussuchen, die letztendlich auch der Junge aufweist, um so auf die Naphthalin-Intoxikation zu kommen. Auch wenn es so ist, dass Termiten Naphthalin freisetzen, so kann man sich kaum vorstellen, dass es sich in toxischen Mengen bei dem Jungen wiederfindet. Hier wäre die Intoxikation durch Teere oder Chemikalien wie Mottenkugeln wesentlich wahrscheinlicher. Andererseits ist Naphthalin tatsächlich recht lipophil (= fettlöslich), so dass die Überlegung von House, dass sich das Gift aufgrund der Fettmobilisierung durch die Appetitlosigkeit angesichts der schlechten Klinikküche im PPTH vermehrt freisetzte, durchaus Charme hat.

---

[58] J. Chen, G. Henderson, C.C. Grimm, S.W. Lloyd, R.A. Laine: »Termites fumigate their nests with naphthalene«, Nature 392, 558-559 (9 April 1998) | doi : 10.1038/33305; sowie- http://www.zeit.de/1998/17/Mottenkugeln_im_Termitenbau

[59] Bundesgesundheitsbl – Gesundheitsforsch – Gesundheitsschutz: *Naphthalin/ Naphthole und Human-Biomonitoring*; 2007, 50:1357–1364

Insgesamt sind die medizinischen Aspekte bei dieser Episode stellenweise recht interessant, zum Teil aber auch recht weit hergeholt. So ist das »Abziehen von Augenflüssigkeit« durch Drs. Chase und Cameron zur Verbesserung des Blutflusses am Auge völliger Quatsch, dramaturgisch allerdings recht beeindruckend dargestellt. Weniger spleenig ist dagegen die Entfernung eines Lymphknotens aus der Achsel. Dies kann bei hämatologischen/onkologischen Fragestellungen durchaus Sinn machen, vor allem wenn dieser vergrößert und im Ultraschall suspekt zur Darstellung kommt. Allerdings wurde hier eine falsche Schnittführung bei der Lymphknotenentfernung aus der Achselhöhle gewählt, die quer zu den Hautlinien verlief, was im wahren Leben zu vermeidbaren, hässlichen Narben führen würde.

Cadmium-Vergiftung (Staffel 1, Episode 12; »Schlechter Boden«)

In dieser Episode bricht sich ein berühmter Baseballspieler bei Aufnahmen für einen Anti-Drogen-Film den rechten Oberarm und kommt notfallmäßig ins PPTH. Dort zeigt das sehr schön dargestellte Röntgenbild des Oberarmknochens (Humerus) tatsächlich eine üble Oberarmfraktur mit einem ausgesprengten Fragment (das in der Tat eigentlich operativ saniert gehört). Allerdings handelt es sich bei der im Film dargestellten Röntgenaufnahme um den linken und eben nicht um den rechten Oberarmknochen (Humerusfraktur Mitte mit ausgesprengtem Segment). Hier wurde von den Beratern des House Teams mal wieder ordentlich geschlampt. Man erkennt auf dieser Röntgenaufnahme allerdings nichts von der schweren Knochenentkalkung (Osteopenie), die – falls tatsächlich vorhanden – im wahren Leben in seltenen Fällen dazu führen könnte, dass diese Fraktur tatsächlich nicht operiert werden kann. Zudem haben die Radiologen aber auch noch den Thorax, die Wirbelsäule und den Beckenbereich mit erfasst, was eher für eine Röntgensequenz nach einem schweren Verkehrsunfall spricht als für eine alleinige Oberarmfraktur (der Strahlenschutz lässt grüßen!).

Neben dem Knochenschwund zeigt sich offenbar noch zusätzlich eine schwere Niereninsuffizienz, die allerdings zu keiner Zeit dialysiert werden muss, aber dennoch eine Nierentransplantation notwendig erscheinen lässt. Dass eine – wie auch immer bedingte – Niereninsuffizienz über Vitamin-D-Mangel und Kalzium-Verlust ebenfalls zu Knochenstoffwechselstörungen führt, wird von unserem nephrologischen Kollegen House noch nicht einmal andiskutiert. Stattdessen schießen sich Dr. House und sein Team auf einen Anabolika- bzw. Steroidmissbrauch bei dem Leistungssportler ein. In der Tat sprechen die schwere Osteoporose, ein rascher Muskelaufbau und ein Hypogonadismus (den House mit einem kurzen Blick unter die Bettdecke im Vorbeigehen diagnostiziert) für einen Steroidmissbrauch. Allerdings schwört der Patient Mark und Bein, dass er clean sei (was ihm aufgrund einer früheren Drogenabhängigkeit keiner so recht glauben will), und auch beim Urintest zeigt sich kein Hinweis auf einen Steroidmissbrauch. Dennoch behandelt Dr. House – aus welchen Gründen auch immer – den bedauernswerten Sportler mit seinem gefürchteten »Diagnosis ex juvantibus«-Ansatz (= »Diagnose vom Heilerfolg her«), das heißt: »Spricht der Patient auf die Therapie an, dann hat er gelogen. Versagt die Therapie und trägt er schwere Nebenwirkungen davon, dann hat sich House dummerweise getäuscht, aber der Patient war wenigstens ehrlich.« Daher fängt House nunmehr eine völlig unnütze Therapie mit einem Medikament namens »Lupron« (= Leuprorelin, in D/A/CH zum Beispiel Eligard®) an. Leuprorelin ist ein sogenanntes GnRH-Analogon, wird als Spritze einmal im Monat verabreicht und unterbricht die adäquate Hormonproduktion von den die Geschlechtsdrüsen stimulierenden Peptidhormonen LH und FSH der Hirnanhangdrüse (= Hypophyse). Dies führt zu einem dramatischen Rückgang der Sexualhormonproduktion, wodurch es zur Reduktion des Testosteron-Spiegels kommt. In der Folge entwickelt sich dann eine Unterfunktion der Geschlechtsdrüsen (= Hypogonadismus, was der arme Patient aber eh schon hat!) und eine schwere Osteoporose (was er auch schon hat!). Im Übrigen wird dieses Medikament bei Männern nur dann eingesetzt, wenn entweder ein metastasiertes Prostatakarzinom vorliegt oder wenn es sich um Sexualtriebtäter handelt, bei denen eine Hemmung der Sexualhormone im Sinne einer »chemischen Kastration« zur Triebreduktion führen soll. Beides trifft auf den unglückseligen Patient nunmal definitiv nicht zu, so dass auch diese Therapie beim besten Willen durch nichts gerechtfertigt ist. Dafür treten – wie so oft bei Dr. House – die seltensten Nebenwirkungen dramatisch auf, hier in Form schwerster Luftnot (üblicherweise dominiert bei dieser Medikation das Gefühl von Hitzewallungen und Schwitzen, was dem Patienten hier zumindest erspart bleibt). Jetzt ist aber zumindest die Anabolikahypothese vom Tisch. Wie Dr. House und sein Team dann auf die Diagnose Morbus Addison (Erkrankung bzw. Schädigung der Nebennierenrinde) kommt, ist völlig unklar und auch wenig sinnvoll. Dr. House fällt letztendlich eine schwere Störung der Geruchswahrnehmung (= Anosmie) bei der schwangeren Ehefrau des Patienten auf, die sich als Nierenspenderin für ihren Ehemann anbietet, was aufgrund der Schwangerschaft und der immer noch ungeklärten Ursache der Nierenschädigung jedoch nicht in Frage kommt. House findet dann aber über die seit 6 Monaten bestehende Anosmie der Ehefrau heraus, dass das Ehepaar an einer Cadmium-Vergiftung leidet, wobei als wahrscheinliche Cadmium-Quelle das von dem Ehemann konsumierte Marihuana in Frage kommt.

Tatsächlich ist eine Cadmium-Intoxikation durch Marihuana prinzipiell vorstellbar und könnte einige der beschriebenen Symptome sehr schön erklären. Cadmium kann als Streckmittel oder aufgrund eines verseuchten Ackerbodens bei der Anpflanzung und unkontrollierten Ernte in Marihuana gelangen. Interessanterweise gehört zum Beispiel Mohn zu den Lebensmitteln, die mit am stärksten durch Cadmium belastet sein können. Je nach Belastung kann schon ein einziges Stück Mohngebäck bis zu 40 Prozent der zulässigen Cadmium-Tagesdosis ausmachen.[60]

Cadmium kann sowohl über die Atemwege als auch über den Magen-Darm-Trakt aufgenommen werden und wird sowohl über die Niere als auch über die Gallenflüssigkeit ausgeschieden. Cadmium ist giftig und krebserregend. In der Atemluft führt eine Exposition von etwa 5 mg/m^3 Cadmium bereits nach 8 Stunden zum Tode. Chronisch durch die Atemluft zugeführtes Cadmium führt dagegen zu Lungen- und Nierenschädigungen. Die Zufuhr von Cadmium über die Nahrung (wie in Japan über Reis bzw. Trinkwasser) kann zu schweren Knochenerkrankungen führen (Itai-Itai- = Aua-Aua-Krankheit). Man unterscheidet die akute Cadmium-Vergiftung von der chronischen Vergiftung. Bei der akuten Cadmium-Vergiftung treten folgende Symptome auf: akutes Lungenödem, Bronchitis, Diarrhoe, Leberfunktionsstörung, Nierenschädigung, Pneumonie, Schwindel und Übelkeit. Bei der chronischen Vergiftung findet man folgende Symptome: Blutarmut (= hypochrome Anämie), Geruchsverlust (= Anosmie), Nierenschädigung (= Cadmium-Nephropathie mit tubulärer Proteinurie), Lungenerkrankung (= Emphysembronchitis und Lungenemphysem), Knochenerweichung und Knochenentkalkung mit erhöhtem Knochenbruchrisiko (= Itai-Itai-Form der Osteomalazie bei Frauen auf der Insel Hondo und Osteoporose), allgemeiner Verfall (= Kachexie), Prostatakarzinom, »Cadmium-Schnupfen« und goldgelbe Zahnhalsverfärbung.

60 Hoffmann, Blasenbrei: »Cadmium in Blaumohn und Mohnerzeugnissen«, in: *Lebensm. Unters. Forsch.*, 1986, S. 121 – 122; zitiert in http://www.chemie-in-lebensmitteln.de/CIL-Pflanz-Lebensm-Samen-Nuesse/Cadmium_-Leinsamen_Sesam_1264.php

Medizinisch betrachtet ist diese Folge recht interessant aufgebaut. In einer kleinen Nebenszene werden realistisch sowohl Phasen mit Herzrasen (= Tachykardien mit Herzfrequenzen um 160/Min) inklusive EKG-Ausdruck beschrieben, ebenso wie eine Phase von sehr langsamem Herzschlag (= Bradykardie, Herzfrequenzen um < 40/Min) – am ehesten im Rahmen einer in suizidaler Absicht durchgeführten Digitalisintoxikation. Hierfür nahm der Patient die Digitalis-Tabletten seines Trainers ein, der – wie Dr. House diagnostizierte – Trommelschlägelfinger hat. Da Trommelschlägelfinger im Rahmen von schweren pulmonalen Erkrankungen und/oder schweren Herzfehlern auftreten, lassen sich diese allerdings nicht alleine durch Digitalis behandeln. Im Grunde genommen bräuchte auch der Trainer einen besseren Hausarzt.

Geradezu genial bei dieser Episode ist allerdings die Tatsache, dass die Kollegen von der Anosmie der Ehefrau auf eine schwere Cadmium-Vergiftung des Ehemannes kommen. Letztendlich bedeutet dies aber auch, dass die (schwangere) Ehefrau ebenfalls mit Cadmium vergiftet sein muss. Ob dies als Passivraucherin eines ständig an der Marihuana-Pfeife hängenden Ehepartners überhaupt möglich ist, erscheint mehr als fraglich. Nahezu unmöglich erscheint in diesem Kontext auch die Aussage, dass die Ehefrau nichts von dem exzessiven Marihuana-Konsum des Ehemannes gewusst habe. Aufgrund der chronischen Cadmium-Vergiftung von beiden müsste es in der Wohnung nach Marihuana gestunken haben wie in einer altchinesischen Räucherbude. House wird übrigens in dieser Episode mal wieder kriminell, indem er den Arztbrief zum Aufenthalt des Patienten insofern fälscht, dass er den Marihuana-Konsum mit keinem Wort erwähnt – und das unter Duldung der ansonsten doch sehr gewissenhaften Dr. Cuddy. So erspart Dr. House dem Profi-Sportler unangenehme Fragen von Seiten des Dopingausschusses und weitreichende Sanktionen für den Baseball-Star seines Lieblingsteams.

Die Konversation von Cuddy mit House wegen eines Testes auf Morbus Addison ist recht aufschlussreich, was House von diesen Tests hält (und da hat er leider recht). Cuddy: »Der Test auf Addison war inkonklusiv!« House: »Tests auf Addison sind immer inkonklusiv.« Cuddy: »Wieso machen wir die dann eigentlich? Wir bräuchten nur Sie zu fragen.«

Lepra / Anthrax (Staffel 1, Episode 13; »Vaterfluch«)

Diese Episode beginnt damit, dass ein 12-jähriger Junge, der seit einer Woche Fieber hat, kollabiert und ins PPTH kommt. Lange Zeit bleibt unklar, woher das Fieber kommt. In (mehrfach !) durchgeführten Thorax-CTs zeigen sich vergrößerte Lymphknoten, wobei typische Lungeninfiltrate fehlen. Die CT-Befunde werden ausführlich diskutiert, wobei vieles von den besprochenen Befunden, wie zum Beispiel die Flüssigkeitsansammlung um die Lunge (= Pleuraerguss), auf den abgebildeten Thorax-CT-Bildern definitiv nicht zu sehen ist. Die differentialdiagnostischen Aspekte von unklarem Fieber mit Lungenbeteiligung werden ausführlich diskutiert, von Bakterien wie Legionellen, Rickettsien, Borrelien bis hin zur durch Chlamydia pneumoniae ausgelösten Lungenentzündung. Bei Letzterem passiert unserem Drehbuchautor allerdings ein etwas peinlicher Fehler. Foreman schlägt nämlich korrekterweise die Chlamydien als Pneumonieauslöser vor, wobei dann aber Dr. Cameron diesen Vorschlag mit dem etwas dümmlichen Hinweis ablehnt, da sie sagt, dass 12-Jährige noch keinen Sex hätten. Hier verwechselt der Drehbuchautor offenbar die pulmonale Infektion durch den Erreger Chlamydia pneumoniae – was in der Tat einer der häufigsten Auslöser für eine Pneumonie darstellt – mit all den fiesen Geschlechtskrankheiten, die durch ganz andere Chlamydien, nämlich Chlamydia trachomatis, ausgelöst werden können. Das Robert-Koch-Institut hat hierzu eine recht ausführliche

Informationsseite ins Netz gestellt und auch das Center for Disease Control and Prevention (CDC) in Atlanta, USA, war in Sachen Chlamydia trachomatis schon in Hollywood beratend aktiv, woran man die Bedeutung der Chlamydia-trachomatis-Infektionen für die Gesundheitsvorsorge erkennen kann.[61]

Man unterscheidet die folgenden Serotypen von Chlamydia trachomatis, die unterschiedliche Erkrankungen auslösen: Die Serotypen A–C verursachen – wie der eigentliche Name sagt – Rauigkeiten an der Hornhaut (= sogenannte Trachome). Dies führt vor allem in den Tropen zu wiederkehrenden Erkrankungen der Hornhäute des Auges und kann unbehandelt bis zur Erblindung führen. Andere Untertypen (Serotypen D–K) verursachen dagegen die sexuell übertragbaren urogenitalen Infektionen sowie Entzündungen der Augenbindehaut (sogenannte Schwimmbadkonjunktivitis). Weitere Untergruppen der Chlamydia trachomatis (Serotypen L1, L2 und L3) führen zu dem Lymphogranuloma venereum, einer ebenfalls sexuell übertragbaren Infektion, die zu massiven lymphomatösen Schwellungen im Genitalbereich führen kann. Man geht davon aus, dass alleine in Deutschland mehr als 100 000 Frauen aufgrund von einem – im Grunde genommen sehr gut behandelbaren – Chlamydieninfekt ungewollt kinderlos verbleiben. Nur hat das Ganze mit der hier zu diskutierenden chlamydienbedingten Pneumonie so gar nichts zu tun. Aufgrund einer knotigen Hautveränderung am Arm des Patienten ergibt sich in dieser Episode für House die Möglichkeit, die Therapieansätze der Dermatologen mit einem Satz zusammenzufassen, indem er zu Dr. Cuddy sagt: »Wenn sie (die Hautveränderung) trocken ist, immer feucht halten. Wenn sie feucht ist, immer trocken halten. Wenn sie nicht da sein sollte, einfach ausschneiden.« Zur Ehrenrettung

---

[61] http://www.rki.de/cln_151/nn_468494/DE/Content/Infekt/ EpidBull/Merkblaetter/Ratgeber__Mbl__Chlamydia__ Teil1.html

aller Dermatologen muss hier natürlich gesagt werden, dass diese bösartige Vereinfachung so natürlich nicht stimmt, zumal Dr. House den Einsatz von Cortison und UV-Bestrahlungen noch nicht einmal erwähnt hat.

Aufgrund der Durchsuchung eines leer stehenden Hauses durch Dr. Chase, wobei interessanterweise zum ersten Mal diese Aktion durch das Hinzukommen eines Polizisten gestört wird, stellt Dr. House die Diagnose: Antrax (= durch Bacillus anthracis verursachter Milzbrand). Die Therapie wird dabei sofort mit Levofloxacin (= in den USA: Levaquin®, in D/A/CH: Tavanic®) einem (Fluorchinolon) Antibiotikum begonnen. Für Antrax mag dies sogar funktionieren, allerdings werden als Standardtherapie von der US-amerikanischen CDC als Mittel der ersten Wahl die Antibiotika Ciprofloxacin (wie Ciprobay®), Doxycycline oder bei alleinigem Hautmilzbrand auch Penicillin empfohlen.[62]

Es geht noch eine ganze Weile hin und her, zwischendurch wird vor allem immer wieder an eine Autoimmunerkrankung, Neurofibromatose (eine genetisch bedingte Erkrankung mit Nerventumoren) oder auch an eine Sarkoidose (eine mit knotigen Veränderungen einhergehende Bindegewebserkrankung) gedacht, wobei dann mit Immunsuppressiva behandelt wird. Es kommt zu allen möglichen Hautveränderungen, die alle nicht so richtig zum Milzbrand passen, wobei das Team von Dr. House korrekterweise in der Mitte der Hautläsion eine schwarze Nekrose als typische Hautveränderung bei einem Milzbrand fordert. Ungewöhnlich wäre dennoch der gleichzeitige Befall der Haut und der Lunge durch die Milzbrandbakterien.

Schlussendlich stellt sich dann aber noch heraus, dass der Vater des Jungen als Bhagwan-Anhänger von 1987 bis 1988 in Indien war und sich dort offensichtlich mit Lepra (durch das Bakterium Mycobacterium leprae) infizierte. Offenbar ist es

---

[62] http://emergency.cdc.gov/agent/anthrax/faq/treatment.asp

bei dem Vater zu einem Befall der motorischen Nerven der rechten Hand gekommen. Fälschlicherweise wurden die Muskelschwäche und Lähmungserscheinungen allerdings vor zwei Jahren im PPTH (allerdings nicht von Dr. House!) als Karpaltunnelsyndrom fehlgedeutet. Über den Vater wurde dann wohl auch der Sohn infiziert, so dass der arme Junge nicht nur an Milzbrand, sondern auch zu allem Überfluss noch an Lepra erkrankt ist. Dr. House ordnet sofort an, dass sich sein Team mit Kollegen aus dem Süden der USA austauscht, da er weiß, dass die Ärzte in Louisiana mehr Erfahrung mit Lepra haben. Wie sich erst kürzlich herausstellte, sind in der Tat Gürteltiere Träger des Lepra-Erregers Mycobacterium leprae und spielen als Lepra-Überträger im Süden der USA eine große Rolle, weswegen dort im Jahr bis zu 50 Personen tatsächlich an Lepra erkranken.[63]

Wie von der WHO empfohlen, startet Dr. House auch gleich eine breit angelegte Therapie, wobei die Antibiotika Dapson, Clofazimin und Rifampicin gegeben werden, und zur Behandlung der knotigen Hautveränderungen (= Erythema Nodosum Leprosum; ENL) kommt zusätzlich Thalidomid zum Einsatz.

Medizinisch ist diese Serie ziemlich komplex und stellenweise sehr konfus, aber dennoch recht spannend und bei manchen Aspekten auch überraschend gut recherchiert. Dennoch ist die Wahrscheinlichkeit, dass in den USA ein Junge zeitgleich an zwei doch eher seltenen Infektionserkrankungen wie Milzbrand (und dann auch gleichzeitig noch mit Haut- und Lungenbefall) und Lepra leidet, doch gelinde gesagt schwer zu glauben.

---

[63] R. W. Truman, et al.: »Probable Zoonotic Leprosy in the Southern United States«. *N Engl J Med* 2011; 364:1626-1633; oder unter: http://www.nejm.org/doi/full/10.1056/NEJMoa1010536

Bulimie, Ipecacuhanamissbrauch und Herzinsuffizienz (Staffel 1, Episode 14; »Schlank und krank«)

In dieser Episode kommt eine 32-jährige Managerin einer großen Kosmetikfirma mit Krämpfen im rechten Oberschenkel zur Aufnahme. Die Beschwerden traten während einer wichtigen Geschäftssitzung auf und veranlassen Dr. Cameron zur Diagnose, dass es sich dabei um eine Thrombose in den Beinvenen handeln könnte. Dummerweise bringt sie diesen Befund in Verbindung mit der arteriellen Embolie, die seinerzeit für die geschädigte Oberschenkelmuskulatur von Dr. House zuständig war. Dr. Chase setzt noch eine abstruse Bemerkung mit drauf, indem er darauf hinweist, dass eine venöse Thrombose zum Schlaganfall führt, was so Gott sei Dank nicht stimmt, es sei denn, der Patient hat einen schweren Herzfehler, bei dem das Blut vom rechten ins linke Herz gelangt (= Herzvitium mit einem rechts-links Shunt; ansonsten machen venöse Thromben, wenn sie abschwimmen, Lungenembolien). Warum auch immer, jedenfalls findet Dr. House den Vorschlag von Cameron gut und lässt Chase eine Beinangiographie machen. Heutzutage würde man hier zunächst eine Farbkodierte Doppler Ultraschalluntersuchung (FKDS) der Beinvenen sowie der Beinarterien durchführen, was aber nicht erfolgt. Dr. Chase macht die Angiographie[64], wie sich später aber herausstellt, vom verkehrten Bein, nämlich dem linken. Daraufhin muss Foreman die Untersuchung am rechten Bein nochmals wiederholen, wobei er die Patientin anlügt und ihr sagt, dass die Untersuchung wegen eines pathologischen Befundes notwendig sei. Während dieser Untersuchung fällt die Patientin aber akut ins Lungenödem, was tatsächlich (vor allem bei extrem herzschwachen Patienten) vorkommen kann. Warum dann eine notfallmäßige Punktion

---

[64] Unter einer Angiographie versteht man die Darstellung von Blutgefäßen durch Röntgenstrahlen und Magnetresonanztomographie (MRT).

des Rippenfells (= Thorakozentese) erfolgt, die später – wie es sein sollte – eine eher harmlose Flüssigkeitsansammlung um die Lunge herum zeigt, ist eigentlich unklar. House erkennt die Herzschwäche sofort, sieht aber auch, dass die Patientin noch eine weitere Krankheit hat, nämlich eine Bulimia nervosa, wobei sie zusätzlich einen Ipecacuhana-Missbrauch (Ipecacuhana = Extrakt der Brechwurzel) dreimal die Woche durchführt und sich Schnittverletzungen beigebracht hat. Dies wäre jedoch ein definitiver Ablehnungsgrund für die Gewährung eines Spenderherzens. Die kardiologische Diagnostik ist recht gut gemacht, nuklearmedizinische Untersuchung (Szintigraphie), Linksherzkatheter und Herzmuskelbiopsie, die bei einer hochgradig reduzierten linksventrikulären Pumpfunktion auch indiziert sind. Bei der Biopsie zeigt sich der Hinweis auf eine irreversible Herzmuskelerkrankung und beim Herzkatheter kann eine koronare Herzerkrankung ausgeschlossen werden.

Man erfährt in dieser Episode, dass die Kosten alleine für die Abteilung für »Diagnostische Medizin« von Dr. House pro Jahr bei 3 Millionen US-Dollar liegen und die Abteilung pro Woche lediglich einen Patienten behandelt. Da hier reine Patientenversorgung und keinerlei Forschung läuft, erachtet das Aufsichtsratsmitglied Edward Vogler (ein Milliardär, der 100 Millionen US-Dollar an das PPTH gespendet hat) diese Abteilung als wenig interessant und beabsichtigt, diese perspektivisch zu schließen. Dr. House sieht in der Übernahme des PPTH durch Vogler das Ende des Klinikums in seiner bisherigen Form. Er ist der Meinung, dass Vogler das PPTH nur für klinische Studien benutzen will, und hat hier große ethische Bedenken gegen klinische Pharmastudien. House sieht hierin ein Todesurteil für die Kranken und für das PPTH.

Rein medizinisch ist dies eine sehr gut aufgearbeitete Episode, und auch die Tatsache, dass ein chronischer Ipecacuhana-Missbrauch zu einer Kardiomyopathie führen kann, dürfte zwar nur wenigen bekannt sein, ist aber durchaus korrekt. Ob der Tipp, den Dr. House an Dr. Cameron gibt, so stimmt, wage ich dennoch zu bezweifeln. Er rät ihr, um klinisch besser zu werden, solle sie »weniger lesen, mehr fernsehen«.

Hepatitis C und Ornithin-Transcarbamylase-Mangel (Staffel 1, Episode 15; »Solche Leute bitte nicht«)

Diese Episode handelt von einem Mafioso, der unter strenger Bewachung durch das FBI steht, in dessen Zeugenschutzprogramm eingeschleust wurde und jetzt in ein Koma fällt, was ihn ins PPTH bringt. So richtig gerne ist der Mafioso dort nicht gesehen, zumindest befürchtet der neue Miteigentümer Vogler, dass die Tatsache, dass im PPTH solche Leute behandelt werden, den Ruf der Einrichtung gefährden könnte. So ganz angenehm ist die Behandlung dieses Mafiosos aber auch aus dem Grunde nicht, da sein kleiner Bruder, der Rechtsanwalt ist, jedem mit körperlicher Gewalt droht, falls irgendetwas schieflaufen sollte. Umgekehrt zeigt sich die Mafia gegenüber Dr. House durchaus großzügig. So bekommt Dr. House auf ominöse Weise einen sehr seltenen roten 1965er Corvette Cabrio-Sportwagen geschenkt. Da Vogler auf eine rasche Entlassung drängt, wird der Patient gegen Houses Rat entlassen, mit dem Ergebnis, dass er nach wenigen Stunden erneut im Koma wieder aufgenommen werden muss. Da die Leberwerte leicht erhöht sind, wird – korrekterweise – eine Laboruntersuchung zum Nachweis einer viral bedingten Leberentzündung (= Hepatitis) und eine Autoimmundiagnostik durchgeführt und auch eine Leberbiopsie. All dies ergibt den Befund, dass der Patient an einer chronischen Hepatitis C leidet (Hep C positiv), aber keinen schwerwiegenden Leberschaden (= Zirrhose) hat. Daraufhin möchten Dr. House und sein Team völlig leitlinienkonform eine Interferon-Therapie initiieren. Dies wird von dem Bruder des Patienten abgelehnt, da in der Mafia die Tatsache, dass jemand im

Knast an Hep C erkrankt, dem Eingeständnis einer Vergewaltigung gleichkäme. Dr. House korrigiert die Einschätzung des Bruders insofern, dass er ihm klarmacht, dass ein solch bekannter Mafioso auch im Knast von niemandem ungewollt missbraucht würde, und dass sein Bruder ob dieser Tatsache homosexuell sein muss. Diese Erkenntnis über die sexuelle Orientierung des erkrankten Mafiosos ist aus dem Grunde von Bedeutung, als dass House einen erhöhten Östrogenspiegel bei dem Patienten fand, den er nunmehr auf die Einnahme eines bei männlichen Homosexuellen beliebten Kräuteraphrodisiakums zurückführen kann. House kommentiert diesen Befund mit dem passenden Spruch: »Es gibt eine chemische Substanz, die, wenn sie geschluckt wird, den Östrogenspiegel bei jemandem dramatisch ansteigen lässt.« Frage von dem Bruder des Patienten: »Welche?« Antwort House: »Sie heißt ›Östrogen‹.« House sichert dem Bruder des Patienten zu, dass er weder die sexuelle Orientierung des Patienten noch die Therapie gegen Hepatitis C im Arztbrief dokumentieren würde. Zwischenzeitlich findet Dr. House auch die Ursache der Koma-Attacken heraus. Diese stehen in einem direkten Zusammenhang mit dessen Essverhalten. Da der Patient kurz vor jeder Koma-Phase eine extrem eiweißreiche Mahlzeit in Form eines Steaks zu sich genommen hat, stellt House neben der Diagnose einer Hepatitis C noch die Diagnose eines genetischen Defekts in Form eines angeborenen, schwerwiegenden Enzymmangels (= Ornithin-Transcarbamylase-Mangel). Solch eine Erkrankung gibt es tatsächlich (ORPHA664) und kommt mit einer Häufigkeit von 1 bis 9 Patienten pro 100 000 Mitbürgern vor. Der Ornithin-Transcarbamylase-Mangel wird X-chromosomal-rezessiv vererbt, das heißt, dass Frauen (ähnlich wie bei Farbenblindheit) zwar Überträgerinnen sind, aufgrund des zweiten, intakten X-Chromosoms aber in der Regel klinisch gesund sind. Dagegen erkranken Männer zwangsweise, da Männer aufgrund des XY-Status von der Mutter dann mit einer 50-prozentigen Wahrscheinlichkeit nur das defekte X-Chromosom haben.

Je nach Schweregrad des Ornithin-Transcarbamylase-Mangels und der damit verbundenen Restaktivität kann es dazu kommen, dass die neugeborenen Jungen im frühen Kindesalter an einer Ammoniak-Vergiftung (= hyperammonämisches Koma) versterben. Handelt es sich jedoch um weniger schwerwiegende Mutationen, die noch eine gewisse Restaktivität aufweisen, dann kann es tatsächlich dazu kommen, dass die ersten hyperammonämischen Koma-Episoden erst im Erwachsenenalter auftreten.

Häufig haben die Patienten eine Abneigung gegen proteinhaltige Kost, da sie merken, dass ihnen eine eiweißreiche Speise auf den Magen schlägt und zu Erbrechen führt. Es kommt auf Dauer zum Minderwuchs und einer Schwächung der Muskulatur. Desweiteren sind psychiatrische Störungen, eine verzögerte psychomotorische Entwicklung und die gefürchteten hyperammonämischen Komas symptomatisch für einen Ornithin-Transcarbamylase-Mangel. Je nach Schweregrad des Enzymdefektes und der daraus resultierenden Proteinintoleranz müssen die Betroffenen eine mehr oder weniger starke proteinrestriktive Ernährung einhalten. Zudem erhalten sie Arginin und Citrullin sowie Natriumbenzoat und Phenylbutyrat.[65]

Medizinisch betrachtet ist diese Episode durchaus interessant. Der Ornithin-Transcarbamylase-Mangel führt tatsächlich zu komatösen Zuständen, und zwar nur bei Männern. Vor Kurzem wurde auch die Krankengeschichte von einem 47-jährigen Mann veröffentlicht, der durch eine eiweißreiche Atkins-Diät erstmals symptomatisch wurde.[66] Insofern ist

---

[65] Enns G. M. et al.: »Survival after Treatment with Phenylacetate and Benzoate for Urea-Cycle Disorders«. in: *N Engl J Med.* Nr. 356, 2007, S. 2282-2292

[66] Ben-Ari Z, et al.: »Adult-onset ornithine transcarbamylase (OTC) deficiency unmasked by the Atkins' diet«. *J Hepatol.* 2010 Feb;52(2):292-5. Epub 2009 Nov 24

diese Geschichte durchaus vorstellbar. Es ist auch erfreulich zu sehen, dass sich Dr. House nicht mit der banalen und naheliegenden Diagnose Hepatitis C abspeisen lässt, sondern weiter nach der tatsächlichen Ursache für das Koma sucht. Man wundert sich allerdings, warum die Drehbuchautoren nicht die tolle Chance genutzt haben, dass einer aus dem Team von Dr. House die Ursache des Komas »erschnüffelt«. In der Tat kann man nämlich bei Patienten mit einem hyperammonämischen Koma einen leichten Ammoniak-Geruch wahrnehmen. Völlig obskur ist in dieser Episode jedoch die Passage, bei der ein Schwein im Kopf-an-Kopf-Verfahren seine Leber zur Reinigung des Blutes des Koma-Patienten zur Verfügung stellt. Es gibt zwar durchaus Ansätze einer »Kunstleber«, so einfach wie das Anschließen an ein »Spendertier« ist das Ganze aber leider nicht. Fast schon ärgerlich ist in dieser Episode, dass an einer Stelle Luft in den zentralen Venenkatheter des Patienten gespritzt wird. Dies ist ein absolut inakzeptabler Behandlungsfehler der zu einer Luftembolie führen kann. Die Tatsache, dass nicht zugelassene Medikamente zur Hepatitis-Therapie nur im Rahmen von klinischen Studien zur Anwendung kommen, sollten auch die Drehbuchautoren berücksichtigen.

Herzinfarkt, Adipositas bei Morbus Cushing wegen eines Hypophysenvorderlappen-Tumors (Staffel 1, Episode 16; »Schönheitsirreale«)

In dieser Episode bricht die 10-jährige, deutlich übergewichtige Patientin beim Schulsport zusammen, nachdem sie zuvor dem Lehrer schilderte, dass sie nicht mehr könne und ihre Brust schmerzt. Immerhin reagiert der verständlicherweise überraschte Sportlehrer recht professionell und beginnt auch sofort mit der korrekten Laienreanimation. Das Mädchen überlebt und kommt ins PPTH, wo Dr. House zunächst nichts mit einer Patientin zu tun haben möchte, die sowas Banales wie einen Herzinfarkt hat. Erst als er deren Alter von 10 Jahren erfährt, wird der Fall für House interessant, wobei House aber auch gleich eine alternative Lösung zu dem Problem weiß, nachdem Foreman sagt: »Zehnjährige haben keinen Herzinfarkt, das muss ein Irrtum sein«, antwortet House: »Genau, die plausibelste Erklärung ist, sie ist 40 und lügt über ihr Alter. Eine Schauspielerin vielleicht, die keine Rollen kriegt.« Dr. Cameron listet aber alle Befunde korrekt auf, die man für die Diagnose eines akuten Herzinfarktes fordert, Veränderungen im EKG (= ST-Hebung im EKG) und eine (mehrfach kontrollierte) Veränderung der Laborwerte (= CK-Erhöhung). Vor allem Dr. Chase lässt sich von dem deutlichen Übergewicht des Mädchens immer wieder ablenken und führt das Übergewicht als Ursache für den Herzinfarkt ins Feld. Dieser Aspekt stimmt jedoch nur für Erwachsene, und auch nur dann, wenn ein sogenanntes »metabolisches Syndrom« mit dem Übergewicht verbunden ist. Das metabolische Syndrom, die Kombination von Übergewicht, Diabetes, Bluthochdruck und erhöhten Blutfetten wird auch hinreichend diskutiert und im Rahmen eines völlig unnützen – aber schön auszusprechenden – »hyperinsulinämisch – euglycämischen Clamp Testes« überprüft. Diesen Clamp Test gibt es tatsächlich und er gibt Informationen über die Ansprechrate eines Patienten auf von außen zugeführtes Insulin. Dies ist in diesem Fall aber völlig uninteressant, so dass auch der Clamp Test völlig überflüssig ist. Andere Ursachen für einen Herzinfarkt im Kindesalter, wie vor allem entzündliche Gefäßveränderungen und Autoimmunerkrankungen wie zum Beispiel das Kawasaki Syndrom, werden leider nicht ernsthaft in Erwägung gezogen. Dies ist insofern schade, als dass man davon ausgehen kann, dass alleine in Deutschland jedes Jahr etwa 9 von 100 000 Kindern unter 5 Jahren an einem Kawasaki Syndrom erkranken (in Japan sogar 185 von 100 000 Kindern!). Gerade beim Kawasaki Syndrom ist eine frühe Behandlung mit Immunglobulinen (2 g/kg Körpergewicht) und eventuell auch Acetylsalicylsäure von Bedeutung, um das Auftreten von Herzkranzgefäßveränderungen und in der Folge einen Herzinfarkt im Kindesalter zu verhindern. Auch die schwere Form einer reinerbigen familiären Cholesterinerhöhung (= homozygote Hypercholesterinämie) wurde als denkbare Ursache für einen Herzinfarkt leider nicht diskutiert, obgleich dies immer wieder zu sehen ist. Stattdessen wird die Ursache für den Herzinfarkt in der Einnahme von Appetitzüglern gesehen, alternativ aber auch als Folge eines weggeschwemmten Blutgerinnsels. Für Letzteres wird eine Blutverdünnung mit Warfarin initiiert, was dann auch gleich zu einer schweren Hautnekrose führt. Hier wird dann – erfreulich korrekt – sofort an eine denkbare Gewebeschädigung durch die sogenannte Markumarnekrose gedacht. Dies ist eine gefürchtete und häufig nicht erkannte Komplikation einer Blutverdünnertherapie mit Vitamin-K-Antagonisten wie Warfarin bzw. Phenprocoumon (= Markumar®). Um das Risiko einer Markumarnekrose zu reduzieren, sollte man unbedingt immer überlappend Heparin geben, was auch bei Dr. House thematisiert wird, da House vermutet, dass Dr. Cameron dies versäumt habe. Letztendlich stellt sich aber heraus, dass die Ursache für die Hautnekrosen eine seltene Störung der Gewebedurchblutung im Sinne einer sogenannten Calciphylaxie bei einem Morbus Cushing war. Die Calciphylaxie ist tatsächlich eine ernstzunehmende Differentialdiagnose, wobei eine Beziehung zum Morbus Cushing mir zumindest nicht bekannt ist.

Rein medizinisch ist diese Episode mittelmäßig gelungen, auch wenn mir persönlich die Geschichte rund um den Herzinfarkt mit all den hormonellen Veränderungen sehr gut gefällt. Bei einem akuten Herzinfarkt (gleich welchen Alters) wäre ein sofortiger Herzkatheter wichtiger als die Zuweisung zu Dr. House! Beim Verdacht auf ein in die Herzkranzgefäße eingeschwemmtes Blutgerinnsel wäre neben der Gabe von

Markumar auch die Suche nach der Quelle dieses Gerinnsels (eine Thrombus-Suche) sinnvoll (UKG, TEE, KM-US ...). Ein metabolisches Syndrom wird nicht durch einen Clamp Test diagnostiziert und ist auch keine Ursache für einen Herzinfarkt bei Kindern! Beim Clamp Test wird zudem der Blutzucker direkt am Patientenbett überprüft, so dass der Gang zum Labor völlig überflüssig war, um sagen zu können, dass keine Unterzuckerung vorlag. Bei unklarem massivem Übergewicht im Kindesalter gehört eine endokrinologische Abklärung zum Standard (gegebenenfalls inklusive spezieller Hormontestungen, wie dem Dexamethason-Hemmtest). Zur Abklärung eines Cushing-Verdachtes gehört neben der körperlichen Untersuchung (inklusive Wachstumskurven bei Kindern!) vor allem die endokrinologische Untersuchung dazu, mit Bestimmung von Hormonwerten wie ACTH und Cortisol, Cortisolausscheidung im Sammelurin und ein Dexamethason Suppressionstest. Radiologisch werden die Nebennieren bzw. die Hypophyse dargestellt (Ultraschall bzw. CT und MRT) – was bei House ja auch passierte. Die Idee mit der Markumar-Nekrose war geradezu genial und hieran sollte auch in der täglichen Praxis wirklich öfters gedacht werden. Der operative Zugang zur Entfernung des Hypophysen-Tumors erfolgt durch einen Schnitt in der Nase (= transnasal). Äußerlich ist nach dem Eingriff keine Narbe erkennbar. Der vom Team von Dr. House gewählte Zugang unterhalb der Oberlippe (= sublabial) wird wegen Gefühlsstörungen im Bereich des Oberkiefers und der Zähne eher vermieden.

Toxoplasmose, Variables Immundefekt-Syndrom durch Epstein-Barr-Virus in Verbindung mit Phenytoin (Staffel 1, Episode 17; »Versteckte Wahrheit«)

Ein afroamerikanischer Senator und Präsidentschaftskandidat kollabiert während einer Wahlkampfveranstaltung. Als

Ursache finden House und sein Team eine zerebrale Toxoplasmose, das heißt einen Hirnbefall durch den vor allem bei Katzen vorkommenden Erreger »Toxoplasma gondii«. Die Durchseuchung mit diesem Erreger liegt in unserer Bevölkerung bei fast 60 Prozent, wobei in der Regel lediglich grippeähnliche Krankheitssymptome auftreten. Bei einer Immunschwäche, wie bei AIDS, kann es jedoch zu schweren Verläufen inklusive einer Hirnbeteiligung kommen. Logischerweise wird bei diesem Befund daher zunächst von House und seinem Team an AIDS gedacht. Ein erster HIV-Test ist auch positiv, wobei der Bestätigungs-Test dann aber negativ ist. Infolgedessen wird die Diagnose AIDS verworfen und zunächst an eine Haarzell-Leukämie gedacht. Letztendlich stellt aber House die richtige Diagnose: Combined Variable Immune Deficiency (CVID) auf dem Boden von Medikamenten gegen eine Epilepsie (= Antiepileptika, insbesondere Phenytoin) und einer Epstein-Barr-Virus-Infektion im Kindesalter. Die Diagnose »variables Immundefektsyndrom« (=Combined Variable Immune, CVID) wird bei Patienten mit niedrigen Spiegeln an eigenen Abwehrstoffen (niedrige Serumimmunglobulin-Konzentrationen), defekter spezifischer Antikörperproduktion und einer gesteigerten Anfälligkeit für bakterielle Infektionen des Respirations- und des Gastrointestinaltrakts gestellt, wenn andere Ursachen für niedrige Antikörperkonzentrationen (= Hypogammaglobulinämie) ausgeschlossen sind. CVID ist eine seltene Erkrankung, die mit einer Prävalenz von etwa 4/100 000 vorkommt. Bei CVID liegt ein Mangel einer bestimmten Antikörperfraktion (Mangel an Immunglobulinen der IgG Fraktion) vor (sogenannte Hypogammaglobulinämie), was zu einer erhöhten Anfälligkeit für Infektionen führt. Die zugrunde liegende genetische Ursache für die niedrigen Serum-Immunglobuline ist meist unbekannt, in Einzelfällen wurde eine Mutation in einem bestimmten Genbereich (dem TNFRSF13B-Gen) gefunden. In der Regel treten bei CVID immer wiederkehrende Infekte bereits in früher

Jugend auf, manchmal aber auch – wie in diesem Falle – erst im Erwachsenenalter. Häufig haben die Patienten Infektionen der Ohren, Nasennebenhöhlen, Bronchien und Lunge. In der Folge kann es zu Bronchiektasien kommen, die die Lunge noch empfindlicher für Infekte werden lassen. Eine CVID kann – wie bei House beschrieben – in der Tat durch Medikamente induziert sein. Gerade auch das bei dem Patienten diskutierte Phenytoin kann bei bis zu 20 Prozent der Patienten eine Störung der Antikörperproduktion verursachen. Aber auch andere Medikamente wie Sulfasalazin, Gold, Chloroquin, D-Penicillamin, Captopril, Fenclofenac, Hydantoin, Zonisamid, Carbamazepin und Valproat können die Antikörperproduktion ungünstig beeinflussen.[67]

Medizinisch ist dieser Fall durchaus interessant, wenngleich der Verlauf doch recht ungewöhnlich abläuft. Dass der Senator erst so spät an den Folgen der CVID erkrankt und nicht bereits in der Vorgeschichte wiederkehrende Infekte durchleben musste, lässt an der Geschichte zweifeln. Auch dass der Milliardär Ed Vogler House bittet, auf einem Ärztekongress einen wohlwollenden Vortrag zu einem neuen Medikament von Voglers Pharmakonzern zu halten, ist recht unglaubwürdig. Als Diagnostiker hat Dr. House so gar nichts mit dem Präparat zu tun und Vogler möchte ihn ohnehin wegen der hohen Kosten seiner Abteilung am liebsten rausschmeißen. Dass die Realität aber auch ab und an selbst einen Dr. House widerlegt, zeigt sich in seiner Äußerung gegenüber dem afroamerikanischen Senator, die sich so – wie wir wissen – nicht bestätigte: »Glauben Sie mir, Sie werden so oder so nicht Präsident. Das Weiße Haus heißt nicht nur so wegen seines Anstrichs.«

---

67 http://www.immundefekt.de/hid.shtml

Paraneoplastisches Syndrom durch ein Bronchialkarzinom, Lungenembolie (Staffel 1, Episode 18; »Verluste«)

In dieser Episode kommt eine Schwangere, die sich in der 28-sten Schwangerschaftswoche befindet, nach einem Schwächeanfall ins PPTH. Dr. Chase vermutet zunächst eine Schwangerschaftsvergiftung (= Präeklampsie oder EPH-Gestose), wobei dies klinisch jedoch nicht passt. Hierfür wäre die Kombination aus Beinödemen (= **E**dema), Eiweißverlust im Urin (= **P**roteinurie) und Bluthochdruck (= **H**ypertonie) (=EPH) erforderlich. Nachdem die Frau Schluckstörungen entwickelt, wird ein Thorax CT durchgeführt, welches ein offenbar rasch wachsendes Bronchialkarzinom mit einem sogenannten paraneoplastischen Syndrom zeigt. Dr. Wilson möchte daraufhin möglichst rasch eine Chemotherapie durchführen, was aufgrund der bestehenden Schwangerschaft jedoch nicht möglich ist. Eine vorgezogene Kaiserschnittentbindung lehnt die Patientin zunächst jedoch ab, da sie dem Kind die besten Überlebenschancen bieten möchte. Letzten Endes kommt es dann doch zum Notfalleingriff, nachdem die Patientin eine fulminante Lungenembolie erleidet und an den Folgen einer notfallmäßig durchgeführten blutgerinnselauflösenden Therapie (= Rescue-Lyse) verblutet. Somit überlebt das Baby der Patientin in allerletzter Minute, die Mutter stirbt jedoch.

Rein medizinisch war dies eine interessante und alles in allem in weiten Teilen durchaus schlüssige Episode. Zwar war die Behandlung einer Asystolie (Null-Linie) falsch, hier hilft keine Defibrillation, sondern Herzdruckmassage und hochdosierte Gabe von Streßhormonen (= Katecholaminen), in der Hoffnung, das Herz zumindest ins Flimmern zu bekommen, das dann elektrisch konvertiert werden kann. Aber die Möglichkeit eines paraneoplastischen Syndroms bei einem Bronchialkarzinom und ein erhöhtes Risiko für eine Lungenembolie während einer Schwangerschaft bei gleichzeitig bestehender Tumor-Erkrankung ist durchaus korrekt.

Erfreulich war in dieser Episode zudem die Tatsache, dass sich Dr. Cuddy und Dr. Wilson gegen Ed Vogler durchsetzen konnten, woraufhin sich dieser samt seiner 100 Millionen US-Dollar aus dem PPTH zurückzieht. Dafür können dann aber auch Dr. House und sein Team am PPTH bleiben, was Dr. House zum teuersten Mitarbeiter am PPTH aller Zeiten machen dürfte. Im Aufsichtsrat kommt es dabei zu folgendem, recht interessanten Dialog. Vogler: »Ein Mensch ist die Summe seiner Fehler. Hier sind einige von Dr. House: eine wissentliche Missachtung einer Patientenverfügung. Er hat Termiten in den OP eingeschleust und spuckte einen Chirurgen an. Er nahm eine Corvette von einem Patienten an, der ein bekanntes Mitglied der Mafia ist.« Aufsichtsratsmitglied: »Ed hören Sie ...« Vogler: »Edward!« Aufsichtsratsmitglied: »Edward. Sie können sich doch jede Karriere ansehen und finden da einige Dinge, die ...« Vogler: »Das war in den letzten drei Monaten.«

Thrombotisch-thrombozytopenische Purpura
(Staffel 1, Episode 19; »Epidemie«)

In dieser Episode erkrankt nicht nur eine Einzelperson, sondern es werden gleich mehrere tausend Zuschauer sowie zahlreiche Sportler unter dem Verdacht auf eine bakterielle Meningitis, die bei einem der Schiedsrichter im Schwimmbad auftrat, in die Klinik gebracht. Dort treffen Dr. House und sein Team auf die 12-jährige Turmspringerin Mary. Diese hat einige für Meningitis typische Symptome wie Fieber, Nackenschmerzen und Hautveränderungen. Im weiteren Verlauf kommt es noch zu Krampfanfällen und Bewusstseinsverlust, so dass im Grunde genommen eine Menigitis tatsächlich vorliegen könnte. Eine Punktion von Rückenmarkflüssigkeit (= Liquorpunktion), die bei solch unklaren Befunden durchaus Standard ist, ergibt jedoch keinen Hinweis auf eine entzündliche Hirnhautveränderung. Wegen der völligen Überlastung des Krankenhauses durch die ganzen Zuschauer aus der Wettkampfarena sind die üblichen Gerätschaften, die Dr. House allzu gerne immer wieder einsetzt, jedoch nicht verfügbar, so dass House und sein Team eine Ultraschalluntersuchung des Gehirns durchführen. Dass dies absoluter Quatsch ist, weiß allerdings bereits mein 10-jähriger Sohn Felix, denn Ultraschallwellen können die knöchernen Schädelstrukturen nicht so durchdringen, dass eine suffiziente Bildgebung des Gehirns möglich wäre. Nun ja, wie auch immer, Dr. House und sein Team schaffen das und sehen eine Hirnblutung, die umgehend neurochirurgisch versorgt wird. In der Folge finden Dr. House und sein Team heraus, dass es sich bei den Beschwerden des 12-jährigen Mädchens um eine sogenannte Ahrombotisch thrombozytopenische Purpura (TTP) handelt, eine recht seltene Erkrankung, die rund bei 3-7 pro einer Million Menschen auftritt. Die thrombotisch thrombozytopenische Purpura (TTP) ist ebenso wie das hämolytisch urämische Syndrom (HUS) eine Erkrankung der kleinen Gefäße (= mikroangiopathische Erkrankung), die auch im Rahmen einer Schwangerschaft auftreten kann. Eine entsprechende Untersuchung des Mädchens zeigt auch, dass sie schwanger ist. Beide Erkrankungen gehen mit einer Zerstörung der roten Blutkörperchen (= Hämolyse), einem Abfall der Blutplättchen (= Thrombozytopenie) und einer Schädigung der kleinen Gefäße (= Mikroangiopathie) einher. HUS befällt jedoch im Gegensatz zu TTP vor allem auch die Nieren, wohingegen bei TTP die Schädigung des zentralen Nervensystems häufiger auftritt als bei HUS. Zwar treten beide Erkrankungen gehäuft bei Schwangerschaften auf, wobei allerdings HUS meist erst nach der Entbindung in Erscheinung tritt und TTP relativ früh, meist im zweiten Trimester. Erfreulicherweise sind beide Erkrankungen recht selten. Die TTP gibt es am häufigsten als die idiopathische TTP, die als Autoimmunkrankheit ungeklärter Ursache mit hemmenden

Autoantikörpern gegen die Zinkprotease ADAMTS13 (= **a** **d**isintegrin **a**nd **m**etalloprotease with **t**hrombo**s**pondin-1-like domains 13) gilt. Wesentlich seltener (bei etwa 15 Prozent der Fälle) handelt es sich um eine sekundäre TTP. Hier kommen als Auslöser folgende Situationen in Frage: Schwangerschaft, Einnahme der Antibabypille (= hormonelle Kontrazeptiva), Medikamente wie Cyclosporin sowie eine Reihe von Antibiotika (wie Cotrimoxazol), Thrombozytenaggregationshemmer (wie Ticlopidin, möglicherweise auch Clopidogrel), Chinin (zum Beispiel in Tonic Water), Antimalariamittel und Drogen (Kokain), Infektionserkrankungen (HIV ...), Autoimmunerkrankungen (SLE ...) und Krebserkrankungen (Magenkarzinom!). Letzendlich gibt es auch noch familär bedingte TTP-Formen. Die TTP zeichnet sich durch die folgenden 5 klassischen Symptomenkomplexe aus: 1) Mikroangiopathie assoziierte Hämolyse, 2) Thrombopenie, 3) neurologische Symptome (Kopfschmerzen, Krampfneigung, Verwirrtheitszustände), 4) Fieber, 5) Nierenfunktionsstörung. Alle Symptome treten allerdings nur bei weniger als der Hälfte aller Patienten auf. Die Diagnose wird aufgrund der obigen Symptome gestellt, wobei eine Thrombozytopenie und das Vorkommen von Fragmentozyten wegweisend sind. Neuerdings wurden die diagnostischen Möglichkeiten der TTP durch die Messung von ADAMTS13-Antigen und die ADAMTS13-Aktivität enorm verbessert, wobei der Nachweis eines schweren ADAMTS13-Mangels als spezifisch für das Vorliegen einer TTP gilt (bei HUS besteht kein ADAMTS13-Mangel). Zudem kann man durch die Bestimmung der Autoantikörper gegen ADAMTS13 zwischen der erworbenen und der hereditären TTP unterscheiden. Im Gegensatz zu all den heroischen Eingriffen von Dr. House und seinem Team sind hierfür nur 3 ml Citrat-Vollblut erforderlich. Da aufgrund der vitalen Bedrohung der Patienten (immerhin sterben 90 Prozent der Patienten, falls keine Behandlung erfolgt) auf das Ergebnis dieser Untersuchungen nicht gewartet werden kann, erfolgt diese Diagnostik nur zur Befundbestätigung, da möglichst schnell mit einer Plasmaseparation und Plasmaaustausch gegen fresh frozen Plasma (FFP) begonnen werden muss (mit einer 70-90-prozentigen Heilungschance). Sollte dies nicht ausreichen, dann kommen Immunsuppressiva zum Einsatz.

Problematisch in dieser Episode ist die Tatsache, dass Dr. House die Eltern des 12-jährigen Mädchens nicht über deren Schwangerschaft informiert und lediglich von einer Wucherung im Bauch des Mädchens spricht. Stattdessen veranlasst er neben der Plasmaaustauschbehandlung noch eine Abtreibung. Zudem kommt der pädophile Trainer ungestraft davon. Ob dies dem Kindeswohl tatsächlich entspricht, sei dahingestellt. Juristisch wären solcherlei Eingriffe ohne adäquate Aufklärung und die schriftliche Einverständniserklärung der Eltern auch in den USA kaum vorstellbar.

Osteomyelitis nach einem Kieferbruch
(Staffel 1, Episode 20; »Liebeshiebe«)

Bei dieser Episode kommt ein junger Patient namens Harvey Park mit wiederkehrenden kleineren Schlaganfällen zum PPTH. Als Ursache für einen Schlaganfall werden sowohl eine Entzündung der Herzklappen (= Endokarditis bei Mitralklappenprolaps Syndrom) (von Dr. Foreman) als auch ein Aneurysma der hirnversorgenden Arterien (von Dr. Chase) diskutiert. Eine Endokarditis wäre in der Tat auch eine sehr gut vorstellbare Ursache solcher immer wieder vorkommenden Ereignisse, zumal auch leichtes Fieber und das Vorliegen eines Mitralklappenprolapses beschrieben wurde. Allerdings zeigt sich in der Ultraschall-Kardiographie (UKG) kein sicherer Hinweis auf flottierende Klappenauflagerungen. Für die Diagnose einer Endokarditis reicht der Befund eines Mitralklappenprolapses natürlich bei Weitem nicht aus, da dies bei etwa 2 bis 3 Prozent der Bevölkerung vorkommt. Da die Endokarditis aber auch im gesunden klinischen Alltag ein nicht unerhebliches Problem bei der Diagnostik darstellt, wurden bereits 1994 die sogenannten »Dukes Kriterien« entwickelt. Man unterscheidet dabei Haupt- von Neben-Kriterien, wobei für die Diagnose einer Endokarditis üblicherweise verlangt wird, dass entweder 2 Hauptkriterien vorliegen oder aber 1 Hauptkriterium und 3 Nebenkriterien oder 5 Nebenkriterien. Dabei sind Hauptkriterien folgende Befunde: positive Blutkulturen (bei zwei getrennten Abnahmen über 12 Stunden, Nachweis von Endokarditis typischen Erregern wie zum Beispiel Streptococcus viridans, S. bovis, HACEK Gruppe oder der gefürchtete Staphylococcus aureus oder Enterococcus), pathologische UKG-Veränderungen (sicherer Nachweis von Vegetationen an Klappe oder Halteapparat), neu aufgetretenes Herzgeräusch (daher ist es wichtig, bei jedem Patienten einmal das Herz abgehört zu haben!!). Nebenkriterien sind: prädisponierende Klappenveränderungen (Mitralklappenprolaps, bikuspide Aortenklappe, Klappenfehler) oder intravenöser Drogenmissbrauch, Fieber (> 38 °C), Embolien, immunologische Veränderungen (zum Beispiel Glomerulonephritis, Osler und Roth Spots), positive Blutkultur bzw. Hinweise auf bakteriellen Infekt, ein pathologisches UKG (ohne solch eindeutige Veränderungen aufzuweisen, wie unter den Hauptkriterien aufgeführt). So gesehen treffen bei unserem Patienten lediglich drei Nebenkriterien zu (Mitralklappenprolaps, Fieber und Embolien). Eine Blutkultur wurde offenbar gar nicht erst abgenommen. Dennoch scheint vom klinischen Bild der Einsatz von Antibiotika gerechtfertigt zu sein. Wesentlich korrekter wird eine Endokarditis in der Folge »Irrtum« (Staffel 2, Episode 3) dargestellt.

Weniger sinnvoll wird der Aspekt von Dr. Chase bezüglich eines Hirnarterienaneurysmas abgearbeitet. Hier wird eine Angiographie der Hirnarterien durchgeführt, die ohne Auffälligkeiten ist. Doch anstatt es damit zu belassen, fällt auf, dass der Patient masochistisch veranlagt ist und von seiner Freundin Annette, die eine Domina ist, gelegentlich stranguliert wird. Dies bringt Dr. House auf die Idee, dass bei den ungewöhnlichen Vorlieben seines Patienten die hirnversorgenden Arterien zu Schaden gekommen sein könnten. Dr. House drängt daher – trotz unauffälliger Bildgebung – auf eine neurochirurgische Operation von was auch immer. In dieser Situation ist der Patient vernünftiger als das gesamte House-Team und lehnt die völlig sinnlose OP ab. Da er dann aber ins Koma fällt und nicht geschäftsfähig ist, werden die Eltern des Patienten herbeigerufen, die dann ihr Einverständnis zur OP geben. Wie zu erwarten, war die OP ohne weiterführenden Befund, so dass nach einer anderen möglichen Ursache der immer wiederkehrenden Schlaganfälle gesucht wird. Dr. House kommt jetzt auf die Idee, dass es sich ja auch um eine chronische Knochenentzündung handeln könne, da nach einem Kieferbruch der Unterkiefer bereits vor längerer Zeit einmal mit einer Metallplatte versorgt wurde. In der Tat ist es vorstellbar, dass solch ein sanierter Kieferknochen sich auch einmal infiziert haben kann. Wie es von dort aus allerdings zu wiederkehrenden Schlaganfällen kommen kann, bleibt wohl das Geheimnis der Filmemacher. So, wie es im Film dargestellt wurde, geht es jedenfalls nicht. Immerhin wird der infizierte Kieferknochen operativ saniert und der Patient ist danach gerettet.

Streptococcus pyogenes / Osteosarkom / Infarkt im Oberschenkel (Staffel 1, Episode 21; »Drei Beine«)

In dieser Episode wird Dr. House von Dr. Cuddy zum Unterricht von Medizinstudenten am PPTH überredet, was Dr. House nur im Tausch gegen 2 Stunden Ambulanzdienst übernimmt. Dr. House muss seinen Kollegen Dr. Riley vertreten, der eigentlich die Vorlesung hätte halten sollen, aber wegen starken Brechreizes ausfällt. Nebenbei erfährt man, dass Dr. Riley sich in diesem Jahr bereits fünfmal wegen Magen-/Darmbeschwerden krank gemeldet hat. Dr. House ist der Meinung, dass sein Kollege entweder lügt oder stirbt, klärt aber quasi nebenbei die Ursache für die Magen-/Darmbeschwerden seines Kollegens anhand einer im Hörsaal abgestellten Kaffeetasse auf, indem er die Diagnose einer chronischen Bleivergiftung durch Exposition zu Bleifarben stellt. Offenbar haben die Kinder des Kollegen die Kaffeetasse mit bleihaltigen Farben verziert, wodurch es zu einer Bleiexposition kommen kann, die bereits Ludwig van Beethoven nicht gut getan hat (in dessen Haaren ein extrem hoher Bleispiegel als Hinweis auf eine Bleivergiftung gefunden wurde). In der Tat kann eine chronische Bleivergiftung bereits ab einer Bleidosis von etwa 1 mg pro Tag über die Nahrung erfolgen, wenn diese Exposition über eine längere Zeit erfolgt. Eine Bleivergiftung führt zu Schäden des Nervensystems, depressiven Verstimmungen, Störung der Blutbildung sowie zu Magen-/Darmbeschwerden und Nierenschäden. Im Magen-/Darmtrakt kann es durch Blei zu typischen Darmkoliken, den sogenannten »Bleikoliken« sowie zu Obstipationen (Verstopfung) bis hin zur kompletten Darmlähmung kommen. Eine akute Bleivergiftung mit großen Mengen an Blei, dessen tödliche Dosis beim Erwachsenen zwischen 5 und 30 Gramm liegt, führt zum Erbrechen, wobei das Erbrochene durch Bildung von Bleichlorid durch die Exposition der Magensäure weißlich gefärbt sein kann. Letztendlich rettet Dr. House durch seinen erzwungenen Unterricht »nebenbei« das Leben seines Kollegen. Dies ist jedoch nur eine kurze, aber gut beobachtete Nebengeschichte in dieser Episode, bei der Dr. House seinen Studenten gleich drei interessante, aber völlig unterschiedliche Fälle von Beinschmerzen vorstellt, und zwar bei einem Farmer, einer Volleyballspielerin und bei einem scheinbar drogensüchtigen Golfspieler.

Der Patient, der als Farmer auf dem Feld gearbeitet hat, gibt Schmerzen im rechten Bein nach einem fraglichen Schlangenbiss an. Natürlich entwickelt er nach Gabe des Gegenserums eine schwere Schockreaktion (= Anaphylaxie) und es zeigt sich auch keinerlei Wirkung. Der Zustand des Beines verschlechtert sich zusehends. Der Patient droht an der sich zunehmend ausdehnenden Infektion des Beines zu versterben. Nachdem Dr. House ihm dieses mitteilt, ist die einzige Sorge des Patienten, was mit seinem Hund passiert. Hieraus schlussfolgert Dr. House, dass der Farmer nicht von einer Schlange, sondern von seinem eigenen Hund gebissen wurde, der offensichtlich schon früher verhaltensauffällig war und nach solch einer Beißerei eingeschläfert werden müsste. Jetzt erst denken Dr. House und sein Team an eine schwere Wundinfektion durch »fleischfressende Bakterien aus der Gruppe der Streptokokken« nach Hundebiss. Das Bein muss daher schnellstmöglich amputiert werden, da dieser Infekt sich extrem rasch weiter ausbreitet. Dabei beschriftet der Patient pfiffigerweise das nicht-erkrankte Bein mit dem Hinweis »nicht dieses Bein entfernen«, was eine Maßnahme ist, die in manchen Kliniken zur Erhöhung der Patientensicherheit tatsächlich sinnvollerweise praktiziert wird. In der Tat gibt es sogenannte Killerbakterien als nekrotisierende Streptokokkuspyogenes-Bakterien (vom Typ der nekrotisierende Fasziitis-Typ 2), die mit einer Häufigkeit der Erkrankung von 1 auf 250000 vorkommen können. Insofern ist dies ein durchaus denkbares Szenario, das Dr. House hier beschreibt. Dass er und sein Team allerdings einen Hundebiss nicht von einem Schlangenbiss unterscheiden können, ist schon schwerer Humbug und sicherlich einer der Schwachpunkte bei dieser ganzen Geschichte. Zudem würde man weder einen Schlangenfänger zur Diagnosesicherung losschicken und schon gar nicht versuchen die Bakterien aus dem Maul eines bissigen Hundes zu kultivieren. Wesentlich sinnvoller und für das House-Team (Robert Chase und Eric Foreman) wesentlich gefahrloser wäre die Isolierung des Erregers aus Blutkulturen und Gewebeabstrichen des Patienten. Ohnehin hätte man aufgrund der Schwere des Wunddefektes in jeder Klinik bereits bei Aufnahme eine Breitspektrum-Antibiotikatherapie eingesetzt. Dieser Fall ist alles andere als realistisch, obgleich die Gefährdung durch nekrotisierende Streptokokken durchaus zutreffend ist.

Der Fall Nummer 2 dreht sich um eine 16-jährige Volleyballspielerin, die während eines Spieles mit starken Beinschmerzen zusammenbricht. Erst nachdem es zu einem massiven Anstieg von Calcium kommt, wird durch ein MRT ein bösartiger Knochentumor (= Osteosarkom) des Beines entdeckt, der in der Folge dann erfolgreich operiert wird. Der Umweg, über den erhöhten Calciumspiegel (= Hypercalciämie) zur Diagnose zu kommen, ist insofern nicht nachvollziehbar, als dass bei solcherlei Schmerzen bereits im Aufnahmebereich eine Röntgenuntersuchung erfolgen würde, die dann wiederum das Osteosarkom zur Darstellung gebracht hätte (allerdings wäre dann diese Episode nach 10 Minuten rum). Osteosarkome sind tatsächlich die häufigsten bösartigen Knochentumore bei Jugendlichen und kommen mit einer Auftrittswahrscheinlichkeit von etwa 1 pro 500 000 vor. Es ist auch korrekt wiedergegeben, dass Osteosarkome meist an den langen Röhrenknochen entstehen, wie im Falle der Volleyballspielerin im Bereich des Oberschenkels. Osteosarkome metastasieren leider recht früh in die Lunge, weswegen vor und nach einer ausgedehnten operativen Entfernung des Knochentumors in aller Regel eine Chemotherapie erfolgt. Unter diesen Maßnahmen sind bis zu 75 Prozent aller Patienten heilbar. Generell sollte man länger als 4 Wochen anhaltende Knochenschmerzen bei Kindern und Jugendlichen immer abklären, wobei – anders als bei Dr. House – zunächst ein einfaches Röntgenbild ausreichen dürfte (Experten können die Knochenoberfläche auch mit hoher Qualität mittels Ultraschall untersuchen!). Das bei Dr. House geforderte MRT ist tatsächlich bei der weiteren Aufarbeitung notwendig, vor allem, um dem Operateur zu zeigen, wieweit der Tumor bereits in die Weichteile und in die Nähe wichtiger Strukturen (Gefäße, Nerven) eingewachsen ist.

Bei dem dritten Patienten mit Beinschmerzen handelt es sich, wie man im Verlauf der Geschichte erfährt, um Dr. House selbst. Er kommt vom Golfspielen mit stärksten Schmerzen im rechten Bein in die Klinik, wobei die Kollegen von Dr. House allerdings den arteriellen Gefäßverschluss des Oberschenkelmuskels nicht erkennen. Erst nach drei Tagen, nachdem es bereits zu einer schweren Gewebezerstörung mit Freisetzung von speziellen Muskelproteinen (= Myoglobin) und Verfärbung des Urins kommt, wird die korrekte Diagnose bei Dr. House gestellt. Da ist es aber für eine Rettung der Oberschenkelmuskulatur bereits zu spät. Im Grunde genommen müsste das bereits abgestorbene Muskelgewebe operativ entfernt werden, um so eine systemische Vergiftung und Kaliumüberladung zu verhindern. Die Bein-Amputation lehnt Dr. House aber entschieden ab. Es kommt zu diversen Komplikationen mit einer schweren Entgleisung der Blutsalze (= Hyperkaliämie). Recht präzise schildern die Autoren hier das Problem der schweren Hyperkaliämie, die in der Tat durch den Rückfluss von Kalium aus nekrotischem Gewebe in die Blutbahn auftreten kann. Eine schwere Hyperkaliämie führt – wie von Dr. House selbst am Monitor diagnostiziert – zu einer massiven Veränderung des Ruhe-EKGs. Tatsächlich kommt es durch hohes Kalium zu EKG-Veränderungen mit einer Verbreiterung insbesondere des terminalen Anteils des QRS-Komplexes und man sieht die für Hyperkaliämien typische hohe, schmalbasige T-Welle. Des Weiteren verkürzt sich häufig die ST-Strecke und man sieht ein kurzes QT-Intervall. Die Hyperkaliämie kann zu tödlich verlaufenden Herzrhythmusstörungen führen und muss entsprechend ernst genommen werden. Insofern ist es unverständlich, warum bei Dr. House nicht gleich nachdem die Wiederdurchblutung des defekten Beines wieder hergestellt wurde, eine Blutwäsche in Form einer Dialyse zur Entfernung der Schadstoffe und des überschüssigen Kaliums erfolgte. Um mit den Schmerzen besser zurechtzukommen, wird Dr. House vorübergehend in Narkose versetzt. Während dieser Phase verfügt die (Noch-)-Lebensgefährtin von House, Stacy, gegen dessen expliziten Willen, dass der defekte Beinmuskel, aber nicht das gesamte Bein, operativ entfernt wird. Dieser rein ethisch betrachtet schwierige Entschluss rettet zwar Dr. House das Leben, zerstört aber die Beziehung der beiden und hinterlässt Dr. House mit ständigen Schmerzen und einem schweren Muskeldefekt im rechten Bein. Als Ironie des Schicksals wird somit der weltbeste Diagnostiker Opfer von schlampig arbeitenden Kollegen, die aus welchen Gründen auch immer die wahre Ursache der Beinschmerzen von Dr. House nicht korrekt aufgearbeitet haben.

Am Ende dieser Episode ist der Hörsaal mit mehr Mitarbeitern als Studenten gefüllt, die hier – ebenso wie wir – erfahren, warum Dr. House so wurde, wie wir ihn in den letzten Folgen kennengelernt haben. Letztendlich wurde House selbst Opfer von inkompetenten Ärzten, die seine Beschwerden zunächst nicht ernst nahmen und keine adäquate Diagnostik veranlassten, was bei solch einem Befund wahrlich nicht schwer gewesen wäre. Hier hätte eine farbkodierte Ultraschall-Untersuchung (= FKDS-Untersuchung) oder eine kontrastmittelgestützte MRT-Untersuchung (= Angio-MRT) völlig unproblematisch die Diagnose einer Durchblutungsstörung ergeben. Rein medizinisch betrachtet, ist diese Folge nur mittelmäßig interessant und hat eine ganze Reihe von Schwächen, die unter dem sonstigen Niveau von Dr. House liegen. Rein von der Geschichte selbst erfahren wir einiges zum Schicksal von Dr. House und verstehen etwas mehr, warum Dr. House bei den Diagnosen immer 100-prozentige Sicherheiten anstrebt.

Akute intermittierende Porphyrie (Staffel 1, Episode 22; »Risiken«)

In dieser Episode bittet Stacy Warner, die Ex-Frau von Dr. House, ihn um Hilfe für ihren Mann Mark Warner. Dieser leidet an Stimmungsschwankungen und klagt über gelegentliche Bauchschmerzen. Ansonsten fühlt der Betreffende sich aber augenscheinlich wohl und möchte auf gar keinen Fall von Dr. House untersucht werden. Um den Ehemann seiner früheren Lebensgefährtin dennoch untersuchen zu können, kippt ihm Dr. House bei einem Treffen das Schlafmittel Chloralhydrat in seinen Drink, woraufhin dieser ohnmächtig wird und ins PPTH zur Diagnostik verfrachtet wird. Mit Chloralhydrat bedient sich Dr. House einer recht alten Substanz, die früher in der Tat als sogenannte K.-o.-Tropfen missbraucht wurde.

Letztendlich veranlasst Dr. House eine chirurgische Öffnung der Bauchdecke und die Inspektion der Leibeshöhle (= explorative Lapraskopie), da alle Befunde völlig unauffällig sind. Mit dieser Indikation könnte Dr. House die halbe Stadt auf den OP-Tisch zerren, aber immerhin sieht er Auffälligkeiten in der Darmmotorik, die er als »abdominelle Epilepsie« interpretiert. Jetzt wird plötzlich nach Alzheimer und anderen neurodegenerativen Erkrankungen gesucht, wobei auch die Frage nach Demenz innerhalb der Familie abgefragt wird. Als einzige Besonderheit weiß Stacy zu berichten, dass die Schwester des Patienten gleich zweimal für Präsident Bush gestimmt habe, ansonsten sei die Familie aber geistig völlig gesund. Wegen zwischenzeitlich auftretender Lähmungen werden bei Verdacht auf ein Guillain-Barré-Syndrom eine Blutwäsche mittels einer sogenannten Plasmapherese durchgeführt und Immunglobuline appliziert – letztendlich aber ohne Erfolg. Aufgrund der diffusen Beschwerdesymptomatik und der Tatsache, dass der Patient in letzter Zeit Sonnenlicht meidet, vermutet House, dass es sich hier um eine akut intermittierende Porphyrie (AIP) handelt. Die Symptomatik einer akut intermittierenden Porphyrie ist tatsächlich recht vielfältig und die Diagnostik erfolgt häufig erst nach jahrelangem Martyrium der Betroffenen. Häufig haben die Patienten bereits zahlreiche Abdominal-OPs wegen der unklaren Bauchschmerzen hinter sich. Man geht davon aus, dass Vincent van Gogh sowie Georg III, König von England, an der akuten Porphyrie gelitten haben. Nach Petrides tritt die AIP mit einer Wahrscheinlichkeit von 1 : 10000 auf, wobei sie bei psychiatrischen Patienten wesentlich häufiger vorkommt, hier geht man von einer Wahrscheinlichkeit von 1 : 500 aus.[68] Insofern sollte im Grunde genommen bei allen psychiatrischen Patienten eine AIP ausgeschlossen werden, zumal die Diagnose einer AIP – wie man auch bei Dr. House sieht – alles andere als leicht zu stellen ist! Die Beschwerden bei AIP reichen von Abdominalbeschwerden, Erbrechen, Koliken, Verstopfung (= Obstipation), bis hin zur teilweisen Darmlähmung (= Subileussymptomatik). Es kommen schwerste Schmerzkrisen, Herz-Kreislaufbeschwerden, Entgleisung von Blutsalzen (= Hyponatriämien), psychische Alterationen, Depression sowie ein Guillain-Barré-Syndrom bis hin zum Tod durch Atemlähmung vor. Ein akuter Schub einer AIP kann durch eine Vielzahl von Auslösemechanismen verursacht werden. Zu den Auslösern einer AIP gehören Medikamente wie Barbiturate, Benzodiazepine, Etomidat, Ketamin, Phenytoin, Kortikosteroide etc. sowie Alkohol, Hungerzustände, starker Durst, Sepsis und die Einnahme von Östrogen. Um seine Verdachtsdiagnose zu bestätigen, möchte Dr. House einen akuten Anfall auslösen, indem er dem Patienten einen Mix aus unterschiedlichen AIP-Auslösern (Barbiturat, Alkohol …) injizieren möchte. Dies lehnt der Patient jedoch entschieden ab. In völliger Missachtung des Patientenwillens und gegen den Widerstand seines eigenen Teams appliziert Dr. House seine Mixtur, wo-

---

[68] Petro E. Petrides: »Die akute intermittierende Porphyrie«.
Dt Ärztebl 1997; 94: A-3407–3412

durch er einen schweren AIP-Anfall auslöst. Dadurch ist die Diagnose AIP nahezu sicher. Um diese zu beweisen, gewinnt Dr. House eine Urinprobe während des AIP-Anfalls, wobei er eine »heroische« (= suprapubische) Blasenpunktion durch die Bauchhaut hindurch durchführt, und das ohne Desinfektion und ohne Ultraschallunterstützung. Aus der Urinprobe wird dann eine Reihe spezifischer Marker, wie Porphobilinogen (PBG) und 5-Delta-Aminolävolinsäure (5-ALA), bestimmt, wobei erhöhte Werte der Beweis für eine AIP sind. Des Weiteren wäre die Bestimmung des erythrozytären PBG-Deaminase-Spiegels für die Diagnostik der AIP von Bedeutung. Die Therapie für die AIP wird dann von House mit 150 g Glucose und 75 mg Hämin (= Hämin-Arginat, = Normosang®) initiiert, was formal neben einer Expositionsprophylaxe gegen das auslösende Substrat völlig korrekt ist, lediglich die Dosis ist etwas niedrig gewählt.

Diese Episode ist vor allem deswegen so wichtig, da die Porphyrie auch heutzutage häufig nicht richtig erkannt wird und viele Ärzte aufgrund der relativen Seltenheit und der Vielzahl der wenig spezifischen Symptome einfach nicht daran denken. In der Tat sollte man – wie die Selbsthilfegruppe Akute Porphyrie e.V. betont – immer an eine akute Porphyrie denken, wenn eines oder mehrere der folgenden Symptome auftreten: intensive, dauerhafte Bauchschmerzen, Erbrechen, Verstopfung, Herzrasen, Blutdruckkrisen, Muskelschwäche, Lähmungserscheinungen, Angstzustände, Verwirrtheit, Reizbarkeit, Depression und/oder Delirium. Auch wenn sich nach etwa 1 Stunde Urinspuren rot/braun verfärben, muss stets an eine Porphyrie gedacht werden (weitere Infos siehe unter: http://www.akuteporphyrie.de/).

Die Krankheiten der Staffeln 2 bis 8

(siehe unter: http://de.wikipedia.org/wiki/Liste_der_Dr.-House-Episoden)

Folgende Krankheiten wurden in der zweiten Dr. House-Staffel abgehandelt:

1. Methanolvergiftung und Phäochromozytom: Methanol (CH3OH) wird bei gepantschtem Alkohol versehentlich zugesetzt und wird durch die körpereigene Alkoholdehydrogenose zu giftigem Formaldehyd (CH2O) abgebaut, was dann zu toxischen Effekten führt. Bereits Mengen von 0,1 g/kg Körpergewicht sind gefährlich. Es kommt zu Übelkeit, Erbrechen, Übersäuerung des Gewebes (= metabolische Azidose), Erblindung durch irreversible Schädigung des Sehnerves und letztendlich zum Tod durch eine Atemlähmung. Ein Phäochromozytom ist ein streßhormon-produzierender Tumor des Nebennierenmarkes. Durch die Freisetzung von Stresshormonen (Katecholaminen) kommt es zu krisenhaften lebensbedrohlichen Blutdruckanstiegen, verbunden mit Kopfschmerzen, Schwindel, Angstzuständen und Herzrasen.
2. Alveoläres Rhabdomyosarkom: Das alveoläre Rhabdomyosarkom ist ein bösartiger Weichteiltumor, der vor allem im Kindesalter auftritt. Die 5-Jahres-Überlebensrate liegt bei 60 %. Der Tumor wird primär chirurgisch entfernt und bestrahlt.
3. Endokarditis durch Ornithose: Endokarditis ist eine entzündliche Erkrankung der Herzklappen, verursacht durch eine bakterielle Besiedlung der Klappen. Dabei kann es zum einen zu einer Schädigung der Klappenfunktion kommen und zum anderen zu einer Streuung (Embolisation) von bakteriellen Absiedelungen in lebens-

wichtige Organsysteme. Bei jedem neu aufgetretenen Herzgeräusch sowie bei unklarem Fieber muss an eine Endokarditis gedacht werden. Bei der Ornithose liegt eine Tierseuche vor, die von Vögeln übertragen wird (wie hier von Hühnern). Die Krankheitsbeschwerden ähneln einem grippalen Infekt. Es kommt häufig zu einer Lungenentzündung. Der Erreger ist ein gram-negatives Bakterium namens »Chlamydophila psittaci« und wächst innerhalb der Zellen, was den Nachweis in Blutkulturen erschwert.

4. Nesidioblastom, Tuberkulose: Beim Nesidioblastom handelt es sich um eine Geschwulst der Bauchspeicheldrüse. Bei der Tuberkulose liegt ein durch Mykobakterien (= Mycobacterium tuberculosis) verursachter Infekt vor.

5. Kavernöses Hämangiom im Rückenmark und Strahlenkrankheit: Das kavernöse Hämangiom oder Kavernom ist eine Gefäßmissbildung mit Gefäßhohlräumen. Eine Strahlenkrankheit tritt nach hohen Bestrahlungsdosen mit radioaktiven Strahlen auf.

6. Luftembolie, sowie Myasthenia gravis pseudoparalytica als Folge eines Thymoms: Eine Luftembolie ist das Einschwemmen von Luft in Gefäße, was letztendlich zu einer Durchblutungsstörung in dem entsprechenden Gefäßareal führt. Eine Myasthenia gravis pseudoparalytica ist eine neurologische Autoimmunerkrankung, bei der die Signalübertragung vom Nerv auf den Muskel gestört ist, wodurch es zur Muskelschwäche kommt. Myasthenia gravis kommt in unserer Bevölkerung bei 1 : 5 000 vor und gilt damit als selten, so dass es bei Orphanet gelistet ist (Orpha-Kennnummer: ORPHA589; ICD-10 Code: G70.0). Im Erwachsenenalter kommt es dabei zur Störung der neuromuskulären Reizübertragung an der motorischen Endplatte des Muskels, was zur raschen Ermüdbarkeit und Schwäche des Muskels führt. Häufig kommt es zu Beginn der Erkrankung zu einer Schwä-

chung der Augenmuskeln, mit asymmetrisch hängendem Augenlid (= Ptose) und Doppelbildsehen (= Diplopie). Der Verlauf der Myasthenie ist unterschiedlich, aufgrund der uns heute zur Verfügung stehenden Möglichkeiten jedoch deutlich gebessert zu früher.
7. Herzbeuteltamponade und Zystische Echinokokkose: Eine Herzbeuteltamponade beschreibt die Kompression des Herzens durch Flüssigkeit von außen. Hierdurch kann es zu einem Herzversagen kommen, da sich das Herz durch den Druck der Flüssigkeit von außen nicht mehr normal entfalten kann und so in seiner Pumpkraft hochgradig eingeschränkt wird. Die zystische Echinokokkose wird bei Patienten mit einem Bandwurmbefall (Echinococcus) beschrieben. Häufig zeigt sich ein Wachstum der Zysten, wodurch das umliegende Gewebe verdrängt wird. Der häufigste Befall beim Menschen erfolgt durch den Hundebandwurm (Echinococcus granulosus; daher ist die regelmäßige Entwurmung von Haus-Hunden wichtig!). Die alveoläre Echinokokkose, die zu einem schweren Leberschaden bis hin zum kompletten Organversagen führt, wird vom Fuchsbandwurm verursacht.
8. Magenperforation bei Magengeschwür, Leberkrebs als Folge von Hepatitis C: Magenperforation bei einem Magengeschwür kann bei einem penetrierenden Geschwür auftreten und stellt eine ernste Komplikation dar, die umgehend chirurgisch versorgt werden muss. Leberkrebs als Folge einer chronischen Hepatitis C Erkrankung ist weltweit die Ursache von etwa 1 Million Neuerkrankungen pro Jahr und stellt damit die fünfthäufigste Krebsursache dar.
9. Münchhausen-Syndrom, Medikamentöses Cushing-Syndrom und Clostridium-perfringens-Infektion: Das Münchhausen-Syndrom beschreibt eine psychische Störung, bei der die Betroffenen körperliche Beschwerden

erfinden oder aber selbst hervorrufen. Ein medikamentöses Cushing-Syndrom wird durch eine Therapie mit Cortison-Präparaten hervorgerufen. Eine Clostridium perfringens Infektion führt zu dem gefürchteten »Gasbrand«, was eine besonders schwere Form einer Wundinfektion darstellt (= Clostridien-Myositis, clostridiale Myonekrose, oder Gasgangrän). Zu der Infektion kommt es häufig durch Verletzungen bei der Gartenarbeit oder nach Bissverletzungen. Es besteht eine Inkubationszeit von etwa 2 Tagen, dann kommt es zu einer bräunlichen Verfärbung und beim Tasten auf die Wunde kann man gegebenenfalls ein »Knistern« (Crepitatio) spüren. Erfolgt keine schnelle Behandlung, kann es durch einen toxininduzierten Schock zum Tod des Infizierten kommen. Die Sterblichkeit ist trotz aller Therapiemaßnahmen mit 40 bis 60 Prozent hoch. Glücklicherweise ist der Gasbrand in Deutschland mit ca. 100 Fällen pro Jahr relativ selten.
10. Bipolare Störung, Aphasie aufgrund von zerebraler Malaria: Eine bipolar affektive Störung wird auch als manisch-depressive Erkrankung bezeichnet. Die Erkrankung gehört zu den psychischen Affektstörungen und die Betroffenen zeigen nicht kontrollierbare, extrem verschiedene Stimmungsschwankungen, die zwischen Depression und Manie schwanken. Die Malaria ist eine Tropenkrankheit, die von unterschiedlichen Plasmodien-Erregern (Plasmodium falciparum, Plasmodium vivax, Plasmodium ovale oder Plasmodium malariae) hervorgerufen wird. Die Krankheit wird durch den Stich der weiblichen Stechmücke der Gattung Anopheles übertragen. Bei der zerebralen Malaria kommt es zur neurologischen Symptomatik mit Lähmungen und Krampfanfällen.
11. Ritalinmissbrauch, hepatozelluläres Adenom durch Einnahme der Antibabypille: Beim Ritalinmissbrauch wird

bei hochdosierter Anwendung des Wirkstoffes Methylphenidat ein antriebssteigernder Effekt ausgelöst, verbunden mit einer überschwänglichen Euphorie. Dabei tritt eine Kokain-ähnliche Wirkung ein. Beim hepatozellulären Adenom handelt es sich um eine gutartige Leberveränderung, die vor allem bei Frauen auftritt, die die Antibabypille einnehmen.
12. Subarachnoidalblutung, Serotonin-Syndrom: Eine Subarachnoidalblutung führt zur Einblutung in den mit Hirnflüssigkeit gefüllten Subarachnoidalraum. Meist kommt es dabei zum Platzen eines arteriellen Gefäßes aufgrund einer Fehlbildung. Die Subarachnoidalblutung führt zu starken Kopfschmerzen und gegebenenfalls zur Nackensteifigkeit. Ein Serotonin-Syndrom ist ein Komplex aus Krankheitszeichen, die durch eine Anhäufung des Gewebshormons und Neurotransmitters Serotonin hervorgerufen werden. Es kommt zu autonomen, neuromotorischen und kognitiven Störungen.
13. Paraneoplastisches Syndrom durch Hodenkrebs, Pseudohermaphroditismus bzw. komplette Androgenresistenz: Unter paraneoplastischem Syndrom versteht man Begleitsymptome (wie Gewichtsabnahme, Fieber, Muskelschmerzen etc.), die durch einen Tumor verursacht werden. Hodenkrebs ist ein bösartiger Tumor, der vor allem jüngere Männer (im Alter von 20 bis 40 Jahren) befällt und vor allem bei Männern mit einem Hodenhochstand auftritt. Jedes Jahr erkranken etwa 4 000 Männer an einem Hodenkrebs. Pseudohermaphroditismus beschreibt doppelgeschlechtliche Menschen. Dabei stimmt das chromosomale Geschlecht und das gonadale Geschlecht nicht mit dem genitalen Geschlecht (der äußeren Genitalien) überein. Prinzipiell unterscheidet man zwei Arten des Pseudohermaphroditismus. Zum einen gibt es die männliche Form des Pseudohermaphroditismus. Hier ist zwar das gonadale Geschlecht männlich,

das äußere Erscheinungsbild jedoch weiblich (z. B. bedingt durch das Goldberg-Maxwell-Morris-Syndrom (CAIS). Dagegen ist beim weiblichen Pseudohermaphroditismus das gonadale Geschlecht weiblich, das äußere Erscheinungsbild dagegen männlich (zum Beispiel beim Androgenitalen Syndrom (AGS).

14. Myokardinfarkt, Transplantation des Herzens einer Gonorrhoe-Patientin: Der Herzinfarkt ist eine der häufigsten Erkrankungen der westlichen Industrienationen und daher eigentlich für Dr. House viel zu langweilig. Gonorrhoe (= Tripper) ist eine der häufigsten, durch Bakterien (= Gonokokken; Neisseria gonorrhoeae) ausgelöste Geschlechtserkrankung, die durch »safer sex« eigentlich vermeidbar wäre. Dennoch erkranken alleine in Deutschland jedes Jahr etwa 20 000 bis 30 000 Menschen an der Gonorrhoe, in den USA schätzt man gar eine Erkrankungsrate von 600 000 por Jahr.

15. Atem- und Sprachstörung durch verabreichtes Arthritismittel.

16. Durch Zeckenbiss ausgelöste Tick-Disease-Erkrankung (in USA und Australien vorkommend): Tick disease ist im Grunde genommen keine Infektion, sondern eine durch Absonderungen von speziellen Zecken (die in den USA, Kanada und Australien vorkommen) bedingte Vergiftung. Diese führt zu Lähmungen, die – falls die Zecke nicht entdeckt und entfernt wird – durch Atemlähmung zum Tode führen kann. Wird die Zecke dagegen entfernt, heilt die Tick disease in kurzer Zeit ab.

17. Erdheim-Chester-Erkrankung (= Lipogranulomatosis Erdheim-Chester): ist eine sehr seltene Krankheit und zählt zu den Histiozytosen, wobei Zellen wie die Makrophagen sich in zahlreichen Organen, von den Knochen bis hin zu den Nieren, ablagern und zu Schäden führen können. Die Erdheim-Chester-Erkrankung wird bei Orphanet als sehr seltene Erkrankung gelistet (Orpha-

Kennnummer ORPHA35687; ICD-10 Code: D76.3). Die Krankheitshäufigkeit ist < 1/1 000 000 und bislang sind etwa 100 Fälle publiziert. Weder Krankheitsmechanismus noch Erbgang sind bislang aufgeklärt. Anders als bei Dr. House tritt die Erkrankung nicht im Kindesalter, sondern eher im Alter zwischen 40 und 60 Jahren auf, kann prinzipiell jedoch in jedem Alter auftreten. Die klinischen Beschwerden sind auch anders als bei »Dr. House« und äußern sich mit Fieber, Gewichtsverlust, Schwäche, Knochenschmerzen, hervorstehenden Augäpfeln (= Exophthalmus) und vermehrtem Urindrang (= Diabetes insipidus). Da der Bereich zwischen Eingeweiden und Rückenmuskulatur (= Retroperitoneum) eingeengt wird, klagen die Patienten häufig über Flankenschmerzen, Bauchschmerzen und Nierenaufstau. Zudem treten Knochenschmerzen auf. Neben einer Lungenfibrose kann es zu Verdickungen des Rippenfells und des Herzbeutels kommen sowie zu warzenähnlichen Hautveränderungen (= xanthomähnlichen Veränderungen der Haut). So wie Dr. House die Diagnose in diesem Fall stellte (mittels Herzmuskelbiopsie), wäre es im wahren Leben nicht nötig gewesen, da wesentlich leichter zugängliche Gewebeproben für eine feingewebliche Analyse zu gewinnen wären. Bei der feingeweblichen Untersuchung finden sich xanthogranulomatöse Infiltrationen von »lipid-beladenen« Makrophagen. Die Diagnose wird häufig durch spezifische Röntgenzeichen der langen Röhrenknochen gestellt (beidseitige, symmetrische kortikale Knochensklerose). Der einzige Patient, den wir bislang in Marburg mit diesem seltenen Krankheitsbild gesehen haben, zeigte zudem noch typische Veränderungen bei der Knochenszintigraphie.
18. Beulenpest: ist die durch einen Floh übertragene Infektionskrankheit, die durch Ansteckung mit dem Bakterium Yersinia pestis zu Beulen an den Leisten, am Hals und den Achseln führt.

19. Herpes-Enzephalitis: Genauer gesagt handelt es sich um eine Herpes-simplex-Enzephalitis (= HSV-Enzephalitis). Dabei tritt eine Virus-Entzündung des Gehirns durch eine Infektion mit Herpes-simplex-Viren (HSV-1 und HSV-2) auf, die häufig tödlich endet. Daher muss bereits bei Verdacht auf eine Herpes-Enzephalitis mit entsprechenden antiviralen Medikamenten behandelt werden.
20. Legionärskrankheit: Bei der Legionärskrankheit handelt es sich um einen schweren bakteriellen Infekt, der erstmals 1976 anlässlich eines Kriegsveteranentreffens in einem Hotel in Philadelphia entdeckt wurde.
21. Primäre Amöben-Meningoenzephalitis durch Naegleria fowleri: Die Primäre Amöben-Meningoenzephalitis wird vor allem in den USA und in Australien durch das amöbenartige Geißeltierchen Naegleria fowleri erzeugt. Es handelt sich dabei um eine eitrige Hirnhautentzündung, die vor allem bei Kindern und jungen Erwachsenen auftritt und häufig durch das Baden in ungechlorten Schwimmbädern übertragen wird (daher auch der Name: Schwimmbadamöbiose). Der Erreger gelangt entlang des Riechnerves bis ins Gehirn und führt zu einem schweren, in der Regel tödlich endenden Krankheitsbild.
22. Zöliakie: Die Zöliakie oder einheimische Sprue entsteht aufgrund einer allergischen Reaktion der Dünndarmzellen gegen Bestandteile von Weizen (Glutenunverträglichkeit). Man geht davon aus, dass einer von 500 Personen in Deutschland an einer Zöliakie leidet. Hier ist es wichtig, die glutenhaltigen Lebensmittel zu meiden.
23. Zygomykose: Der Begriff Zygomykose beschreibt eine Schimmelpilz-Infektion durch sogenannte Zygomyceten. Zu dieser Pilzgruppe gehören Pilze wie zum Beispiel Absidia corymbifera, Rhizopus stolonifer und Mucor circinelloides. Bei einer Zygomykose kann es – vor allem bei einer schlechten Immunabwehr – innerhalb weniger Tage zum Tode kommen.

24. Halluzination infolge einer Schussverletzung: Bei einer Halluzination handelt es sich um eine Sinneswahrnehmung, ohne dass dafür ein objektiv fassbarer Gegenstand bzw. Auslöser vorhanden ist. Dies kann bei einer schweren Schussverletzung sowohl durch Blutungsschock, Schmerzen oder Medikation auftreten.

Folgende Krankheiten wurden in der dritten Dr. House-Staffel abgehandelt:

1. Morbus Addison nach Hirn-OP, Skorbut: Morbus Addison ist eine schwerwiegende Hormonstörung, bei der es zum Ausfall von Nebennierenhormonen kommt. Dabei kann es – wie in dieser Episode – durch eine Schädigung der Hirnanhangdrüse (= Hypophyse) zu einer zentralen Störung (= Ausfall von ACTH) kommen, oder aber direkt durch eine Schädigung der Nebennieren (zum Beispiel bei Tuberkulose, Autoimmun etc.). Da das lebensnotwendige Cortisol ausfällt, sind die Patienten in ihrer Leistungsfähigkeit stark eingeschränkt, leiden an niedrigem Blutdruck, Natrium-Mangel und schwerer Müdigkeit (= Adynamie). Sobald man die Hormone ersetzt, fühlen die Patienten sich in kürzester Zeit wieder fit. Im Grunde genommen passen die meisten Symptome bei dieser Episode sehr gut zusammen, Man kann sich allerdings kaum vorstellen, dass bei einem Patienten nach einer Hirn-OP nicht eine umfassende Hormondiagnostik erfolgte. Fast schon makaber ist die langwierige Diskussion über die Gabe von ein wenig Cortison, die Dr. House mit der Klinikdirektorin führen muss. Denkt man an all die riskanten Eingriffe, die Dr. House und Co. ohne mit der Wimper zu zucken durchführen, dann ist die Diskussion über ein bisschen Cortison ziemlich unglaubwürdig. Die zweite Diagnose Skorbut ist die

Folge von einem ausgeprägten Vitamin-C-Mangel. Der Vitamin-C-Tagesbedarf liegt bei etwa 100 mg pro Tag und wurde bei den früheren Langstrecken-Matrosen durch vitaminarme Ernährung nicht gedeckt. Es kam zum Skorbut, was einhergeht mit Zahnfleischbluten, Zahnausfall, Hauteinblutungen, Knochenschmerzen, Wundheilungsstörungen, allgemeiner Schwäche bis hin zum Tod durch Herzschwäche. Tatsächlich kann es auch heutzutage immer wieder durch Fehl- und Mangelernährung zum Skorbut kommen, wobei die klinischen Beschwerden hier nur vage passen.

2. Chimärismus: Chimärismus beschreibt einen Organismus, der aus unterschiedlichen genetischen Zellen aufgebaut wird.
3. Amyloidose Typ AA: Amyloidose ist eine krankhafte Ablagerung von bestimmten Eiweißstoffen außerhalb der Zellen. Dabei können unterschiedliche Eiweiße zur Ablagerung kommen und schädigen Niere, Herz und Darm. Die Serum Amyloid-A Amyloidose (Typ AA) ist dabei eine der am häufigsten vorkommenden Amyloidose-Formen und kann zum Beispiel beim familiären Mittelmeerfieber oder anderen chronischen Entzündungsreaktionen vorkommen.
4. Waschbärspulwurm: Der Waschbärspulwurm (= Baylisascaris procyonis) kommt häufig im Darm von Waschbären, aber auch bei Hunden vor. Es handelt sich dabei um einen Fadenwurm, dessen Larven beim Menschen als Zwischenwirt zu einer Besiedlung unterschiedlicher Organe führen können. Bei Befall des Nervensystems kann es zu neurologischen Ausfällen kommen.
5. Hereditäres Angioödem: Das hereditäre Angioödem beschreibt eine seltene Erkrankung (ca. 1 bei 100 000 Personen), die familiär gehäuft vorkommt und zu Schleimhaut- und Hautschwellungen (= Ödeme) führt. Bei Schwellung der Luftwege kann die Erkrankung zum

Tode führen. Als Ursache für das hereditäre Angioödem konnte ein genetischer Defekt identifiziert werden, der zu einer Störung der C1-Esterasehemmer-Synthese führt. Beim Angioödem (Orpha-Kennnummer: ORPHA658; ICD-10 Code: T78.3) unterscheidet man zwischen der angeborenen Form des Angioödems (= hereditäres Angioödem, macht etwa 90% aus und kommt bei Kindern vor) und dem erworbenen Angioödem (= aquired Angioödem, kommt bei Erwachsenen vor). Besonders gefürchtet sind die Kehlkopfödeme, da es hierbei zu akuten Erstickungsanfällen kommen kann mit einem hohen Sterberisiko. Bei frühzeitiger Diagnostik und entsprechender Therapie ist die Prognose bei dem angeborenen Angioödem relativ gut. Die Prognose bei dem erworbenen Angioödem ist von der zugrunde liegenden Grunderkrankung abhängig.
6. Paraneoplastisches Syndrom bei Bronchial-Ca: Als paraneoplastisches Syndrom werden Symptome wie Fieber, Gewichtsverlust, Blutarmut, Thrombosen, Venenentzündungen etc. beschrieben, die als Begleitsymptom bei einer bösartigen Tumorerkrankung auftreten. Ursächlich hierfür wird eine körpereigene Immunantwort gegen den Tumor betrachtet. Beim (kleinzelligen) Bronchialkarzinom treten bei bis zu 40 Prozent der Fälle paraneoplastische Syndrombeschwerden auf.
7. MERRF-Syndrom, Kardiomyopathie: MERRF-Syndrom ist die Abkürzung von: Myoclonic Epilepsy with Ragged Red Fiber und beschreibt eine Erkrankung der Mitochondrien, die als Kraftwerke der Zelle bezeichnet werden. Da die Mitochondrien über die Eizelle von der Mutter vererbt werden, wird diese Erkrankung mütterlicherseits vererbt und zählt zu den mitochondrialen Myopathien. Insofern hat der von Dr. House betreute Patient diese Erkrankung nicht von seinem Vater, dem seit 10 Jahren im PPTH liegenden »Koma-Mann«, vererbt

bekommen, sondern eben von seiner Mutter. Patienten, die an diesem Syndrom leiden, haben Muskelspastik, epileptische Anfälle, Gangstörungen und unter dem Mikroskop nachweisbare Veränderungen an der Muskulatur. Zudem können Symptome wie Schwerhörigkeit, Sehstörungen durch Optikusatrophie, Minderwuchs sowie eine periphere Neuropathie auftreten. In Einzelfällen wurde auch eine Herzmuskelschwäche (= Kardiomyopathie), Retinopathie, Ophthalmoplegie oder Pyramidenzeichen beschrieben. So verrückt und unglaubwürdig diese ganze Episode rund um den »Koma-Mann« auch ist (wie kann ein Mensch nach 10 Jahren im Koma aufstehen und ganz normal rumlaufen? Und warum wurde er nicht schon mal früher »erweckt«?), so passt das bei »Dr. House« beschriebene Krankheitsbild MERRF und die zur Herztransplantation führende Herzmuskelschwäche doch ganz gut, auch ohne eine zusätzlich vorhandene Alkoholschädigung des Herzens. Leider gibt es für diese Erkrankung noch keine Heilung. Das MERRF-Syndrom kommt mit einer Häufigkeit von 1 : 100 000 vor (Orpha-Kennnummer: ORPHA551; ICD-10 Code: G40.3). Die Diagnose eines MERRF-Syndroms beruht auf der Anamnese, dem Nachweis abnorm erhöhter Laktatspiegel im Blut und in der spezifisch veränderten Muskelbiopsie. Die Prognose ist insgesamt schlecht, kann aber von Patient zu Patient stark variieren.

8. Hepatitis A, septische Granulomatose: Hepatitis A wird durch einen Virus übertragen und kann durch verunreinigte Speisen (zum Beispiel Muscheln) oder kontaminiertes Wasser übertragen werden. Es gibt eine effektive Impfung gegen Hepatitis A, die bei Reisen in Risikogebiete durchgeführt werden sollte. Die septische Granulomatose ist eine seltene Erkrankung der weißen Blutkörperchen (neutrophilen Granulozyten), was dazu führt,

dass die Immunabwehr nicht mehr richtig funktioniert. Daher können sich Bakterien und Pilze im Körper ausbreiten, was dann zu Granulomen (knotigen Veränderungen) führt. Durch den Befall unterschiedlichster Organe komt es zum Tod der betroffen Patienten. Therapeutisch muss frühzeitig mit Antibiotika und Pilzmitteln behandelt werden. Zum Teil werden bei schweren Fällen Stammzelltransplantationen durchgeführt.
9. Erythropoetische Protoporphyrie: Die erythropoetische Protoporphyrie beschreibt eine seltene Störung der Blutbildung, die mit einer schmerzhaften Lichtempfindlichkeit einhergeht. Die Patienten meiden daher das Sonnenlicht und es wird fälschlicherweise eine »Lichtallergie« angenommen (Vampirskrankheit). Schon nach wenigen Minuten unter Sonnenlichteinstrahlung können Patienten mit einer erythropoetischen Protoporphyrie sehr schmerzhafte, juckende Hautreizungen verspüren. Protoporphyrin wird über die Leber ausgeschieden, bei hohem Anfall kann es aber auch die Leber schädigen, was bis zum Leberversagen und in der Folge zum Tod der Betroffenen führen kann. Eine Heilung gibt es für diese Krankheit nicht, wobei die Patienten die Sonne meiden und starke Sonnenschutzcremes benutzen sollen.
10. Histiozytose X, Minderwuchs bei Hypophysenadenom: Die Histiozytose X ist eine sehr seltene Erkrankung (ca 1 pro 1 000 000 Einwohner) aus dem Formenkreis der Histiozyten, wobei Histiozyten ortsständige Makrophagen (= Abwehrzellen) sind. Hypophysenadenome sind Veränderungen an der Hirnanhangdrüse (= Hypophyse) und können durch Störungen der Hormonproduktion zu Wachstumsstörungen führen.
11. Spinales Meningeom: Meningeome sind Wucherungen der Spinngewebehaut des Gehirns und machen etwa 15 % der Hirntumore aus. Spinale Meningeome sind

dagegen sehr selten. Wird ein Menigeom vollständig entfernt, dann ist auch eine Heilung möglich.
12. Chlamydieninfektion und Schwangerschaft durch Vergewaltigung: Chlamydien sind in der Zelle lebende Bakterien, die mit speziellen Antibiotika behandelt werden müssen.
13. Unverdauter Zahnstocher: Es kommt tatsächlich vor, dass so was verschluckt wird.
14. CIPA-Syndrom, Vitamin-B12-Mangel durch Fischbandwurm: CIPA-Syndrom steht für »congenital insensitivity to pain and anhidrosis« und beschreibt eine sehr seltene Erkrankung (weltweit weniger als 100 Fälle), bei denen die Patienten unfähig sind, Schmerzen zu empfinden oder zu schwitzen. Durch die Schmerzunempfindlichkeit kommt es zu schweren Verletzungen, die von den Patienten nicht wahrgenommen werden, und durch die Unfähigkeit zu schwitzen kommt es zu Überhitzungszuständen. Durch Wurmbefall – wie dem Fischbandwurm – kann es zu Vitaminmangelzuständen, wie Vitamin-B12-Mangel, kommen. Bei einem Vitamin-B12-Mangel kommt es zur Blutarmut (perniziösen Anämie) und zu Nervenschädigungen, wobei es zu Störungen der Tiefensensibilität und des Vibrationsempfindens kommt sowie zu schmerzhaften Nervenreizungen und Ausfällen bis hin zu Lähmungen.
15. Takayasu-Arteriitis: Die Takayasu-Arteriitis oder auch Aortenbogensyndrom zählt zu den Autoimmunerkrankungen der großen Gefäße und betrifft vor allem die Aorta und deren Hauptäste. Takayasu-Arteriitis ist eine entzündliche Arteriitis der großen Gefäße. Die Erkrankung ist selten (1 pro 1 000 000) und befällt mehr Frauen als Männer und das überwiegend im Alter von unter 40 Jahren (Orpha-Kennnummer: ORPHA3287; ICD-10 Code: M31.4). Ein Frühzeichen der Erkrankung ist die im MRT oder im Ultraschall nachweisbare Gefäßwand-

verdickung. In der Folge kann es zu Engstellen (= Stenosen) und gelegentlich zu Gefäßaussackungen (= Aneurysma-Bildung) kommen. Die Symptome reichen von symptomlos bis zu schweren neurologischen Störungen. Therapeutisch kommen Steroide zum Einsatz evtl. auch Methotrexat. Bei schwerwiegenden Durchblutungsstörungen muss mittels gefäßchirurgischer Eingriffe oder gefäßerweiternder Maßnahmen behandelt werden.

16. Morbus Osler: Morbus Osler (= Hereditäre hämorrhagische Teleangiektasie) ist eine genetisch bedingte Erkrankung und wird autosomal-dominant vererbt. Beim Morbus Osler kommt es zu einer Erweiterung der Blutgefäße (= Teleangiektasien), die überwiegend im Bereich der Nasenschleimhaut und Mundschleimhaut auftritt. Diese Gefäßanomalien können leicht einreißen und zu Blutungen (Nasenblutung, Magenblutung etc.) führen, was auch das Hauptproblem dieser Erkrankung darstellt.
17. Mirror-Syndrom: Beim Mirror-Syndrom handelt es sich um eine Erkrankung von schwangeren Frauen und deren ungeborenem Baby. Dabei kommt es sowohl bei der Schwangeren als auch bei dem Ungeborenen zu einer massiven Wassereinlagerung und führt in der Regel zum Tod des Ungeborenen.
18. Brommethan-Vergiftung: Brommethan (Methylbromid) wird häufig als Begasungsmittel zur Keimabtötung von zum Beispiel Transportcontainern benutzt. Bei Vergiftungen mit diesem Gas kommt es zunächst zu Schwindel und Sprachstörungen, Danach kommt es zu Kopfschmerzen, Halluzinationen, Atemnot, Brustschmerzen und Tod.
19. Frühzeitige Pubertät durch exogene Testosteronzufuhr
20. Staphylococcus aureus-Infektion: Staphylococcus aureus ist ein kugelförmiges (Gram-positives) Bakterium, das sowohl banale Hautinfektionen (Abszesse) bis hin zu lebensgefährlichen Infektionen auslösen kann.

21. Histoplasmose: Histoplasmose ist eine vorwiegend die Lunge betreffende Pilzinfektion (durch den Pilz Histoplasma capsulatum). Die Histoplasmose kommt vor allem bei immungeschwächten Patienten in Amerika, Indonesien und Afrika vor.
22. Bakterielle Infektion nach Suizidversuch
23. Hämochromatose: Hämochromatose ist eine Eisenstoffwechselstörung, bei der es zu einer überschießenden Eisenaufnahme und Einlagerung in diversen Geweben kommt. Durch die Eisenüberladung kommt es zu schwerwiegenden Schädigungen der unterschiedlichen Organe, wobei die meisten Patienten eine schwere Leberschädigung aufweisen. Zudem kann es zu Schäden an der Hypophyse kommen, zum Diabetes mellitus, Herzrhythmusstörungen, Dunkelverfärbung der Haut etc.
24. Angeborener Herzfehler: Pro Jahr werden in Deutschland etwa 6 000 Kinder mit einem angeborenen Herzfehler geboren. Da Dr. House in dieser Episode von einem dritten Ostium spricht, ist davon auszugehen, dass es sich um eine Fehlbildung im Bereich der Herzscheidewand handelt (AV-Kanal).

Folgende Krankheiten wurden in der vierten Dr. House-Staffel abgehandelt:

1. Allergisches Granulom: Granulome sind Gewebewucherungen, die aufgrund unterschiedlicher Ursachen auftreten können. Man unterscheidet dabei allergische Granulome (bei Typ-IV-Allergie oder Borreliose) von infektiösen Granulomen (als sogenannte Aschoff-Knötchen, bei Syphilis, Pilzinfektionen, Tuberkulose etc.) und von nicht-infektiösen Granulomen (Sarkoidose, Wegener-Granulomatose, Morbus Crohn etc.).

2. Morbus von Hippel-Lindau: Das von Hippel-Lindau-Syndrom (= Retino-cerebelläre Angiomatose) beschreibt eine Tumorerkrankung, die familiär gehäuft vorkommt und sowohl die Netzhaut des Auges als auch das Gehirn befällt. Die Therapie besteht in der chirurgischen Entfernung der tumorösen Veränderungen.
3. Zwergfadenwurm (= Strongyloides stercoralis): Ist ein vor allem in den Tropen vorkommender Wurm, der sich durch die Haut und Darmwand in die Blutgefäße bohrt und von dort über die Lunge zurück zum Darm wandert. Vor allem für immungeschwächte Menschen ist solch ein Wurmbefall gefährlich.
4. Ergotismus: Ergotismus beschreibt eine Vergiftung durch auf Pflanzen vorkommenden Mutterkornalkaloiden. Mutterkornalkaloide werden vor allem durch den Mutterkornpilz (= Claviceps purpurea) gebildet, der überwiegend auf Nutzpflanzen wie Roggen wächst. Die Besiedlung der Nutzpflanzen durch diesen Pilz kann zu Vergiftungen führen, wie dies im Mittelalter häufiger der Fall war. Bei einer Ergotaminvergiftung verengen sich die Blutgefäße, was in der Folge zu Störungen der Blutzufuhr in lebenswichtigen Organen wie Herz, Leber, Niere oder auch den Extremitäten führt. Es treten Hautkribbeln und Empfindungsstörungen auf. Durch die Durchblutungsstörung der Extremitäten kann es gar zum Absterben der Finger und Zehen kommen. Bei schweren Vergiftungsformen kann es zum Tod durch Herzstillstand kommen.
5. Infektion durch Mykoplasmen (genauer: Mycoplasma haemosuis; früher Eperythrozoon haemosuis): Bei der Eperythrozoonose handelt es sich um eine bei Schweinen vorkommende Infektionskrankheit, welche durch das Bakterium »Mycoplasma haemosuis« (früher auch Eperythrozoon suis genannt) ausgelöst wird. Da der in dieser Episode betroffene Patient als Handelsvertreter für

Landwirtschaftsbedarf auf Bauernhöfen unterwegs ist, ist eine Infektion durch dieses Bakterium, welches üblicherweise nur Schweine befällt, zumindest denkbar.
6. Selen-Vergiftung, Thallium-Vergiftung, Hitzschlag: Eine Selen-Vergiftung kann durch übermäßige Aufnahme von Selen erfolgen. Akute Selen-Vergiftungen treten bei der Aufnahme von 3 bis 7 mg Selen auf. Chronische Selen-Vergiftungen treten bei einer längerfristigen Aufnahme von 0.6 mg täglich auf. In der Tat kann Selen in manchen Lebensmitteln vorkommen. Als Symptome treten Müdigkeit, Muskelschwäche, Durchfall, Nervenschädigung, Haarausfall und ein Ausfall der Fingernägel auf. Thallium sieht ähnlich aus wie Blei und ist überaus giftig. Im Trinkwasser dürfen maximal 5 Mikrogramm Thallium vorkommen. Bei einer Thallium-Vergiftung ist eine Menge von 800 mg tödlich. Bei einer Thallium-Vergiftung kommt es zunächst zu Durchfällen und Verstopfung, später zu Haarausfall und Veränderungen der Nägel (chronisch als Mees Nagelstreifen), dann zu neurologischen Veränderungen und letztendlich können schwerwiegende Herzrhythmusstörungen auftreten. Eine natürliche Aufnahme von konzentriertem Thallium findet eigentlich nie statt, so dass es sich hierbei immer um bewusst herbeigeführte Vergiftungen handelt – wie es ja auch hier in der Episode war (in der ein Mitarbeiter von Dr. House seinen Patienten vorübergehend mit Thallium vergiftete, nur um bei House mit der Diagnose »Kinderlähmung« zu punkten). Die bei dieser Episode korrekte Diagnose war hingegen der Hitzschlag. Dieser tritt beim Menschen auf, wenn die Körperkerntemperatur auf über 40 °C ansteigt. Im Rahmen dieser Überwärmung kommt es zu Fieberkrämpfen und Bewusstseinstrübungen.
7. Lyme-Borreliose: Die Borreliose oder auch Lyme-Erkrankung wird durch das Bakterium »Borrelia burgdorferi« ausgelöst, welches durch Zecken (dem Holzbock = Ixo-

des ricinus), in selteneren Fällen aber auch durch Stechmücken oder Bremsen übertragen wird. Etwa 4 Wochen nach dem Zeckenstich kommt es bei etwa der Hälfte aller Betroffenen im Bereich der Stichstelle zur sogenannten »Wanderröte« (= Erythema migrans). Später greift die Erkrankung die Nerven (Neuroborreliose) und/oder Gelenke an. Desweiteren können schwerwiegende Herzrhythmusstörungen auftreten. Wichtig ist die frühzeitige Entfernung der Zecken und eine frühe Antibiotika-Therapie.

8. Autoimmunhämolytische Anämie, und wer hätte es gedacht: LUPUS erythematodes: Eine autoimmunhämolytische Anämie wird durch körpereigene Antikörper gegen die eigenen roten Blutkörperchen ausgelöst. In der Folge kommt es zur Zerstörung und Auflösung der roten Blutkörperchen und zur Blutarmut.

9. Masern: Masern (= Morbilli) sind eine hochansteckende Kinderkrankheit, die durch das Masernvirus ausgelöst wird. Die Erkrankung geht mit einem schweren Krankheitsgefühl, hohem Fieber und den typischen Masernflecken einher. Masern können durch einen Befall von Lunge und Gehirn tödlich enden. Als Spätkomplikation kann es nach einer Masernerkrankung zur subakuten sklerosierenden Panenzephalitis (SSPE) kommen, die so gut wie immer tödlich endet. Daher ist die Durchführung einer Impfung ab dem 12. Lebensmonat bei den Kindern so wichtig. Die Impfaktionen der WHO haben bislang einen deutlichen Erfolg gezeitigt. So starben im Jahr 2010 »nur noch« 139 300 Menschen an Masern, im Vergleich zu 535 300 im Jahre 2000 (Lit.: http://www.focus.de/gesundheit/news/erste-fortschritte-bei-kinderkrankheit-zahl-der-masern-tote-geht-zurueck_aid_741858.ht http://www.focus.de/gesundheit/news/erste-fortschritte-bei-kinderkrankheit-zahl-der-masern-tote-geht-zurueck_aid_741858.html).

10. Metastasierendes Mammakarzinom: Das Mammakarzinom macht etwa 1/3 aller Krebserkrankungen bei Frauen aus. Etwa jede achte bis zehnte Frau erkrankt an Brustkrebs, was eine Neuerkrankungsrate von etwa 70 000 pro Jahr bedeutet. 1 Prozent der Brustkrebserkrankten sind Männer. Es sind genetische Risikomarker bekannt, die sogenannten Breast-Cancer-Gene BRCA1 und BRCA2. Angeblich soll das Risiko, an Brustkrebs zu erkranken, bei Linkshänderinnen höher sein als bei Rechtshänderinnen, wobei die Ursache hierfür unklar ist. Zudem ist die linke Brust häufiger betroffen als die rechte. Metastasen eines Mammakarzinoms finden sich insbesondere in der Lunge, Leber und Knochen.
11. Fettembolie: Eine Fettembolie ist die Einschwemmung von Fettpartikeln in die Blutbahn. Auslöser hierfür können Knochenbrüche mit Einschwemmung des fettigen Knochenmarkes sein, oder aber orthopädische Eingriffe an großen Gelenken und Knochenanteilen.
12. Wanderniere: Die Wanderniere oder auch Senkniere kommt vor allem bei schlanken Menschen vor und kann durch die Absenkung der Niere bei Lagewechsel zu schmerzhaften Behinderungen des Harnabflusses führen.
13. Chagas-Krankheit: Die Chagas-Krankheit (= Südamerikanische Trypanosomiasis oder Morbus Chagas) ist eine durch den geißeltragenden Einzeller Trypanosoma cruzi hervorgerufene Infektionskrankheit (Orpha-Kennnummer: ORPHA3386; ICD-10 Code: B57). In den Endemiegebieten Lateinamerikas, von Texas bis Nordargentinien, sind etwa 16 bis 18 Millionen Menschen erkrankt. Der Erreger T. cruzi wird häufig nachts durch Ausscheidungen von blutsaugenden Raubwanzen übertragen, die von lehm- und strohgedeckten Dächern auf die dort Schlafenden fallen. Durch Kratzen gelangen die T. cruzi Erreger in den Körper der Patienten und besiedeln den intestinalen oder kardialen Nervenplexus. Zunächst tritt

eine Schwellung im Bereich der durch den Insektenbiss erzeugten Wunde auf (schmerzloses Ödem mit Entzündung in Augennähe = Romana-Zeichen). Es kommt zu Fieber, Schwäche, Luftnot und zu typischen furunkelartigen lokalen Hautläsionen, dem »Chagom«. Bei etwa einem Drittel der Infizierten kommt es nach 10 bis 30 Jahren zur chronischen Phase. Dabei kommt es zu irreversiblen Schäden des Herzens mit ausgeprägter Herzmuskelschwäche (20-40 Prozent der Fälle), des Darms (Megaösophagus und Megakolon, 6-15 Prozent der Fälle) und des Nervensystems (3 Prozent der Fälle). Da die einzige bislang zur Verfügung stehende Medikation (= Nifurtimox oder Benznidazol) sehr nebenwirkungsreich ist (wie ausnahmsweise bei »Dr. House« auch hinreichend diskutiert wird!!), steht die Prävention hier im Vordergrund. Im akuten Stadium wird die Diagnose durch den Nachweis der Trypanosomen im Blut sowie durch serologische Tests gestellt.
14. Allergie gegen Chinin: Die Rinde des Chinarindenbaums (Cinchona pubescens) dient als Lieferant von Chinin, welches als Geschmacksstoff in Limonaden und Spirituosen (Tonic Water, Magenbitter) zugegeben wird. Chinin wird medikamentös als Anti-Malaria-Mittel genutzt. Tatsächlich kann Chinin zu Allergien führen.
15. Luftembolie: Luftembolie beschreibt das Eindringen von Luft in das Gefäßsystem. Dies ist bei neurochirurgischen Eingriffen eine gefürchtete Komplikation. Bei zahnärztlichen Eingriffen, wie in dieser Episode gemutmaßt, dürfte sie dagegen eher unwahrscheinlich sein.
16. Tachykardie durch Amantadin-Intoxikation: Amantadin ist ein Medikament, welches zur Behandlung eines Influenza-A-Infektes eingesetzt wird. Wegen der Nebenwirkungen wie Durchfall, Epilepsie, Ödemneigung und wie in dieser Episode beschrieben tachykarden Rhythmusstörungen wird Amantadin heutzutage kaum mehr eingesetzt.

Folgende Krankheiten wurden in der fünften Dr. House-Staffel abgehandelt:

1. Extrauterine Gravidität, Lepra: Als extrauterine Gravidität (= ektope Schwangerschaft) wird jede Schwangerschaft bezeichnet, die außerhalb der Gebärmutter stattfindet. Am häufigsten passiert dies bei der sogenannten Eileiterschwangerschaft. Hier nistet sich die befruchtete Eizelle im Bereich der Eileiter ein. Man geht davon aus, dass etwa 1 bis 2 Prozent der Schwangerschaften extrauterin erfolgen. Durch Blutungen kann es zu lebensbedrohlichen Komplikationen bei einer extrauterinen Schwangerschaft kommen. Die Lepra ist eine durch das Bakterium Mycobacterium leprae ausgelöste Infektionserkrankung. Im Rahmen der Erkrankung kommt es zum Untergang von Nerven und zum Verschluss von Gefäßen. In der Folge kommt es zu schweren Störungen der Schmerzwahrnehmung sowie zu Durchblutungsstörungen mit Gewebeuntergang. Lepra kann heutzutage durch Antibiotika geheilt werden.
2. Krebsstammzellen aus einem Transplantat: Eine seltene, aber denkbare Komplikation, bei der ein Tumor durch eine Organtransplantation übertragen wird.
3. Medikamentenüberdosierung aus einem Medikamentenbezoar: Ein Bezoar beschreibt eine Zusammenballung von unverdaulichen Stoffen, wie zum Beispiel Haare. Durch die Einnahme von unterschiedlichen Medikamenten kann es zu einer Zusammenballung dieser Medikamente mit einer unkontrollierbaren Freisetzung kommen.
4. Hämochromatose (siehe Staffel 3, Episode 23), Gehirnverletzung durch Nadeln: Leider Gottes gibt es tatsächlich Berichte von schweren Nadelverletzungen durch die Fontanelle von Neugeborenen.

5. Sjögren-Syndrom, Kandidose: Das Sjögren-Syndrom ist eine Autoimmunerkrankung, das heißt, der Körper reagiert gegen die eigenen Zellen, in diesem Fall gegen die Speichel- und Tränendrüsen. Dadurch leiden die vom Sjögren-Syndrom betroffenen Patienten an Mundtrockenheit, fehlendem Tränen- und Speichelfluss. Kandidose beschreibt die Erkrankung an einem Pilzinfekt.
6. Familiäres Mittelmeerfieber: Das familiäre Mittelmeerfieber ist eine – wie der Name schon sagt – familiär gehäufte Erkrankung. Dabei kommt es zu immer wiederkehrenden Fieberschüben, verbunden mit Gelenk-, Pleura- und Perikardergüssen sowie Bauch-, Brust- und Gelenkschmerzen. Aufgrund der chronischen Entzündungsreaktionen kommt es häufig als Komplikation zu einer Eiweißablagerung (= Amyloidose), die dann zu Organschädigungen (Niere, Leber, Herz) führen kann. Das familiäre Mittelmeerfieber kommt bei etwa 0,1 % der Bewohner des östlichen Mittelmeerraumes vor (Türkei, Nahost, Nordafrika, arabische Länder, Armenien …).
7. Bleivergiftung, Agoraphobie: Eine Bleivergiftung kann durch die Aufnahme von organischem sowie durch anorganisches Blei erfolgen. Eine Bleivergiftung verursacht eine Nervenschädigung, eine Schädigung der Blutbildung (basophile Tüpfelung) sowie eine Beeinträchtigung der Magen-/Darmfunktion sowie der Niere. Anders als in dem bei »Dr. House« geschilderten Fall treten die meisten Fälle von chronischer Bleivergiftung jedoch nicht nach Schussverletzungen, sondern eher im Rahmen von einer beruflichen Exposition auf. Auch die bei etwa 10 Prozent als Trinkwasserleitung verbauten (und seit 1973 verbotenen) Bleirohre bringen – vor allem bei weicher Wasserqualität – eine gewisse Bleibelastung mit sich. Agoraphobie ist der Gegensatz von Klaustrophobie. Patienten mit einer Agoraphobie haben Angst vor großen, weiten Plätzen und scheuen sich daher häufig

davor, ihr Haus zu verlassen. Bei der Klaustrophobie haben die Betroffenen dagegen Angst vor zu engen Räumen.

8. Promyelozytenleukämie, Vitaminüberdosierung: Die Promyelozytenleukämie gehört zu der Gruppe der akuten myeloischen Leukämien (AML). Im Blutbild sieht man auf den Promyelozyten sogenannte Auerstäbchen und typische promyelozytäre Granulationen. Vitaminüberdosierungen können ebenso wie eine Unterversorgung zu Schäden führen. Vor allem die fettlöslichen Vitamine (D, E, A, K) sind hier von Bedeutung. Durch zu viel Vitamin A kann es zu vermehrten Knochenbrüchen kommen und eine zu große Menge an den Vitaminen D und E kann zu Kopfschmerzen, Übelkeit und Erbrechen führen. Aber auch eine Überdosierung des wasserlöslichen Vitamin C kann zu Nierensteinen und Durchfällen führen. Insofern sollte die Vitaminzufuhr gemäß den allgemeinen Empfehlungen der Gesundheitsbehörden bzw. Fachgesellschaften erfolgen.

9. Melioidose: Die Melioidose wird auch weniger blumig als »Pseudo-Rotz« bezeichnet und beschreibt eine sogenannte Geonose, d. h. eine Erkrankung durch Keime, die aus dem Boden oder Trinkwasser stammen. Die Melioidose ist eine Infektionskrankheit, die überwiegend in Südostasien und in Nordaustralien vorkommt. Der Erreger ist ein gramnegatives Bodenbakterium, das sogenannte Burkholderia pseudomallei. Die Infektion führt zu langwierigen Lungenentzündungen sowie Lungenabszessen und endet in manchen Regionen der Welt bei etwa der Hälfte der Betroffenen tödlich. Prinzipiell ist das Bakterium gegen eine Reihe von Antibiotika empfindlich, so dass eine effektive Therapie vorhanden ist.

10. Hereditäre Koproporphyrie: Die heriditäre Koproporphyrie gehört zu der Krankheitsgruppe der Porphyrien und ist somit eine Störung des Hämoglobinsstoffwechsels. Es

kommt zu neuroviszeralen Störungen (= Störungen des Nerven- und Verdauungssystems).
11. Eklampsie: Eklampsie beschreibt das plötzliche Auftreten eines Krampfanfalles mit oder ohne Bewusstseinsverlust vor allem im letzten Drittel einer Schwangerschaft. In der Regel geht der Eklampsie eine sogenannte Präeklampsie voraus, bei der es zur Wassereinlagerung (= Ödeme), Eiweißverlust im Urin (= Proteinurie) und Bluthochdruck (= arterielle Hypertonie) kommt.
12. Epilepsie: Epilepsie beschreibt das Auftreten eines spontanen Krampfanfalles.
13. Persistierender Ductus arteriosus: Ein persistierender Ductus arteriosus Botalli bedeutet, dass sich die Verbindung zwischen Lungenarterie und großer Körperschlagader nach der Geburt nicht verschlossen hat. Dadurch fließt Blut aus dem Aortenbogen über den Ductus zurück in die Lungenarterie, was sich auf die Herz-Kreislauf-Funktion auswirkt.
14. Endometriose: Bei der Endometriose findet sich Gebärmutterschleimhaut außerhalb der Gebärmutter. Pro Jahr erkranken etwa 40 000 Frauen an dieser Störung, die zu zyklusabhängigen Beschwerden führen kann.
15. Wiskott-Aldrich-Syndrom: Das Wiskott-Aldrich-Syndrom ist eine X-chromosomal vererbte Erkrankung (Defekt in der Chromosomenregion Xp11.23-p11.22) und weist eine Blutgerinnungsstörung sowie eine Störung des Immunsystems auf. Die Prävalenz liegt bei etwa 1 : 200 000 (Orpha-Kennnummer: ORPHA906; ICD-10 Code: D82.0). Die Erkrankung tritt meist im Kleinkindesalter auf. Typischerweise handelt es sich bei den Patienten (wegen des X-chromosomalen Defektes) um junge Knaben, die durch Einblutungen in der Haut, Nasenbluten und blutigen Stuhl auffallen. Das Wiskott-Aldrich-Syndrom beschreibt die drei Symptome: Hautausschlag, Mangel an Blutplättchen und immer wiederkehrende

Infektionen. Bei schwer ausgeprägtem Thrombozytenmangel kann es erforderlich werden, die Milz zu entfernen. Eine Heilung ist nur durch eine Knochenmark-Transplantation möglich.

16. Nierenschädigung durch Flüssigkeitsmangel: In der Tat kann es bei ausgeprägtem Flüssigkeitsmangel zu einer Schädigung der Nierenfunktion kommen (sogenanntes prärenales Nierenversagen). Nach adäquater Flüssigkeitszufuhr kann sich die Nierenfunktion oftmals wieder erholen.
17. Doege-Potter-Syndrom: Das Doege-Potter-Syndrom ist ein sehr seltenes Syndrom, bei dem knotige Verdickungen im Bereich des Rippenfells (= Pleurafibrome) und schwere Unterzuckerungen (= Hypoglykämien) zusammen auftreten. Nach einer chirurgischen Entfernung der hormonproduzierenden (= Insulin-like-Growth-Faktoren) Fibrome kommt es in aller Regel zur Heilung.
18. Krebs im Wurmfortsatz: Im Wurmfortsatz (= Appendix) können – wie in anderen Darmabschnitten auch – bösartige Fehlbildungen auftreten. Typischerweise handelt es sich bei krebsartigen Veränderungen im Wurmfortsatz um sogenannte endokrine Tumore (= Karzinoid).
19. Leptospirose: Bei der Leptospirose handelt es sich um eine meldepflichtige Infektionskrankheit durch Leptospiren (= Untergruppe der Spirochäten). Da der eigentliche Wirt der Erreger Tiere sind (Mäuse, Ratten, Schweine, Rinder) handelt es sich um eine Zoonose. Für den Menschen sind vor allem die folgenden Leptospirosen von Bedeutung: Morbus Weil (vor allem bei Kanalarbeitern durch Kontakt mit Mäuseurin): Nach einem grippeähnlichen Krankheitsbeginn kommt es zu Gelbsucht, Hirnhautentzündung, Nierenschädigung und Herzschädigung (Sterblichkeit bis 10%! – hier ist eine frühzeitige Antibiotikatherapie wichtig!!). Daneben gibt es noch Weil-ähnliche Krankheiten (= »andere Leptospirosen«)

wie zum Beispiel das Batavia-Fieber (= Reisfeldfieber), die Schweinehüterkrankheit (= Bouget-Gsell-Krankheit) und das Zuckerrohrfieber (= Zuckerplantagenleptospirose).

20. Leishmaniose, Blastomykose: Die Leishmaniose kommt vor allem in Südamerika und dem östlichen Mittelmeer und in Asien vor. Es handelt sich um eine parasitäre Infektion von in den Zellen (= obligat intrazelluläre) lebenden Parasiten der Gattung Leishmania. Man unterscheidet die viszerale Leishmaniose (= Kala Azar) von der Hautleishmaniose (= Aleppobeule) und von der Schleimhautleishmaniose (= Uta, vor allem in Südamerika). Blastomykose beschreibt eine Pilzinfektion, wobei vor allem die Lunge und die Haut befallen sind.
21. Sporotrichose: Die Sporotrichose beschreibt eine Pilzerkrankung, die vor allem die tieferen Hautschichten und Lymphbahnen befällt. Der Erreger dieser Erkrankung ist der Pilz Sporothrix schenckii.
22. Sarkoidose: Die Sarkoidose (= Morbus Boeck) ist eine knötchenbildende Systemerkrankung, deren primäre Ursache noch unbekannt ist. Bei der Sarkoidose kommt es zu Lungenveränderungen sowie zu knötchenartigen Hautveränderungen.
23. Gonorrhoe: Bei der Gonorrhoe (= Tripper) handelt es sich um eine durch Gonokokken (= Neisseria gonorrhoeae) ausgelöste Geschlechtserkrankung (siehe Staffel 2, Episode 4).
24. Alien-Hand-Syndrom: Das sogenannte »Alien-Hand-Syndrom« gibt es tatsächlich und stellt eine seltene neurologische Störung dar, bei der die Hände des Patienten nicht mehr der bewussten Steuerung folgen. Die Störung tritt nach Schlaganfällen oder Störungen des die beiden Hirnhälften verbindenden Balkens (= Corpus callosum) auf.

Folgende Krankheiten wurden in der sechsten Dr. House-Staffel abgehandelt:

1. Medizinisch leider nichts Interessantes.
2. Medizinisch leider nichts Interessantes.
3. Morbus Fabry: Morbus Fabry ist eine sogenannte »lysosomale Speicherkrankheit mit gestörtem Glykosphingolipid-Stoffwechsel«. Die Prävalenz liegt bei etwa 1 : 100 000 (Orpha-Kennnummer: ORPHA324; ICD-10 Code: E75.2). Dabei handelt es sich um eine Mutation auf dem X-Chromosom, welches die Aktivität eines Enzyms (= »α-Galactosidase A«) reduziert, wodurch es zu einem Anstieg von sogenannten »Glycosphingolipiden« kommt. Bei den betroffenen Männern ist somit die Aktivität der Alpha-Galaktosidase A gestört. Hierdurch kommt es zu Störungen der Magen-Darmfunktion, zu Nieren- und Herzschäden. Das Enzym kann seit dem Jahre 2001 therapeutisch ersetzt werden, wodurch diese Erkrankung prinzipiell behandelbar wird. Klinisch treten neurologische Beschwerden, Hautveränderungen in Form von Angiokeratomen sowie Nierenschäden in Form von Proteinurie und Niereninsuffizienz auf und auch kardiale Schädigungen wie Kardiomyopathie und Herzrhythmusstörungen kommen vor. Klinisch bedeutsam ist die wandelnde Symptomatik mit fortschreitendem Lebensalter. In der Regel beginnen die Beschwerden im Kindesalter (zwischen 4 und 10 Jahren) mit Schmerzen, Brennen, Kribbeln und Missempfindungen an Armen und Beinen. Es kommt dann zu Durchfällen. Übelkeit, Erbrechen, Hautläsionen und Veränderungen der Augenhornhaut. Mit dem Alter treten dann auch Störungen des Herzens auf mit einer typischen Verdickung der Herzwand (= hypertrophe Kardiomyopathie) und Herzrhythmusstörungen. Zudem kommt es zu Schlaganfall und einer Schädigung der Nierenfunktion.

Durch den Nachweis eines Alpha-Galaktosidase A-Mangels sowie durch eine zur Verfügung stehende DNA-Analyse lässt sich die Diagnose sichern.

4. Blastomykose (durch Chase verursachte Fehlbehandlung gegen Sklerodermie führt zum Tod): Siehe Staffel 5, Episode 20 (Blastomykose beschreibt eine Pilzinfektion, wobei vor allem die Lunge und die Haut befallen sind).
5. Antiphospholipid-Syndrom: Das Antiphospholipid-Syndrom ist eine der am häufigsten vorkommenden Autoimmunerkrankungen des Menschen (bis zu 5 Prozent der Bevölkerung). Bei diesem Syndrom kommt es vermehrt zu Blutgerinnseln (= Thrombosen) und bei Frauen zu frühzeitigen Fehlgeburten.
6. Intrakranielles Aneurysma: Ein intrakranielles Aneurysma ist eine Gefäßaussackung im Bereich der Hirnarterien und kommt bei etwa 2 Prozent in unserer Bevölkerung vor. Je größer diese Aussackung ist, umso höher ist das Risiko, dass es zu einem Einriss und zur Blutung kommt (bei einem 24 mm großen Aneurysma geht man von einem 8-prozentigen Hirnblutungsrisiko pro Jahr aus, bei < 7 mm lediglich 0,08 bis 0,0 Prozent Risiko).
7. Vibrio vulnificus-Infektion durch Austernverzehr: Eine Vibrio vulnificus-Infektion beschreibt einen bakteriellen Infekt durch gram-negative Stäbchen-Bakterien aus der Familie der Vibrionen. Die Bakterien kommen in Flüssen und Tümpeln vor und sind verwandt mit dem Cholera-Erreger (= V. cholerae). Die Infektion tritt häufig – wie auch bei Dr. House dargestellt – nach dem Essen von Austern auf. In der Folge kommt es zu Erbrechen, Durchfall, Bauchschmerzen und blasenbildenden Hautveränderungen.
8. Morbus Crohn, Helminthen-Befall: Beim Morbus Crohn handelt es sich um eine entzündliche Magen-Darmerkrankung. Dabei kann der gesamte Magen-Darm-Trakt von der Mundhöhle bis zum Enddarm befallen sein.

Helminthen-Befall beschreibt den Befall durch Würmer unterschiedlicher Abstammung und Gefährdungsgrads für den Menschen.
9. Thrombotisch-thrombozytopenische Purpura (TTP): Bei der Thrombotisch-thrombozytopenischen Purpura (= Moschcowitz-Syndrom) kommt es zu Gefäßverschlüssen durch blutplättchenreiche Gerinnsel, verbunden mit einem Abfall der Blutplättchenanzahl im Blut. Hierdurch kann es zu schweren Schäden an Gehirn, Niere und Leber kommen. Typisch ist das Auftreten von 1) Abfall der Blutplättchenanzahl, 2) Blutarmut und 3) Neurologische Störungen. Therapeutisch wird das Blutplasma ausgetauscht und/oder eine immunsuppressive Therapie durchgeführt (siehe auch Staffel 1, Episode 19).
10. Akute lymphatische Leukämie: Die akute lymphatische Leukämie (= ALL) zählt zu der Gruppe der akuten Leukämieformen. Die Krankheit wird durch bösartige Vorläuferzellen der Lymphozyten ausgelöst. In der Folge kommt es zu einer Schädigung des Knochenmarks, was zu einer Störung der Blut- und Blutplättchenbildung führt. Aufgrund der gestörten Immunabwehr treten vermehrt Infektionen auf. Früher war die ALL kaum heilbar, heutzutage können dagegen bis zu 80 Prozent aller Kinder mit ALL geheilt werden.
11. Hughes-Stovin-Syndrom: Das Hughes-Stovin-Syndrom ist eine seltene Erkrankung, die mit tiefen Beinvenenthrombosen und Gefäßaussackungen im Bereich der Lungenarterien einhergeht.
12. Morbus Wilson: Beim Morbus Wilson liegt eine Kupfer-Stoffwechselstörung vor, wodurch es zu vermehrten Kupfer-Ablagerungen in der Leber, dem Gehirn und der Augenlinse kommt. In der Folge kann es zu schweren Leberschäden und Psychosen kommen.
13. Paraneoplastisches Syndrom bei Melanom: siehe auch Episode 6 in Staffel 3.

14. Medizinisch leider nichts Interessantes.
15. Morbus Whipple: Der Morbus Whipple (= intestinale Lipodystrophie) beschreibt eine seltene Infektionskrankheit des Dünndarms (Orpha-Kennnummer: ORPHA3452; ICD-10 Code: K90.8, M14.8). Die Inzidenz in den mitteleuropäischen Ländern wird auf etwa 1 : 1 000 000 pro Jahr (mit hoher Dunkelziffer) geschätzt. Erst seit 1991 ist bekannt, dass diese Erkrankung durch das stäbchenförmige Bakterium »Tropheryma whipplei« (Aktinomyzete) verursacht wird. T. whipplei ist ein Wasserkeim und wird vor allem in Abwässern und Kläranlagen gefunden. Der Erreger kann im Stuhl gesunder Überträger ausgeschieden werden und lässt sich häufig bei Klärwerkarbeitern nachweisen. Das klinische Beschwerdebild variiert sehr stark und beinhaltet Symptome wie Gewichtsverlust, Polyarthritis, Durchfall und gestörte Nahrungsaufnahme, Fieber, Lymphknotenschwellungen, Herzklappen-Entzündung (= sterile Endokarditis), Pleuritis, Entzündungen des Auges und rezidivierende Tendovaginitis. Gelegentlich treten auch zerebrale Symptome auf. Diagnostiziert wird der Morbus Whipple durch den histologischen Nachweis der stäbchenförmigen Bakterien in der Biopsie aus der Schleimhaut des Zwölffingerdarmes (= Duodenalmukosa) sowie durch molekularbiologische Tests (PCR) auf den Erreger T. whipplei. Therapeutisch kommen Antibiotika zum Einsatz, wobei zunächst mit intravenöser Antibiotikatherapie begonnen wird, gefolgt von einer 12-monatigen oralen Antibiose. Unbehandelt schreitet der Morbus Whipple bis zum Tod fort, entweder durch Auszehrung oder durch Beteiligung des ZNS.
16. Schistosomiasis: Schistosomiasis (= Bilharziose) beschreibt eine Wurmkrankheit durch den Pärchenegel (= Schistosoma). Dabei dienen Schnecken im warmen Binnengewässer als Zwischenwirt. Die von den Schnecken freigesetzten Larven bohren sich durch die Haut des

Betroffenen, wobei Juckreiz an der Eintrittsstelle der Larven entstehen kann (aber nicht muss). In der Folge kommt es zu einem Hautausschlag an der Eintrittsstelle, den sogenannten Zerkariendermatitiden. Von dort gelangen die Parasiten über die Lymphbahnen und Blutgefäße zunächst in die Leber, von dort in die Harnblase, den Darm, die Lunge und das Gehirn. Therapeutisch kann recht nebenwirkungsarm das Entwurmungsmittel Praziquantel eingesetzt werden.

17. Medizinisch leider nichts Interessantes.
18. Steroidmissbrauch, Vergiftung mit geflecktem Schierling (giftige Dolden-Pflanze): Steroidmissbrauch erfolgt häufig im Rahmen von Doping und im Bereich von Bodybuilding. Der gefleckte Schierling (= Conium maculatum) ist ein Doldengewächs und gehört zu den giftigsten einheimischen Pflanzenarten. Bereits 500 bis 1000 mg sind tödlich. Diese Pflanze wurde im Altertum dazu genutzt, um Verurteilte zu vergiften (zum Beispiel den Philosophen Sokrates). Bei einer Vergiftung kommt es zu Übelkeit und starkem Brechreiz, Störungen des Schluckvermögens und zur Atemlähmung, wodurch letztendlich der Tod eintritt.
19. Purpura Schönlein-Henoch: Purpura Schönlein-Henoch (= Vasculitis allergica) beschreibt eine (meist gutartig verlaufende) Entzündung der kleinen Blutgefäße (= Vaskulitis). Die Ursache hierfür ist unbekannt. Die Erkrankung tritt meist im Kindesalter auf, häufig nach einem Infekt der Atemwege oder nach Medikamenteneinnahme.
20. Chiari-Malformation: Die Chiari-Malformation kommt in unterschiedlichen Ausprägungen vor (insgesamt 4 Typen) und beschreibt eine Verschiebung von Kleinhirnanteilen in Richtung des Spinalkanals hinein.
21. Allergische Reaktion aufgrund eines Tattoos: Tatsächlich kann es bei Tattoos zu allergischen Reaktionen kommen.

Hierzu schreibt das Bundesinstitut für Risikobewertung: »Rund 10 Prozent der Deutschen sind tätowiert, in der Altersgruppe der 16- bis 29-Jährigen liegt der Anteil sogar bei fast 25 Prozent. Tätowiermittel werden ebenso wie Permanent-Make-up-Farben unter die Haut eingebracht. Für Schmucktätowierungen werden meistens Mittel eingesetzt, die organische Pigmente enthalten, für Permanent-Make-up werden oft Eisenoxide und Ruße verwendet. Unerwünschte Nebenwirkungen einer Tätowierung oder eines Permanent-Make-ups können Infektionen, Entzündungen, Narbenbildung oder allergische Reaktionen sein. Zudem sind Langzeitwirkungen möglich, über die bislang kaum Erkenntnisse vorliegen. Diskutiert werden die Spaltung von Farbmitteln unter der Haut sowie der Transport von Pigmenten und deren Spaltprodukten in andere Organe. So wurden beispielsweise bei tätowierten Personen Farbpigmente in den Lymphknoten nachgewiesen.«[69] Wie bei der »Dr. House«-Episode beschrieben, muss bei allergischen Reaktionen das Tattoo entfernt werden.

22. Syringomyelie, Fettembolie nach Beinamputation: Die Syringomyelie ist eine seltene Erkrankung des Rückenmarks (1 bis 2 von 1 000 000 Menschen pro Jahr), die sowohl angeboren oder im Rahmen eines Unfalls auftreten kann (siehe auch Staffel 7 in Episode 3; Orpha-Kennnummer: ORPHA3280; ICD-10 Code: G95.0). Bei lediglich 2 Prozent der Fälle lässt sich ein autosomal-rezessiver Erbgang nachweisen. Die Hälfte der Patienten ist nur geringfügig beeinträchtigt, wobei die Beschwerden in der Regel mit Schmerzen und Sensibilitäts-Störungen beginnen und bis hin zu motorischen Lähmungen reichen. Dabei kommt es zu einem Aufstau des Hirnwassers (= Liquor), was zu einem Druckanstieg innerhalb

---

[69] Ref.: http://www.bfr.bund.de/de/presseinformation/2011/26/risiken die_unter_die_haut_gehen-115165.html

des Rückenmarks führt und in der Folge Schmerzen und Lähmungserscheinungen auslösen kann. Die Diagnose einer Syringomyelie wird durch neurologische Untersuchungen und MRT-Bildgebung erhoben, wobei man bei der MRT-Untersuchung einen flüssigkeitsgefüllten Hohlraum im Rückenmark findet. Sollte es im Rahmen einer Syringomyelie zu einer neurologischen Verschlechterung kommen, dann sind neurochirurgische Maßnahmen erforderlich. Die Syringomyelie hat insgesamt einen eher gutartigen Verlauf. Die zweite in dieser Episode angesprochene Diagnose, die einer Fettembolie, kann tatsächlich bei größeren Knochenverletzungen sowie bei Knochen-OPs (wie Marknagelungen oder Endoprothesenversorgung) vorkommen. Dabei schwimmen Fett-Tröpfchen aus dem Knochenmark ins Gefäßbett (der Lunge) ein und führen zu deren Verschluss im Sinne einer Embolie (siehe auch Staffel 4, Episode 11).

Folgende Krankheiten wurden in der siebten Dr. House-Staffel abgehandelt:

1. Lebensmittelvergiftung durch Kröteneier: Tatsächlich kann man sich durch Hautkontakt mit bestimmten Kröten (wie der Aga-Kröte) schwere Vergiftungssymptome einhandeln sowie durch das Essen von Kröteneiern eine schwere Lebensmittelvergiftung bekommen. Neben Übelkeit und Erbrechen treten dann allerdings auch oft schwere Herzrhythmusstörungen auf.[70] So enthält zum Beispiel die Giftdrüse der vor allem im Amazonas, in Mittelamerika und Südtexas vorkommenden Aga-Kröte

---

70 Lit.: Kuo HY, Hsu CW, Chen JH, Wu YL, Shen YS. »Life-threatening episode after ingestion of toad eggs: a case report with literature review«. *BMJ Case Rep. 2009*;2009. pii: bcr11.2008.1241. Epub 2009 May 10

(= Bufo marinus) eine Vielzahl – selbst für den Menschen – giftiger Stoffe, die von den Hinterohr- sowie den Hautdrüsen am Rücken abgesondert werden.
2. Sichelzellanämie: Die Sichelzellanämie ist eine Erkrankung der roten Blutkörperchen. Durch einen genetischen Defekt wird bei der Hämoglobinbildung ein verändertes Hämoglobin (= Sichelzellhämoglobin, HbS) gebildet. In der gemischterbigen Form (= ein intaktes und ein defektes Gen) schützt die Sichelzellanämie vor der Malaria und ist daher in Malariagebieten häufiger. So kommt die Sichelzell-Mutation in der schwarzafrikanischen Bevölkerung mit einer Häufigkeit von 1: 250 vor. In der reinerbigen Form (= nur defekte Erbinformation, sprich zwei mutierte Gene) kommt es zu immer wiederkehrenden Durchblutungsstörungen und dadurch bedingt starken Schmerzen im Sinne von lebensbedrohlichen Sichelzellkrisen, die bei den Betroffenen häufig zum Tod vor Erreichen des 30sten Lebensjahres führt.
3. Syringomyelie nach Verkehrsunfall (siehe auch Staffel 6, Episode 22)
4. Nebenwirkung einer Risperidon-Therapie bei Schizophrenie: Risperidon ist ein Medikament (= Neuroleptikum), das vor allem zur Behandlung schizophrener Patienten benutzt wird. Als häufige Nebenwirkung einer Risperidon-Therapie kommt es zu Parkinson-ähnlichem Zittern, zu Kopfschmerzen und Schlaflosigkeit. Des Weiteren kann es zu einer Gewichtszunahme, Herzrasen, Unruhe und Schwindelattacken kommen. Etwas ungewöhnlich ist in dieser Episode von »Dr. House« die Tatsache, dass die Nebenwirkungen nach Absetzen der Medikation eher zunehmen.
5. Malignes Melanom, Lungenkrebs: Das maligne Melanom ist ein bösartiger Tumor der Hautpigmentzellen. Fatalerweise streut dieser Tumor sehr früh über die Blut- und Lymphbahnen, so dass ein frühes Erkennen und

eine frühzeitige operative Entfernung von größter Bedeutung sind. Etwa 15 pro 100 000 Personen erkranken pro Jahr an einem Melanom, und im Jahre 2010 geht man von mehr als 16 000 Patienten mit einem Melanom in Deutschland aus. Das »Lebenszeitrisiko«, jemals an einem Melanom zu erkranken, liegt bei 1 % (im Vergleich dazu liegt das Lebenszeitrisiko für einen Darmtumor bei 10 %). Der Lungenkrebs ist ein bösartiger Tumor der Bronchien und ist eine der häufigsten bösartigen Tumorerkrankungen des Menschen. Die jährliche Erkrankungsrate (= Inzidenz) bei Lungenkrebs liegt bei etwa 60 pro 100 000 Personen, wobei vor allem Raucher vom Lungenkrebs gefährdet sind. Die Zahl der Neuerkrankten liegt bei etwa 50 000 Patienten pro Jahr.

6. Hepatitis C: Die Hepatitis C ist eine Infektionserkrankung, wobei der Erreger, das Hepatitis-C-Virus, durch Blut übertragen wird. Bei etwa 80 % der Infizierten kommt es zu einem chronischen Verlauf, wobei dadurch in der Folge dann schwere Leberschädigungen bis hin zu einer Leberzirrhose und einem Leberkarzinom auftreten können.

7. Rickettsien-Pocken: Rickettsien-Pocken werden durch Bakterien der Gattung Rickettsia, genauer gesagt durch Rickettsia akari ausgelöst und gehören zur Gruppe des Zeckenbissfiebers. Rickettsien sind Organismen, die in den Zellen leben und über eine Vielzahl von sogenannten Vektoren (= Überträger) wie Zecken, Flöhen, Milben und Läusen den Weg zu ihrem Wirtstier finden. Durch Rickettsien werden Erkrankungen wie das Rocky-Mountains-Fleckfieber, das Mittelmeer-Zeckenfleckfieber oder eben wie hier die Rickettsien-Pocken ausgelöst. Rickettsia akari kommt an der Ostküste der USA, in Südrussland sowie in Afrika vor. Überträger ist die Mäusemilbe. Hausmaus und Ratte stellen das Reservoir für diesen Erreger dar. Bei den Rickettsien-Pocken zeigt sich etwa

eine Woche nach Infektion am Eintrittsort eine Hautläsion. Kurz darauf entwickeln sich hohes Fieber bis um die 40 °C, verbunden mit Kopf- und Gliederschmerzen. Es zeigt sich ein pockenartiger Hautausschlag, der den Windpocken ähnelt und den gesamten Körper inklusive der Mundschleimhaut befällt, allerdings werden die Fuß- und Handflächen verschont. Wie in dieser Folge Martha sehr richtig erkennt, ist dieses Verteilungsmuster mit Aussparung von Handflächen und Fußsohlen für die echten Pocken eher ungewöhnlich. Der Erreger ist empfindlich auf Antibiotika (Doxcyclin, Gyrase-Hemmer, Rifampicin) und heilt nach einer Woche wieder ab. Interessant erscheint die Tatsache zu sein, dass die Mitochondrien, ohne die kein menschliches Leben möglich wäre, entwicklungsgeschichtlich mit den Rickettsien eine große Ähnlichkeit aufweisen. In dieser Episode wurde korrekterweise der windpockenähnliche Hautausschlag beschrieben, der anders als bei den echten Pocken die Hand- und Fußflächen verschont. Dass Dr. House allerdings gegen die Quarantänevorschriften des von der (in aller Regel hoch-professionell agierenden) US-amerikanischen Seuchenbehörde (CDC) hergeschickten Beamten verstößt, ist alles andere als akzeptabel, auch wenn sich im Nachhinein herausstellt, dass keine echten Pocken vorlagen (wer möchte das aber schon ausprobieren).
8. Multiple Sklerose (Marburg-Variante): Die Multiple Sklerose (= Encephalomyelitis disseminata) ist eine chronische Erkrankung des zentralen Nervensystems und führt – je nach Verlauf – über die Jahre zu einer diffusen Entmarkung der Hirnsubstanz. Die Multiple Sklerose kann fast jedes neurologische Symptom auslösen, wobei Sehstörungen und Störungen der Augenbeweglichkeit häufig vorkommen. Der Verlauf einer Multiplen Sklerose kann stark variieren, wobei es Verläufe gibt, die über Jahre hinweg recht stabil sind, und Verläufe, die eine

sehr rasche Verschlechterung zeigen. Letztere wird als akut maligne Verlaufsform der Multiplen Sklerose vom Typ Marburg bezeichnet. Dabei bezieht sich der Begriff »Marburg« allerdings nicht auf die schöne Universitätsstadt Marburg an der Lahn, sondern auf den österreichischen Neurologen namens Otto Marburg (1874-1948), der wegweisende Arbeiten zur Multiplen Sklerose verfasste.

9. Windpocken / Herpes zoster durch Varizella-Zoster-Virus: Windpocken (= Varizellen) sind eine hochinfektiöse Viruserkrankung, die über Tröpfcheninfektion das Varizella-Zoster-Virus verursacht wird. Windpocken sind sehr ansteckend, und nach etwa 1 bis 3 Wochen nach Viruskontakt kommt es bei Kindern zu einer kurzen Fieberphase sowie zu Kopfschmerzen. Kurz darauf bilden sich zunächst im Bereich des Gesichtes und des Körperstamms (erst später an den Extremitäten) etwa linsengroße, rote Flecken. Hieraus entstehen später Knötchen mit einer zentralen Bläschenbildung. Die Bläschen treten nicht gleichzeitig auf, so dass unterschiedliche Hauterscheinungen zu beobachten sind (»Sternenhimmel«). Verlaufen die Windpocken im Kindesalter in aller Regel harmlos, können Windpocken beim Erwachsenen schwere neurologische Schäden verursachen. Daher sollte eine Impfung erfolgen, zumal auch davon auszugehen ist, dass dadurch eine weitere Komplikation verhindert werden kann, nämlich das Auftreten eines Herpes zoster im höheren Erwachsenenalter. Der Zoster tritt bei etwa 20 Prozent der als Kind an Windpocken Erkrankten auf.

10. Porphyria variegata: Porphyria variegata ist ein Form der akuten Porphyrie.

11. Kobalt-Vergiftung: Kobalt ist ein Spurenelement, das im Körper vor allem im Vitamin B-12 vorkommt. Bei einer Vergiftung mit Kobalt kommt es zu Übelkeit, Erbrechen und Bauchkrämpfen. Im Verlauf kann es zu Störungen der Sehnerven, des Gehörs, der Schilddrüsenfunktion

(Hypothyreose) und zu einer Herzmuskelerkrankung (= Kobatt-Kardiomyopathie) kommen. Die hier geschilderte Kobalt-Vergiftung durch eine eingebaute und im Verlauf defekte Metall-Hüftkopfprothese bei Dr. Cuddys Mutter ist in der Fachliteratur tatsächlich so beschrieben worden und wurde auch von uns in Marburg bereits diagnostiziert.

12. McLeod-Syndrom: Das McLeod-Syndrom ist eine X-chromosomale Erkrankung, das heißt, das Gen, welches betroffen ist, liegt – ähnlich wie Farbenblindheit – auf dem X-Chromosom (Xp21.2-p21.1, kodiert das sogenannte Kx – Protein, ein Oberflächenprotein der roten Blutkörperchen; Orpha-Kennnummer: ORPHA59306; ICD-10: G25.5). Dadurch erkranken vor allem Männer (die als XY-Träger nur ein X-Chromosom haben), wohingegen Frauen (mit doppeltem X-Chromosom) in der Regel nur Merkmalsträgerinnen (= Konduktorinnen) sind, aber nicht an dieser Erkrankung leiden. Laut Orphanet sind weltweit lediglich 150 Fälle beschrieben. Die Erkrankung beginnt mit ersten neurologischen Zeichen wie Bewegungsstörungen und kognitiver Einschränkung im Alter zwischen 20 und 60 Jahren. Bei fast allen Patienten finden sich im späteren Verlauf choreiforme Bewegungsmuster und die Hälfte der Betroffenen entwickelt eine Muskelschwäche oder Muskelatrophie. Die Serum-CK-Spiegel sind bei allen Patienten deutlich erhöht, ebenso wie die Leberenzyme. Des Weiteren treten bei einem Teil der Patienten psychiatrische Störungen mit Persönlichkeitsstörungen, Angst, Depression, bipolare oder schizo-affektive Störungen auf sowie generalisierte zerebrale Krämpfe. Das McLeod-Syndrom führt bei den Betroffenen im höheren Lebensalter zu einer Blutarmut (hämolytische Anämie mit einer Akanthozytose der Erythrozyten), zu einer Schädigung der Nerven (periphere Neuropathie) und bei der Hälfte der betroffenen Männer

kommt es zu einer schweren Herzmuskelschädigung (= dilatative Kardiomyopathie) mit – häufig tödlich verlaufenden – Herzrhythmusstörungen. Woher die Drehbuchautoren auf die Idee kommen, dass Patienten mit diesem Syndrom ein besonders gutes Gedächtnis haben, bleibt wohl deren Geheimnis (auch warum hier bei einer X-chromosomalen Störung ausgerechnet eine Frau so schwer erkrankt sein soll). Aus der Literatur erschließt sich dies nicht, auch wenn der Index-Patient (= der erste Patient, bei dem dieses Syndrom im Jahre 1961 endeckt wurde), ein Zahnmedizinstudent an der Harvard Medical School namens Hugh McLeod war.
13. Aspiration: Aspiration bedeutet das (versehentliche) Einbringen von Fremdkörpern in die Lunge bzw. Luftröhre (unterhalb der Glottis). Die in dieser Episode geschilderte Aspiration von einem kleinen Speiserest würde man allerdings bei einem CT der Lunge oder bei einer Lungenspiegelung sehen (mit Letzterem auch gleich entfernen können).
14. Muckle-Wells-Syndrom: Das Muckle-Wells-Syndrom ist eine sehr seltene Autoimmunerkrankung, die familiär gehäuft vorkommt und bei der es zu immer wiederkehrenden Fieberschüben, Nesselsucht (= Urtikaria), Gelenkschmerzen sowie Muskelschmerzen kommt (Orpha-Kennnummer: ORPHA575; ICD-10 Code: E85.0, L50.8). Ursächlich für das Muckle-Wells-Syndrom ist ein genetischer Defekt (Missense Mutation im Gen NLRP3 auf Chromosom 1). Das defekte Gen ist nicht mehr in der Lage, ein für die Kontrolle von Entzündungsvorgängen wichtiges Eiweiß zu kontrollieren (Protein Cryopyrin, wichtig für Apoptose- und Entzündungs-Signalwege und interessanterweise gleiche N-terminale Proteindomäne wie Pyrin, dessen Veränderung wiederum die Ursache für das familiäre Mittelmeerfieber ist). Im Verlauf kann es beim Muckle-Wells-Syndrom zur Taubheit und – ähn-

lich wie beim familiären Mittelmeerfieber – zu einer Amyloidose kommen. Durch die Amyloidose kommt es in der Folge zum chronischen Nierenversagen. Die Diagnose kann heutzutage durch eine genetische Analytik erfolgen (Nachweis einer Missense Mutation des, das Protein Cryopyrin kodierende, Gens NLRP3 auf Chromosom 1). Da eine molekularbiologische Gendiagnostik allerdings auch mehrere Tage benötigt, hätte diese Diagnostik dem Team von Dr. House auch nicht weitergeholfen und das Leben des Patienten auch nicht mehr gerettet. Neuerdings wird der rekombinante humane Interleukin-1-Rezeptorantagonist Anakinra (Kineret®) beim Muckle-Wells-Syndrom Patienten eingesetzt, was zu einer klinischen Besserung führt.

15. Staphylokokken-Infektion, gutartiger Nierentumor (= Onkozytom) bei Cuddy: Staphylokokken sind grampositive Bakterien und können in der Tat Abszesse bilden, die nur schwer behandelbar sind. Auch die in dieser Episode geschilderte Einbringung dieser Bakterien durch eine nicht behandelte Verletzung (durch eine selbstgebaute Rohrbombe eines durchgeknallten Schülers) ist durchaus vorstellbar. Bei Cuddy wird aufgrund von Blut im Urin und aufgrund der Ultraschall-Bildgebung zunächst ein bösartiger Nierentumor vermutet. Letztendlich zeigt sich dann aber glücklicherweise ein sogenanntes Onkozytom, was ein gutartiger Tumor ist, der sich operativ ohne das Risiko von Metastasen entfernen lässt. Insofern ist Cuddy körperlich völlig gesund, ihr Verhältnis zu Dr. House, der ihr in dieser Situation alles andere als eine Hilfe war, ist aber fortan gebrochen.

16. Bartonellose: Bartonellosen sind gram-negative, aerobe, stäbchenförmige Bakterien und sind verwandt mit den Rickettsiosen. Bartonellosen werden von Tieren (Katze, Katzenflöhe, Sandfliege, Läuse) auf den Menschen übertragen, insofern handelt es sich um eine Zoonose. Es

können folgende Erkrankungen durch unterschiedliche Bartonellosen-Erreger ausgelöst werden: Oroya-Fieber (Bartonellosis), Verruga peruana (Peru-Warzen), Wolhynisches Fieber, Katzenkratzkrankheit, Peliosis hepatis, Bazilläre Angiomatose und infektiöse Endokarditis.

17. Refsum-Syndrom: Das Refsum-Syndrom ist eine seltene Stoffwechselstörung, bei der es zu einer Abbaustörung der Fettsäure »Phytansäure« kommt. Das Refsum-Syndrom ist somit eine Phytansäurespeicherkrankheit und gehört zu der Krankheitsgruppe der Leukodystrophien (Orpha-Kennnummer: ORPHA773; ICD-10 Code: G60.1). Die Prävalenz des Refsum-Syndroms liegt bei 1 : 1 000 000. Die autosomal-rezessive Erkrankung trifft Männer und Frauen gleichermaßen. In den meisten Fällen liegt die ursächliche Mutation im PHYH/PAXH-Gen in der Chromosomenregion 10pter-p11.2. Es kodiert für das peroxisomale Enzym Phytanoyl-CoA-Hydroxylase. Durch den Defekt dieses Enzyms kommt es zur Akkumulation der Phytansäure vor allem in der Netzhaut, im Hirn und im peripheren Nervensystem. Bei der Phytansäure handelt es sich um eine verzweigtkettige, gesättigte Fettsäure, die als das Abbauprodukt von Chlorophyll in Pflanzenfressern angereichert wird. Der Mensch nimmt die Phytansäure vor allem durch den Verzehr von Rindfleisch und Milchprodukten auf. Das Refsum-Syndrom wird den angeborenen Neuropathien (hereditären motorisch-sensiblen Neuropathien Typ IV) zugerechnet. Die ersten Symptome treten üblicherweise im jugendlichen Alter auf und sind typischerweise die Nachtblindheit (= Hemeralopie). Später folgen Episoden mit distaler, motorischer Polyneuropathie. Hinzu kommen Symptome wie Schallempfindungs-Schwerhörigkeit, Verlust des Geruchssinns (= Anosmie), zerebelläre Ataxie und geistige Retardierung. Des Weiteren kommt es zu schuppigen Hautveränderungen (Ichthyose), zu Herzmuskel-

schäden (= Kardiomyopathien) und zu einer Retinitis pigmentosa, die letztendlich zur Erblindung führen kann. Somit kommt es beim Refsum-Syndrom zu schwerwiegenden Sehstörungen mit Gesichtsfeldeinschränkungen (= Retinopathia pigmentosa), Nachtblindheit, Nervenschädigungen, Taubheit und – wie in dieser Episode thematisiert – zum Verlust des Geruchssinns (= Anosmie). Werden die Patienten nicht behandelt (vor allem mit einer Phytanarmen Kost = Meiden von Rindfleisch und Milchprodukten), dann kommt es regelhaft zum völligen Hörverlust und zur Erblindung (etwa im Alter von 40 Jahren). Akute Herzrhythmusstörungen, wie auch in dieser Episode angedeutet, können beim Refsum-Syndrom tödlich enden. Wie in dieser Episode dargestellt, spielt eine diätetische Maßnahme bei dem Refsum-Syndrom eine große Rolle. Allerdings ist bei dem in dieser Episode beschriebenen Obdachlosen nicht die gute vegetarische Kost in der Klinik (wie in dieser Episode angedeutet) ein Auslöser für einen Refsum-Schub, sondern allenfalls die vermehrte Zufuhr von Milch und Rindfleisch. Bei rein vegetarischer Ernährung ist die Chlorophyll-Konzentration bzgl. der hieraus entstehenden Phytansäuremenge viel zu gering. Nur durch den vermehrten Konsum von Rindfleisch und Milchprodukten kommt es zu einem Anstieg des Phytansäurespiegels im Blut. Die Diagnose kann problemlos durch den laborchemischen Nachweis der Phytansäure in Plasma und Urin gestellt werden sowie durch molekularbiologische Techniken. Therapeutisch muss eine phytansäurefreie Ernährung erfolgen. Da Phytansäure aus dem Chlorophyll von Pflanzen stammt, bedeutet dies, dass eine Ernährung erfolgen soll, die arm an grünen Gemüsen und arm an Fleisch von pflanzenfressenden Tieren ist. Unter solch einer Diät können sich die Symptome teilweise bessern,

wobei allerdings die Hör-, Seh- und Geruchswahrnehmungsstörungen bestehen bleiben.
18. Ehlers-Danlos-Syndrom, Q-Fieber: Das Ehlers-Danlos-Syndrom ist eine angeborene Kollagen- und Bindegewebsschwäche. Dabei besteht eine Überdehnbarkeit der Haut und der Gelenke. Es kann zu Herzklappenfehlern und zu Aussackungen (= Aneurysmabildung) in den Arterien kommen.
19. Sarkom: Das Sarkom ist ein bösartiger Weichteiltumor, der etwa 1 Prozent aller bösartigen Tumore beim Menschen ausmacht. In der Tat ist hierbei – wie in dieser Episode dargestellt – eine rasche (operative) Versorgung wichtig. Insofern hat die Medizinstudentin Martha M. Masters aus dem Team von Dr. House ihrer Patientin durchaus das Leben gerettet, indem sie sich für eine rasche OP einsetzte, auch wenn das Mittel so ganz und gar nicht ihrer Überzeugung entspricht und in letztendlicher Konsequenz sie zum Verlassen des Teams bringt.
20. Teratom: Das Teratom ist ein Keimzelltumor, der sich aus allen drei Keimblättern entwickelt und daher eine Vielzahl unterschiedlicher tumoröser Strukturen entwickeln kann.
21. Glomustumor (Boxer), Vergiftung durch Spanische Fliege (Waffen-Technikerin): Ein Glomustumor oder Paragangliom beschreibt einen neuroendokrinen Tumor, der meist gutartig ist und aus dem Nervensystem entsteht. Etwa 10 bis 40 Prozent der Paragangliome können bösartig sein und Absiedelungen (= Metastasen) setzen. Ein Tumor im Bereich der Carotisgabel (= Glomus Caroticum) kann tatsächlich bei mechanischen Alterationen (wie einem Schlag an den Hals) zu Symptomen wie Herzrhythmusstörungen führen. Der Käfer namens »Spanische Fliege« (= Lytta vesicatoria) gehört zu der Familie der Ölkäfer (= Meloidae) und kommt in Südeuropa und dem afrikanischen Mittelmeerraum vor. Der zer-

mahlene Käfer enthält Cantharidin, ein Stoff, der bereits von Heinrich IV. (1050-1106) als potenzsteigerndes Mittel genutzt wurde. Allerdings ist die therapeutische Breite des Wirkstoffs Cantharidin der Spanischen Fliege recht gering. Cantharidin wirkt bereits in Dosen von 0,03 Gramm tödlich. Daher wurde die Spanische Fliege häufig als Gift bei Tötungsdelikten (wie hier bei »Dr. House«) und im antiken Griechenland zur Vollstreckung von Todesurteilen genutzt. Dabei kommt es innerhalb weniger Stunden zu einer schweren Schädigung von Leber und Niere, zum Kreislaufschock und letztendlich zum Tode.

22. Entamoeba histolytica: Entamoeba histolytica ist Verursacher der Amöbenruhr (= Amöbiasis) und befällt als ein einzelliger Parasit (= Protozoen) den Menschen. Neben schweren Durchfällen mit hohem Wasserverlust und Austrocknung kommt es bei der Amöbenruhr auch zu eitrigen Darmgeschwüren, Unterleibsschmerzen, geleeartigen Durchfällen, Bauchfellentzündungen und Abszessen der Leber. Die Krankheit kann je nach Abwehrlage des Wirts über Jahre oder Jahrzehnte ruhen und erst verspätet ausbrechen. Ohne adäquate Behandlung können die Patienten sterben.

23. Wegener-Granulomatose: Die Wegener-Granulomatose (= granulomatöse Polyangiitis) ist eine Autoimmunerkrankung des Gefäßsystems und beschreibt eine nekrotisierende Entzündung der kleineren Arterien und geht einher mit einer Knötchenbildung (= Granulombildung) in den oberen Luftwegen (Nase und Nasennebenhöhlen) sowie den unteren Atemwegen (Lunge; Orpha-Kennnummer: ORPHA900; ICD-10 Code: M31.3). Die Prävalenz liegt zwischen 1 : 42 000 und 1 : 6 400 Einwohner. Dabei kommt es zu einer nekrotisierenden Entzündung der Gefäße, verbunden mit einer Granulombildung in der Nase, den Nasennebenhöhlen, dem Mittelohr und

in der Lunge. Bei etwa 80 Prozent der Betroffenen tritt komplizierend eine Glomerulonephritis (Pauci-Immun-Glomerulonephritis) mit Mikroaneurysmen in der Niere auf. Das mittlere Erkrankungsalter liegt bei 45 Jahren und es sind Männer sowie Frauen gleichermaßen betroffen. Die Patienten klagen fast alle über eine verstopfte Nase, Nasennebenhöhlenentzündung, vermehrtes Nasenbluten, eine Mittelohrentzündung, Schwerhörigkeit und/oder Sattelnasen-Deformität. Es kommen häufig auch Allgemeinsymptome wie allgemeine Schwäche, Fieber, Gelenkschmerzen, Muskelschmerzen und/oder Gewichtsverlust hinzu. Die Diagnose wird aufgrund des klinischen Bildes, dem Nachweis spezifischer Antikörper (Anti-Neutrophilenzytoplasma-Antikörpern [= ANCAs] im Serum, vor allem der cANCA Anti-PR3) sowie durch eine Gewebebiopsie gestellt. Anders als bei »Dr. House« spielt im wahren Leben bei der Wegener-Granulomatose eine Bestrahlung keine Rolle. Hier sind vor allem Immunsuppressiva (Kortikoide und Cyclophosphamid) und evtl. Antibiotika (= Cotrimoxazol gegen den als Auslöser verdächtigten Keim Staphylococcus aureus) von Bedeutung.

Folgende Krankheiten wurden in der achten Dr. House-Staffel abgehandelt:

1. Mastozytose: Die Mastozytose ist eine Erkrankung, bei der es zu einer vermehrten Ansammlung von Mastzellen in Organen und der Haut kommt. Es kommt zur Flush-Symptomatik, das heißt einem roten Hautausschlag verbunden mit Hitzewallungen. Man unterscheidet die rein »kutane« Form, die nur die Haut befällt, von der »systemischen« Mastozytose, bei der auch innere Organe betroffen sind. Ein akuter Schub kann durch unter-

schiedliche Maßnahmen ausgelöst werden, wozu die von Dr. House gewählte Medikamentenexposition dazugehört (nur dass kein vernünftiger Arzt eine solche Exposition auf einer Krankenstation eines Gefängnisses ausprobieren würde). Als potenzielle Auslöser kommen Medikamente wie Morphin, Narkosemittel, Kodein, Chinin, Amphotericin B und Acetylsalicylsäure in Frage. Des Weiteren können Alkohol, scharfe Gewürze, bestimmte Nahrungsmittel und -zusatzstoffe, Stress, Infektionskrankheiten, Insektengifte (Biene, Wespe), Schlangen- und Quallengifte sowie allergische Erkrankungen eine Reaktion auslösen. In der Tat haben etwa 1 Prozent der an Mastozytose erkrankten Patienten eine Osteoporose und dadurch ein erhöhtes Risiko, sich die Knochen zu brechen. Insofern hat Dr. House Recht, dass er bei einem seiner Mithäftlinge die Diagnose von Lupus auf Mastozytose ändert, nachdem der sich seinen Arm bricht und eine Flush-Symptomatik aufweist.

2. Eosinophile Pneumonie (bei einem Lungentransplantat!): Bei einer eosinophilen Pneumonie kommt es zu einer Anreicherung von speziellen Abwehrzellen (eosinophile Leukozyten) in der Lunge. Die eosinophile Pneumonie geht mit Husten, Luftnot, Fieber und Nachtschweiß einher. Wenn die Diagnose frühzeitig gestellt wird und früh genug mit einer Kortisontherapie begonnen wird, ist die Prognose gut. Inwieweit dies aber bei einer explantierten Spenderlunge funktioniert, die wie ein Museumsstück in einer Plexiglas-Schale aufbewahrt wird, weiß sicherlich nur Dr. House und sein im dieser Episode ziemlich durchgeknalltes Autorenteam.

3. Thyreotoxische Krise: Unter einer thyreotoxischen Krise versteht man eine lebensbedrohliche Überfunktion der Schilddrüse. Auslöser hierfür kann zum Beispiel bei einem autonomen Schilddrüsenadenom die Zufuhr größerer Mengen von Jod sein, wie zum Beispiel durch

Röntgenkontrastmittel oder aber durch bestimmte Medikamente (zum Beispiel Amiodaron). Klinisch werden drei Stadien der thyreotoxischen Krise unterschieden, wobei die klinischen Beschwerden von Herzrasen (Tachykardie > 150/min), Herzrhythmusstörungen, Fieber, Durchfällen, Muskelschmerzen, Zittern, Unruhe bis hin zu Wesensveränderungen reichen. Des Weiteren können Bewusstseinsstörungen, psychotische Veränderungen oder gar ein Koma auftreten. Das Verschenken von Vermögenswerten – wie bei dieser Episode von »Dr. House« – ist allerdings kein Charakteristikum dieser lebensgefährlichen Hormonstörung.
4. Hyperviskositäts-Syndrom: Das Hyperviskositäts-Syndrom beschreibt einen Zustand, bei dem die Fließeigenschaften des Blutes durch eine Vermehrung bestimmter Eiweiße herabgesetzt sind und dadurch eine Verschlechterung der Durchblutung eintritt. Ein Hyperviskositäts-Syndrom kann sowohl durch bösartige Erkrankungen (wie multiples Myelom, Morbus Waldenström) oder auch durch einige eher »gutartige« Erkrankungen (wie Lupus erythematodes, rheumatoide Arthritis) ausgelöst werden. Die Symptome reichen von einer Blutarmut, Brustschmerz, über Schwäche, Blutungs- und Thromboseneigung bis hin zum Koma. Die bei »Dr. House« durchgeführte Therapie mittels einer maschinellen Reinigung des Plasmas (einer Plasmapherese) ist in der Tat die richtige Therapie bei solch einem Krankheitsbild.
5. Kawasaki-Syndrom: Das Kawasaki-Syndrom hat mit der gleichnamigen Motorradmarke nichts zu tun, sondern ist eine fieberhafte Erkrankung, die vor allem Kleinkinder (unter 5 Jahren) befällt. Das Kawasaki-Syndrom ist die häufigste Ursache für erworbene Herzprobleme im Kindesalter, wobei etwa 20% aller am Kawasaki-Syndrom-Erkrankten eine Herzbeteiligung haben. Neben langanhaltendem Fieber (ohne Therapie bis zu 10 Tage

mit Spitzen bis 41 °C!) kommt es häufig zur Entzündung und Schwellung der Lippen, Mundschleimhaut und Zunge (Bild einer Erdbeerzunge). Zudem tritt eine Schwellung der Halslymphknoten sowie der Hände und Füße, im Verlauf auch mit dem Ablösen der oberflächlichen Hautschichten, auf. Es kommt zu einem Hautausschlag (ähnlich wie bei Masern), einer schweren Entzündung und Rötung der Augen, zu diffusen Oberbauchbeschwerden, zu einer Hirnhautentzündung sowie last but not least – und bzgl. der Prognose am wichtigsten – zu einer schweren Gefäßentzündung (= nekrotisierende Vaskulitis) der kleinen und mittleren Arterien. Dabei können auch die Gefäße des Herzens betroffen sein, was in der Folge zu Gefäßausbuchtungen (Aneurysmata) führen kann, die dann zu einem Herzinfarkt, Herzrhythmusstörungen und Tod führen können. Anders als bei dem armen Patienten von Dr. House befällt das Kawasaki-Syndrom jedoch wie bereits erwähnt weniger Erwachsene, sondern ist eine typische Erkrankung des Kleinkindalters. In Deutschland erkranken pro Jahr etwa 10 von 100 000 Kindern unter 5 Jahren an einem Kawasaki-Syndrom, in Japan dagegen 185 von 100 000 pro Jahr!! Häufig wird das Krankheitsbild mit Masern oder Scharlach verwechselt.

6. Syphilis und Herxheimer Reaktion auf Therapie: Syphilis (= Lues) ist eine sexuell übertragbare Infektionskrankheit und wird durch das Bakterium Treponema pallidum ausgelöst. Syphilis kommt in Deutschland derzeit bei etwa 3 000 Menschen vor und wird in insgesamt vier Stadien unterteilt (Primärstadium: 3-4 Wochen nach Ansteckung; Sekundärstadium: 8 Wochen nach Ansteckung; Tertiärstadium: 3-5 Jahre nach Ansteckung; Neurolues (Lues IV): 10-20 Jahre nach Ansteckung). Therapeutisch kommt bei allen Stadien der Syphilis Penicillin zur Anwendung (2-3 Wochen). Als ernsthafte Nebenwirkung

einer Antibiotikatherapie bei Syphilis kann die Herxheimer-Reaktion auftreten. Der Zerfall der Erreger unter Therapie führt zu einer massiven Freisetzung von Giftstoffen (= Toxinen), die dann wenige Stunden nach Einleitung der Antibiotikatherapie zu Schüttelfrost, Fieber, Kopf- und Muskelschmerzen sowie einem Hautausschlag und Blutdruckabfall führen kann.

7. Chorionkarzinom (14-jähriges Mädchen), Alport-Syndrom (bereits vor 5 Jahren im PPTH verstorbener 4-jähriger Junge): Chorionkarzinome sind bösartige, frühzeitig streuende Tumore und zählen zu den bösartigen Neubildungen der Plazenta. Das Chorionkarzinom tritt normalerweise bei Frauen im gebärfähigen Alter auf und spricht in der Regel gut auf eine Chemotherapie an. Das Alport-Syndrom (= progressive hereditäre Nephritis) ist die häufigste familiär bedingte Ursache einer vererbbaren Niereninsuffizienz, die letztendlich bereits im jungen Erwachsenenalter zur Blutwäsche (= Dialyse) führen kann. Ursächlich ist bei dieser Erkrankung ein X-chromosomaler Defekt (daher erkranken vor allem Männer an dieser Erkrankung), der eine Störung der Kollagenfaserbildung verursacht.

8. Diphterie: Diphtherie (= Krupp) ist eine ansteckende Infektionskrankheit der oberen Luftwege und wird durch das gram-positive Bakterium Corynebacterium diphtheriae verursacht. Die Übertragung erfolgt durch Tröpfcheninfektion (zum Beispiel Husten, Niesen, Küssen). Der Marburger Mikrobiologe Emil von Behring (1854-1917) entdeckte 1890 das Diptherie-Antitoxim im Tierserum, wodurch erstmals die Passivimpfung gegen Diptherie möglich wurde und wofür Emil von Behring 1901 den ersten Medizin-Nobelpreis erhielt. Heutzutage verfügen wir sowohl über eine Schutzimpfung (Toxoidimpfstoff) sowie über wirksame Antikörperseren (zur Behandlung akuter Fälle, bereits im Verdachtsfall). Diphte-

rie führt beim Befall des Kehlkopfes zu bellendem Husten, Heiserkeit, Stridor (= pfeifendes Atemgeräusch) und zu einer (in der »Dr. House«-Episode recht anschaulich dargestellten) Membranbildung, die zu schweren Atemstörungen führt. Ebenso wie in der Serie dargestellt, muss hier unter Umständen frühzeitig ein Luftröhrenschnitt erfolgen, um den Erkrankten vor dem Ersticken zu bewahren. Gefürchtet sind neben der akuten Erstickungsgefahr aber auch die Komplikationen, die durch das Gift der Bakterien (Toxine) ausgelöst werden können. Hierdurch kann es im Verlauf zu schweren Herzmuskelentzündungen (= Myokarditis) sowie zu Nervenentzündungen (= Polyneuritis) kommen. Beides sollte dem an Diptherie erkrankten Staatsanwalt nach Stellung der richtigen Diagnose durch Dr. House infolge der Gabe des Antitoxins und einer etwa 10-tägigen Penicillintherapie erspart bleiben.

9. Reye-Syndrom (bei Andres, dem Patienten mit early onset Alzheimer), Prolaktinom (beim Ehemann der Patientin von Wilson): Das Reye-Syndrom ist eine schwerwiegende Erkrankung (Sterblichkeit 30%), dessen Ursache letztendlich noch unklar ist. Es tritt allerdings vor allem bei Kindern auf, die wegen einem fieberhaften Virusinfekt mit Acetylsalicylsäure (= Aspirin) behandelt werden (daher sollte dies bei Kindern nicht gegeben werden!). Es kommt zu einem Hautausschlag, Erbrechen, Unterzuckerung, sowie zu schweren Leber- und Hirnschäden. Ein Prolaktinom ist eine hormonproduzierende Raumforderung im Bereich der Hirnanhangdrüse (= Hypophyse). Durch Störungen des Hormonhaushalts kann es neben anderen hormonellen Störungen (wie Hypothyreose, Morbus Addison etc.) auch zu einem Verlust der Libido kommen – womit Dr. House mal wieder Recht gehabt hat. Dr. House hat damit seine Wette gegen Wilson gewonnen, der Patient gewinnt aber durch eine

korrekte Hormonbehandlung an Lebensqualität (und zwar nicht nur wegen der Libido) zurück.
10. Spulwurm-Infektion (=Ascaris-Infektion): Die Spulwurm-Infektion (=Infektion mit Ascaris lumbricoides) ist einer der häufigsten Wurminfekte des Menschen. Etwa 22 Prozent der Weltbevölkerung leiden unter diesem Wurmbefall. Der Spulwurm sieht ähnlich wie ein Regenwurm aus und kann bei Besiedlung des menschlichen Darms eine Länge von 25 bis 40 cm erlangen. Der Spulwurm hat dabei einen ekelhaften Lebensweg durch den gesamten Organismus des von ihm befallenen Patienten. Zunächst gelangen die Eier dieses Wurms (durch Fäkalien verunreinigte Lebensmittel) in den Dünndarm des Patienten. Dort schlüpft eine Larve aus dem Ei und bohrt sich durch die Darmwand und gelangt so mit dem Blutstrom in die Leber. Von dort gelangt die Larve zum Herzen und weiter zur Lunge. Von der Lunge aus wandert die Larve die Luftröhre hoch und wird entweder abgehustet oder geschluckt. Im letzteren Fall kommt die Larve schon wieder in den Dünndarm, wo sie sich jetzt festsetzt und zum erwachsenen Tier auswächst. Dabei kann ein Wurm täglich bis zu 200000 Eier produzieren, die dann mit dem Stuhl ausgeschieden werden. Ein Teil der Symptome der bei »Dr. House« geschilderten Patientin lassen sich mit dem Wurmbefall gut erklären, wobei allerdings der eigentliche Aufnahmegrund, nämlich das blutige Ohr damit auch nicht erklärt werden kann.
11. Tumorlyse-Syndrome (TLS): Das Tumorlyse-Syndrom ist ein überaus kritischer Zustand, bei dem es durch den Zelluntergang von rasch wachsenden Tumoren unter Chemotherapie zu akutem Nierenversagen und Herzrhythmusstörungen kommen kann. Vor allem Tumorerkrankungen, die sehr gut auf eine Chemotherapie ansprechen, zeigen das Tumorlyse-Syndrom (wie akute

Leukämien, maligne Lymphome, das Burkitt-Lymphom sowie das nicht-kleinzellige Bronchialkarzinom). Um einem Nierenversagen vorzubeugen, müssen eine entsprechende Vorwässerung durchgeführt werden und die Nierenwerte und Elektrolyte engmaschig unter Therapie kontrolliert werden.

12. Riesenzellarteriitis: Die Riesenzellarteriitis (= Morbus Horton) tritt vor allem bei älteren Menschen auf (fast alle Betroffenen sind älter als 50 Jahre) und beschreibt eine Gefäßentzündung der Arterien, vor allem der Schläfenarterien (= Arteriae temporales). Die Patienten klagen über starke (Schläfen-)Kopfschmerzen und es fällt eine Verdickung der Schläfenschlagader auf. Zudem ist als preiswerter Labortest die Blutkörperchensenkung massiv beschleunigt. Da es nach wenigen Tagen zu einem Mitbefall der Augen bis zur Erblindung kommen kann, sollte bei Verdacht die umgehende Diagnostik (evtl. inklusive Biopsie der Schläfenarterie) und die Therapie mit Cortison erfolgen, da unbehandelt ein Erblindungs-Risiko von etwa 20 Prozent besteht (wegen Durchblutungsstörung der Sehnervenpapille). Bei rascher Therapieeinleitung ist der Erkrankungsverlauf in aller Regel gutartig.

13. Polyglanduläres Autoimmun-Syndrom Typ III: Polyglanduläre Autoimmun-Syndrome (PAS) beschreiben letztendlich das Zusammentreffen von mehreren endokrinen Störungen und werden im Wesentlichen in drei Gruppen (PAS I- III) eingeteilt. Das sehr seltene PAS I (= Autoimmune polyendocrinopathy-candidiasis-ectodermal dystrophy (APECED) oder Whitaker-Syndrom) beschreibt den Symptomenkomplex aus Pilzinfektion (= Candidiasis), Hypoparathyroidismus und Nebennierenrindeninsuffizienz. PAS II (= Schmidt Syndrom, im Jahre 1926 erstmals von Schmidt beschrieben) ist wesentlich häufiger und beschreibt das Zusammentreffen einer Nebennierenrindeninsuffizienz und einer Hypothyreose

nach Thyroiditis (Vorsicht: Hier muss immer erst Cortison und erst später Thyroxin substituiert werden). Das hier bei »Dr. House« beschriebene PAS III kommt nur bei Erwachsenen vor und hat (im Unterschied zu PAS I und II) keine Störung der Nebennierenfunktion zur Folge, jedoch zwei der folgenden Symptome: Schilddrüsenunterfunktion, perniziöse Anämie, Diabetes mellitus Typ I (Insulinmangel), Vitiligo und Haarausfall (was bei dem Patienten von Dr. House so nicht zutrifft).
14. Mucor-Mykose: Bei der Mucor-Mykose handelt es sich um eine Pilzinfektion durch einen weitverbreiteten Schimmelpilz aus der Gruppe der Mucorales (Pilz aus der Familie der Zygomyceten). Der Pilz befällt üblicherweise nur Patienten mit einer gestörten Immunabwehr. Dabei kommt es zu einem Befall der Nasennebenhöhlen und des Gehirns (rhinozerebraler Befall). Die Patienten haben zunächst Schmerzen in den Nasennebenhöhlen und haben Nasenbluten. Später kommt es zur Störung der Augenbewegungen mit Doppelbildersehen, Fieber und Bewusstseinstrübung. Ohne Pilzbehandlung endet dieser Infekt tödlich.
15. Typhus: Typhus ist eine meldepflichtige Infektionskrankheit, die durch das Bakterium Salmonella Typhi verursacht wird. Es kommt beim Thyphus zu stufenförmigem Fieberanstieg, Bauchschmerzen, Darmverstopfung (= Obstipation) und trotz Fiebers zu eher langsamem Herzschlag (relative Bradykardie). Unbehandelt kann die Krankheit zum Tode führen.
16. Infektiöse Mononukleose, kompliziert durch ein Miller-Fisher-Syndrom: Die infektiöse Mononukleose (= Pfeiffersches Drüsenfieber) wird durch das Epstein-Barr-Virus ausgelöst und ist normalerweise eine harmlose Viruserkrankung. Etwa 95 % aller Europäer sind bis zum 30. Lebensjahr mit dem EBV infiziert worden. Häufig treten grippeähnliche Symptome auf. Die Monozyten

sind im Blut deutlich vermehrt und es kann zu einer ausgeprägten Milzschwellung kommen, weswegen die akut Erkrankten sich körperlich schonen müssen.
17. Meningitis durch eine infizierte Nasenspülung: Eine Meningitis ist eine Hirnhautentzündung, die zu schwerwiegenden Folgeerkrankungen führen kann. Infizierte Nasenspülungen können in der Tat durch Fortleitung einer Nebenhöhlenentzündung in Richtung Gehirn zu einer Hirnhautentzündung mit typischen Nackenschmerzen führen.
18. Persistierender Ductus arteriosus (siehe Episode 13 Staffel 5)

Oder doch Lupus? Systemischer Lupus erythematodes als beliebte Differentialdiagnose bei Dr. House und Kollegen

Lupus nimmt bei House einen großen Stellenwert ein – gerade dadurch, dass es nie Lupus ist, obwohl es immer mal wieder bei der Differenzialdiagnose erwähnt wird. Deshalb möchte ich dieser Autoimmunkrankheit ein eigenes Unterkapitel widmen.

Aber was ist Lupus eigentlich? Der systemische Lupus erythematodes (= SLE; oder im Volksmund: Schmetterlingskrankheit) gehört zu der großen Gruppe der Kollagenose, das heißt zu einer Gruppe von Erkrankungen, die sich vorwiegend am Bindegewebe abspielen. Kollagenosen sind neben dem systemischen Lupus erythematodes auch Erkrankungen wie die Sklerodermie, das Sjögren-Syndrom, das Sharp-Syndrom sowie die Dermatomyositis und Polymyositis.

Der systemische Lupus erythematodes hat eine Prävalenz (= Anzahl der zum Untersuchungszeitpunkt Kranken / Anzahl der Bevölkerung) von etwa 100/100 000 und eine Häufigkeit (= Anzahl der neu Erkrankten / Anzahl der Bevölkerung pro Zeitspanne) von etwa 10/100 000 pro Jahr. Man geht davon aus, dass in Deutschland mehr als 60 000 Patienten an einem SLE erkrankt sind. Dabei sind Frauen 10-mal so häufig betroffen wie Männer, wobei der SLE überwiegend Frauen im gebärfähigen Alter trifft. Die Ursache für den SLE ist letztendlich unklar, obwohl genetische Faktoren wie Mutationen im TREX1 Gen diskutiert werden. Beim SLE kommt es zu einer Immunreaktion gegen DNA und mehr als 90 Prozent aller Patienten mit SLE haben antinukleäre Antikörper (ANA) in hohen Titerstufen nachweisbar, wobei sich bei 60-90 Prozent der SLE-Patienten auch Antikörper gegen doppelsträngige DNA (anti-dsDNS-AK) als typischer Marker für SLE nachweisen lassen. Klinisch treten bei etwa 95 Prozent aller Patienten Symptome wie Fieber, Schwäche und Gewichtsverlust auf. Mehr als 80 Prozent der Betroffenen haben eine Polyarthritis und etwa 40 Prozent eine Myositis. Mehr als 70 Prozent der SLE-Patienten haben Hautveränderungen, wobei ein Schmetterlingserythem an Wangen und Nasenrücken namensgebend für den volkstümlichen Begriff »Schmetterlingskrankheit« ist. Die Hautveränderungen können durch eine Hautbiopsie gesichert werden, hier zeigt sich dann eine typische Lupusbande entlang der Basalmembran der Haut, häufig auch in Hautbereichen, die oberflächlich betrachtet unauffällig aussehen. Bei etwa 70 Prozent der SLE-Patienten kommt es zu einer kardiopulmonalen Mitbeteiligung, wobei Pleuraergüsse und Perikardergüsse vorkommen können sowie eine Libman-Sacks-Endokarditis als eine spezielle Form der abakteriellen Endokarditis (häufig mit Fibrin-Auflagerungen an der Mitralklappe, aber auch an anderen Klappen gelegentlich vorkommend). Bei Patienten mit SLE ist das Herzinfarktrisiko deutlich erhöht (bis zu 17-fach!). Bis zu 70 Prozent der SLE-Patienten zeigen einen Nierenbefall in Form einer Lupusnephritis mit unterschiedlichen Schweregraden und verschiedenen Verlaufsformen. Bei etwa 60 Prozent der Lupus-Patienten treten neurologische Störungen auf, die von Vigilanzminderungen über Depressionen bis hin zu Krampfanfällen reichen. Häufigste Symptome sind dabei der Hautausschlag, Gelenkschmerzen und Müdigkeit.

Heutzutage gelten die SLE-Kriterien des »American College of Rheumatology« (ACR) als die wesentlichen Klassifikationskriterien, die bei einer Entscheidung über das Vorliegen eines Lupus behilflich sein können. Im Allgemeinen gilt ein SLE als wahrscheinlich, wenn mindestens 4 dieser 11 Kriterien vorhanden sind:

1. Schmetterlingserythem
2. Chronisch diskoider Lupus erythematodes der Haut
3. Photosensibilität
4. Orale oder nasale Schleimhautulzera
5. Gelenksschmerzen und Gelenkserguss von 2 oder mehr Gelenken
6. Serositis (Pleuritis, Perikarditis)
7. Nierenbefall (Proteinurie $>$ 0.5 g/d; Zylindrurie)
8. ZNS-Beteiligung (epileptische Anfälle, psychische Krankheiten)
9. Hämatologische Symptome (Leukopenie, Thrombopenie, hämolytische Anämie)
10. Immunologische Befunde: Anti-ds-DNS, Anti-Sm, Antiphospholipid-Ak
11. Antinukleäre Antikörper (ANA)

Wichtig ist die Abgrenzung eines medikamentös induzierten Lupus, wobei Medikamente wie Procainamid, Hydralazin, Methyldopa, Phenytoin, Neuroleptika, Minicyclin und Etanercept einen Lupus auslösen können. Beim medikamenten-induzierten Lupus sind in der Regel die Anti-Histon-AK (und nicht die Anti-dsDNS-Ak) erhöht und auch die Niere sowie ZNS sind nur selten betroffen. Zudem bessern sich die Beschwerden nach Absetzen der Medikamente. Therapeutisch wird heutzutage sehr viel erreicht, wobei folgende Therapieziele im Vordergrund stehen: Beherrschung der akuten, zum Teil lebensbedrohlichen Schübe, Reduktion des Rückfallrisikos und Verbesserung der Lebensqualität. Dabei wird ein stadiengerechtes, interdisziplinäres Vorgehen propagiert. Beim medikamenten-induzierten Lupus müssen selbstverständlich die auslösenden Medikamente abgesetzt werden, was in der Regel ausreichend ist. Bei der milden Form eines SLE reicht oftmals die Gabe von Hydroxychloroquin oder von einem nicht-steroidalen Antirheumatikum. In schweren Fällen und je nach Organbefall können allerdings auch Steroide und Immunsuppressiva erforderlich werden, wobei neuerdings auch monoklonale Anti-CD22-Antikörper zur Anwendung kommen.

Insgesamt kann man erkennen, wie komplex in der Tat die Diagnose eines SLE sein kann und wie viele unterschiedliche Symptome hier zusammenkommen können. Der Lupus ist in der Tat ein »Chamäleon« in der Inneren Medizin und oftmals nicht einfach zu diagnostizieren. So gesehen kann man nachvollziehen, dass Dr. House den Lupus immer wieder als Differentialdiagnose zur Diskussion stellt, wenngleich auch nicht immer so platt wie in der Episode »Tod aus der Wand« (Staffel 1, Episode 11), wo House sagt: »Okay, im Angebot sind Infektion, Lupus, Drogen und Krebs.« Cameron: »Krebs?« House: »Wieso nicht!? Super Meeting.«

Weitere Infos zu SLE:
http://www.internisten-im-netz.de/de_was-ist-lupus-erythematodes_1395.html
http://www.nlm.nih.gov/medlineplus/ency/article/000435.htm
Homepage von Selbsthilfegruppen:
http://www.lupus-rheumanet.org/
http://www.lupus-selbsthilfe.de/

Die skurrilsten Krankheitsbilder

Einige Krankheitsbilder, die bei Dr. House zum Teil nur als Nebendiagnosen eingebunden sind, sind unglaublich interessant, und oftmals lohnt es sich, diese in einem ordentlichen Medizinbuch nachzublättern. Oft findet man in der Tat medizinisch-wissenschaftliche Fallberichte zu genau diesen Themen, die die Drehbuchautoren beschrieben haben. Natürlich werden die Themen nicht eins zu eins umgesetzt, immerhin handelt es sich hier ja auch nicht um ein medizinisches Lehrvideo für Ausbildungszwecke, sondern »nur« um eine gut recherchierte Unterhaltungsserie.

Einzelne Episoden sind dabei genial aufgearbeitet, wobei hier eine kleine, nicht repräsentative Auswahl aufgeführt werden soll. So kommt in der Episode »Die Liebe in der Ellenbogengesellschaft« (Staffel 7, Episode 2) ein älterer Herr mit einer Nervenschädigung (= Neuropathie) und wackliger Zahnprothese in die Sprechstunde von Dr. House. House sieht einen Zusammenhang zwischen der locker sitzenden Zahnprothese und der neurologischen Symptomatik, da der ältere Herr offenbar Unmengen an Zahnhaftcreme konsumiert. Ist das nun Fakt oder Fiktion? In der Tat wurde genau solch ein Zusammenhang in der medizinischen Fachliteratur beschrieben. Da Zahnhaftcremes offenbar einen hohen Zinkgehalt aufweisen, kann es bei exzessivem Gebrauch zu Zinkvergiftungen kommen. Zink interagiert dabei mit Kupfer und führt zu Funktionsstörungen zahlreicher kupferabhängiger Enzyme, was dann zu neurologischen Symptomen führt. Interessanterweise beschrieben Kollegen vom »Southwestern Medical Center« der Universität von Texas vier Personen, die eine Zinkvergiftung durch **exzessiven Gebrauch von Zahnhaftcreme** erlitten hatten![71] Bei einer geschätzten Produktion

---

[71] Nations SP, et al.: »Denture cream: an unusual source of excess zinc, leading to hypocupremia and neurologic disease«. *Neurology.* 2008 Aug 26;71(9):639-43. Epub 2008 Jun 4

von mehreren 100 Tonnen Zahnhaftcreme in Deutschland kann man davon ausgehen, dass die beschriebenen Fälle keine Einzelfälle sein dürften und häufig nur nicht daran gedacht wird. Glücklicherweise gibt es offenbar auch zinkfreie Zahnhaftcremes, worauf nach der Ausstrahlung dieser »Dr. House«-Episode mehrfach hingewiesen wurde.

Auch die Diskussion in der Folge »Sicher genug« (Staffel 2, Episode 16) zur Frage einer möglichen **»Sperma–Allergie«** ist bei Weitem nicht so weit hergeholt, wie man anfänglich denken könnte. In der Tat kann es hier zu schweren bis hin zu tödlich verlaufenden allergischen Reaktionen kommen.[72] Zudem ist die Sperma-Allergie mit eine denkbare Ursache bei unerfülltem Kinderwunsch.[73]

Bekannter dürfte dagegen die Tatsache einer **Kupfer-Allergie** sein, wobei die Tatsache, dass es sich bei der Geschichte von Dr. House »Nur die Braut Christi?« (Staffel 1, Episode 5) bei der Kupfer-Allergie um eine zur Empfängnisverhütung implantierte Spirale bei einer Nonne handelt, schon wieder etwas skurril ist. Doch in der Tat gibt es Publikationen zu genau solch einem Fall, der ebenfalls extrem dramatisch war und dem als Auslöser ebenfalls eine kupferhaltige Spirale zugrunde lag (allerdings war die Trägerin wohl keine Nonne).[74]

Auch unter Experten dürfte die Tatsache nur wenig bekannt sein, dass Patienten mit einer Bulimia nervosa und einem **Ipecacuhanamissbrauch** (= Brechwurzelextrakt, der zum Herbeiführen von Erbrechen genutzt wird) vermehrt zu einer schweren Herzinsuffizienz neigen. Dies ist jedoch tatsächlich der Fall und im Rahmen von Einzelfällen gut doku-

---

[72] Pevny I, Peter G, Schulze K.: »Sperm allergy of the anaphylactic type«. *Hautarzt.* 1978 Oct;29(10):525-30

[73] Swerdloff RS, Wang C, Kandeel FR.: »Evaluation of the infertile couple«. *Endocrinol Metab Clin North Am.* 1988 Jun;17(2):301-37

[74] Purello D'Ambrosio F, et al.: »Systemic contact dermatitis to copper-containing IUD«. *Allergy.* 1996 Sep;51(9):658-9

mentiert.[75] Insofern ist die Episode »Schlank und krank« (Staffel 1, Episode 14) bei Weitem nicht so weit hergeholt wie man sich das auf den ersten Blick vorstellen könnte.

Die Diskussion zur Bedeutung von **Zeckenbissen** in der Folge »Sicher genug« (Staffel 2, Episode 16) ist ebenfalls auf den ersten Blick skurril, auf den zweiten Blick jedoch genial. In der Tat gibt es vorwiegend in den USA und in Australien Zecken (in den USA vor allem »Rocky Mountain Wood Tick« = Dermacentor andersonii, »American Dog Tick« = D. variabilis), die zu einer Zeckenlähmung = »**Tick-Paralysis**« führen. Die Erkrankung wurde erstmals 1824 in Australien beschrieben. Es kommt dabei nach dem Biss zu einer regelrechten Vergiftung, also nicht zu einer Infektion, wie bei den in unseren Breiten bekannten Infektionen durch Borrelien oder FSME-Erregern (FSME = Frühsommer-Meningoenzephalitis). In der Folge tritt bei der »Tick-Paralysis« eine rasch aufsteigende Lähmung ein, die bis zur Atemlähmung und zum Tod führen kann. Allerdings führt die Entfernung der Zecke – wie bei House beschrieben – relativ rasch zur Heilung, wobei bis zur kompletten Giftelimination eine intensivmedizinische Unterstützung erforderlich werden kann.[76] Diese »Tick-born-Disease« darf nicht mit der Lyme-Krankheit verwechselt werden, die in unseren Breiten häufig vorkommt und leider Gottes häufig nicht diagnostiziert wird, was für die Patienten zum Teil jahrelanges Leiden bedeutet, das – wenn früh genug daran gedacht worden wäre – mit einigen Tagen Antibiotika-Therapie hätte vermieden werden können. Bei der Lyme-Krankheit handelt es sich um einen Infekt mit Borrelien, die durch den Zeckenstich übertragen werden und in der Folge neben einem ringförmigen Hautausschlag noch weitere Symptome anrichten können, wie Muskel und Ge-

---

[75] Birmingham CL, Gritzner S.: »Heart failure in anorexia nervosa: case report and review of the literature«. *Eat Weight Disord.* 2007 Mar;12(1):e7-10

[76] Elston DM: »Tick bites and skin rashes«. *Curr Opin Infect Dis.* 2010 Apr;23(2):132-8

lenkbeschwerden, sowie Herzrhythmusstörungen. Neben der Borreliose ist in unseren Breiten auch die FSME eine Erkrankung, die durch Zeckenbiss übertragen werden kann. Gegen die FSME existiert erfreulicherweise ein gut funktionierender Impfstoff. Daher sollte je nach Risiko (FSME-Gebiet und/oder häufige Exposition) frühzeitig gegen die FSME geimpft werden. Zudem sollte bei jedem Zeckenbiss sowohl an die Borreliose bzw. Lyme-Krankheit gedacht werden und frühzeitig eine Antibiotika-Therapie erfolgen.

6
Pillen, Pflaster, Infusionen – Medikamente bei »Dr. House«

Die Medikamente, die bei »Dr. House« eingesetzt werden, sind – wie könnte es auch anders sein – durchweg US-amerikanische Medikamente. Die meisten – aber nicht alle – Medikamente stimmen sowohl was die Indikation als auch die Dosierung betrifft. Wie so vieles bei »Dr. House« findet sich auch hierzu eine ausführliche Beschreibung der zur Anwendung kommenden Medikamente im Netz: http://tviv.org/House,_M.D./Drugs,_Medications,_Surgeries,_Toxins_and_Treatments#top.

Im Folgenden sind die wesentlichsten Medikamente, die in den unterschiedlichen Episoden vorkommen, aufgeführt und kurz erklärt.

ACE-Hemmer: Blutdrucksenkende Medikation, welche die Konversion von Angiotensin I zu Angiotensin II verhindert. ACE-Hemmer werden bei Patienten mit zu hohem Blutdruck oder auch einer Herzinsuffizienz eingesetzt.

Acetaminophen = Paracetamol: eines der gebräuchlichsten Schmerzmittel, steht seit 1977 auf der WHO-Liste der »unentbehrlichen Arzneimittel«. Befindet sich auch in dem von Dr. House so geschätzten Vicodin (Staffel 1, Episode 20). Die Liste der aus Sicht der WHO unentbehrlichen Medikamente, auf die jeder Mensch bzw. die behandelnde Einrichtung Zugriff haben sollte, findet sich unter: http://www.who.int/medicines/publications/essentialmedicines/en/index.html.

Acyclovir: Virostatikum, virushemmendes Medikament, wird vor allem zur Behandlung von Herpes-Vireninfektionen eingesetzt (Staffel 1, Episode 4).

Adenosin: Antiarrhythmisch wirkendes Medikament, welches als Bolus in die Vene appliziert wird und zu einem kurzfristigen kompletten AV-Überleitungsblock führt. Wird vor allem bei supraventrikulären Tachykardien eingesetzt (Staffel 1, Episode 10).

Adrenalin = Epinephrin: ein im Nebennierenmark gebildetes Stresshormon, das in der Notfallmedizin eingesetzt wird um bei Schockzuständen den Blutdruck zu stabilisieren.

Albendazole: ein weltweit genutztes Entwurmungsmittel (= Anthelminthikum), wirkt gegen Fadenwürmer (Nematoden) sowie gegen Finnen bestimmter Bandwürmer, zum Beispiel dem Schweinebandwurm, dem Fuchsbandwurm und Hundebandwurm. Mittel der Wahl bei der Behandlung der Zystizerkose sowie der alveolären und zystischen Echinokokkose des Menschen (Staffel 1, Episode 1).

Amphetamine = Speed: synthetische Substanz mit psychotroper (Veränderung der Psyche und des Bewusstseins), stimulierender Wirkung. Wird häufig als Rauschmittel aufgrund der anregenden Wirkungen – zum Teil mit fatalen Folgen – missbraucht (Staffel 1, Episode 22).

Ampicillin: halbsynthetisches Antibiotikum aus der Gruppe der β-Lactam-Antibiotika (Aminopenicilline). Wirkt vor allem gegen grampositive Erreger sowie einige gramnegative Stäbchen (Staffel 1, Episode 6).

Antihistaminika = Histamin-Rezeptorantagonisten: Medikamente, die das körpereigene Histamin, welches bei allergischen Reaktionen freigesetzt wird, abschwächen. Wirken somit gegen Allergien (Staffel 1, Episode 5).

Antiretrovirale Medikamente: Medikamente, die gegen Retroviren wirken, vor allem dem HIV-Virus (Staffel 1, Episode 17).

Ativan® = Lorazepam: ein Valium ähnliches Medikament, welches angstlösende und sedierende Eigenschaften hat.

Atropin: ein Alkaloid aus der schwarzen Tollkirsche. Es hemmt die Wirkung des Acetylcholins durch Hemmung der

Acetylcholinrezeptoren und unterbricht so die Signalübertragung der Nervenleitung. Atropin wird in der Notfallmedizin häufig bei bradykarden Rhythmusstörungen (= zu langsamer Herzschlag) eingesetzt. Zudem wird Atropin bei Augenärzten zur Erweiterung der Pupille als Augentropfen genutzt. Atropin wird auch als Gegengift bei Vergiftungen mit bestimmten Pflanzenschutzmitteln und Nervenkampfstoffen eingesetzt (Staffel 1, Episode 8; Staffel 1, Episode 12).

Azithromycin: ein Makrolid-Antibiotikum mit recht langer Halbwertzeit (daher muss es üblicherweise nur 3 Tage eingenommen werden), das die Proteinbiosynthese von Bakterien hemmt und dadurch bakteriostatisch wirkt (Staffel 1, Episode 4).

Aztreonam: ein Monobactam-Antibiotikum, das vor allem gegen gramnegative, aerobe Bakterien wirkt (Staffel 1, Episode 4).

Barbiturate: Es handelt sich um Derivate der Barbitursäure, die dosis-abhängig wirken und deren Wirkpotenzial von beruhigenden Effekten bis hin zu narkotisierenden Effekten reicht. Barbiturate werden daher als Schlafmittel, aber auch als Narkotika genutzt (Staffel 1, Episode 19; Staffel 1, Episode 22).

Betablocker = Beta-Rezeptorenblocker: sind Medikamente, die die β-Rezeptoren blockieren. Dadurch kommt es zu einer Abschwächung des »Stresshormons« Adrenalin. Betablocker senken die Herzfrequenz und den Blutdruck. Wird vor allem bei Bluthochdruck und der koronaren Herzkrankheit eingesetzt (Staffel 1, Episode 7).

Betadine: Jodhaltiges Desinfektionsmittel zur Hautreinigung vor einem operativen Eingriff (Staffel 1, Episode 13).

Botox = Botulismus-Toxin: im Grunde genommen ein extrem giftiges Neurotoxin, das von dem Bakterium Clostridium botulinum gebildet wird und zu Muskellähmungen führt. Es wird häufig in der plastischen Medizin eingesetzt (Staffel 1, Episode 14).

Bromocriptin: verschreibungspflichtiges Alkaloid aus dem Mutterkorn. Hemmt die Prolaktinsekretion und wird zur Behandlung der Amenorrhö, der Akromegalie und zur Hemmung eines Prolaktinoms eingesetzt (Staffel 1, Episode 10).
Carbamate: werden als Insektizide, Fungizide und Herbizide in der Landwirtschaft eingesetzt (Staffel 1, Episode 8).
Carisoprodol: zentral wirkendes Muskelrelaxans.
Ceftriaxon = Rocephin® (D, A, CH): ist ein Breitband-Antibiotikum aus der Gruppe der Cephalosporine der 3. Generation, das nur intravenös verabreicht werden kann. Diese Präparate zeichnen sich durch eine hohe β-Lactamase-Stabilität aus und wirken besser gegen gram-negative Keime und können bei Neuroborreliose eingesetzt werden. Dagegen sind Infekte mit Enterokokken, Listerien, Legionellen und Pseudomonaden nicht gut mit Ceftriaxon zu behandeln (Staffel 1, Episode 10).
Cefuroxim = Elobact® (D), Curocef® (A), Zinacef® (CH): ist ein bakterizides Breitband-Antibiotikum aus der Gruppe der Cephalosporine der 2. Generation. Ähnlich wie Penicillin sind Cephalosporine β-Lactam-Antibiotika, wobei Cefuroxim eine bessere β-Lactamase-Stabilität hat. Es wirkt auch besser gegen gram-negative Bakterien, insbesondere Haemophilus influenzae. Gegen Enterokokken und Pseudomonaden ist Cefuroxim dagegen unwirksam (Staffel 1, Episode 13).
Chloramphenicol: Breitbandantibiotikum, das wegen schwerwiegender Nebenwirkungen (vor allem dem Risiko einer aplastischen Anämie) meist nur als Reserveantibiotikum genutzt wird (Staffel 1, Episode 7).
Clozapin: Medikament zur Behandlung von therapieresistenten Psychosen (Staffel 1, Episode 6).
Colchicin: toxisches Alkaloid aus der Gruppe der Colchicin-Alkaloide. Wird bzw. wurde früher überwiegend zur Behandlung von Gicht eingesetzt. Heutzutage eher selten genutzt, in speziellen Fällen wird Colchicin zur Behandlung von Perikardergüssen eingesetzt (Staffel 1, Episode 3).

Cortison: ein Steroidhormon der Nebennierenrinde, welches bei Stressreaktionen vermehrt synthetisiert wird. Fehlt dieses Hormon, dann besteht ein Morbus Addison. Wird dieses Hormon unkontrolliert überproduziert, dann besteht das Krankheitsbild eines Morbus Cushing (Staffel 1, Episode 5).

Cyclophosphamid = Endoxan®: Zytostatikum, das zur Krebstherapie und zur Behandlung von besonders schweren Verläufen bei Autoimmunerkrankungen wie systemischem Lupus Erythematodes (SLE), Sklerodermie etc. eingesetzt wird (Staffel 1 Episode 9; Staffel 1, Episode 11; Staffel 1, Episode 13).

Diazepam = Valium®: Arzneistoff aus der Gruppe der Benzodiazepine. Hat eine relativ lange Halbwertszeit. Wird zur Behandlung von Angstzuständen und als Schlafmittel genutzt (Staffel 1, Episode 8).

Digitalis = Herzglykoside: Digitalis wurde früher aus dem Fingerhut gewonnen, wirkt herzstärkend und frequenzsenkend (Staffel 1, Episode 12).

Diphenhydramin (= DPH): ein Antihistaminikum zur Bekämpfung von allergischen Reaktionen sowie Beruhigungsmittel (Sedativum), das gegen Übelkeit und Erbrechen eingesetzt wird (Staffel 1, Episode 5).

Disulfoton: ist ein Organophosphat und wird als Insektizid genutzt (Staffel 1, Episode 8).

Epinephrin = Adrenalin: ein im Nebennierenmark gebildetes Stresshormon, das in der Notfallmedizin eingesetzt wird, um bei Schockzuständen den Blutdruck zu stabilisieren (Staffel 1, Episode 5; Staffel 1, Episode 10; Staffel 1, Episode 21; Staffel 1, Episode 22).

Ethyl-parathion = Parathion = E 605: Organophosphat, ein Ester (entsteht unter Wasserabspaltung aus Säure und Alkohol) der Thiophosphorsäure, wird als Pestizid genutzt und wurde häufig bei Suiziden oder Giftmorden missbraucht (Staffel 1, Episode 8).

Folsäure: hitze- und lichtempfindliches Vitamin aus dem Vitamin-B-Komplex. Bei Folsäuremangel während der

Schwangerschaft kommt es zu Fehlbindungen in Form von Spina bifida (Staffel 1, Episode 7).

Gamma-Hydroxybuttersäure = GHB: GHB ist eine Hydroxy-Carbonsäure, die verwandt mit dem menschlichen Neurotransmitter GABA (γ-Aminobuttersäure) ist, und unterliegt dem Betäubungsmittelgesetz. GHB wird seit einigen Jahren vermehrt als sogenannte K.-o.-Tropfen in der Disko-Szene missbraucht. Wegen der kurzen biologischen Halbwertszeit und der retrograden Amnesie der Opfer ist GHB häufig nur schwer nachweisbar (Staffel 1, Episode 8; Staffel 1, Episode 17).

Haldol = Haloperidol: sehr starkes Neuroleptikum aus der Gruppe der Butyrophenone. Wird zur Sedierung bei psychotischen Patienten bzw. bei Patienten mit starker Erregung eingesetzt (Staffel 1, Episode 6; Staffel 1, Episode 7; Staffel 1, Episode 10).

Hämin = Hämin-Arginat: Medikament zur Behandlung der Porphyrie (Hämin, Markenname Normosang® darf nicht mit Hämatin verwechselt werden) (Staffel 1, Episode 22).

Heparine: sind Polysaccharide, bestehend aus Aminozuckern mit einer molaren Masse zwischen 4000 und 40000. Natürliche Heparine werden am ergiebigsten aus Dünndarmmukosa vom Schwein extrahiert. Heparin wird zur Blutverdünnung genutzt (Staffel 1, Episode 9; Staffel 1, Episode 16).

Hydrocortison: Steroidhormon der Nebennierenrinde; siehe unter Cortison (Staffel 1, Episode 7).

Insulin: blutzuckersenkendes Hormon der Langerhans-Zellen des Pankreas. Ist die Insulin-Produktion gestört, dann besteht ein insulinpflichtiger Diabetes mellitus Typ I (Staffel 1, Episode 9; Staffel 1, Episode 10; Staffel 1, Episode 12; Staffel 1, Episode 16).

Ipecac = Ipecacuanha: Sirup aus dem Extrakt der Brechwurzel (= Carapichea ipecacuanha), der – wie der Name schon sagt – zum Erbrechen führt. Früher wurde Ipecacuanha als Brechmittel beim Verdacht auf Drogen oder exzessive

Medikamenten-Einnahme in suizidaler Absicht eingesetzt. In den USA ist Ipecacuanha – warum auch immer – als rezeptfreies Medikament (over-the-counter-drug) zu beziehen, in Deutschland ist es verschreibungspflichtig. Der unaussprechliche Name stammt übrigens von den südamerikanischen Ureinwohnern, bei denen »i-pe-kaa-guéne« so viel bedeutet wie »Pflanze vom Wegesrand, die einen krank macht« (Wikipedia 2011) (Staffel 1, Episode 14).

Isoniazid = Isonicotinsäurehydrazid = INH: ist ein Antibiotikum, das bereits seit 1912 synthetisiert werden konnte, dessen antibiotische, bakterizide Wirkung aber erst nach dem Zweiten Weltkrieg erkannt wurde. INH wird in Kombination mit Rifampicin zur Behandlung der Tuberkulose eingesetzt (Staffel 1, Episode 10).

Kayexalate® = Sodium polystyrene sulfonate = INN = Resonium A®: ist ein oral oder rektal appliziertes Polymer, das zur Senkung erhöhter Kalium-Spiegel durch Bindung im Kolon genutzt wird (Staffel 1, Episode 12).

Lachgas = Distickstoffmonoxid = N_2O: ein gasförmiges Narkosemittel, das 1772 entdeckt und zunächst nur auf Jahrmärkten zur Belustigung der Zuschauer eingesetzt wurde. Medizinisch sinnvoll wurde N_2O erstmals 1844 von dem Zahnarzt Horace Wills bei Zahnextraktionen eingesetzt. N_2O ist nur schwach analgetisch wirksam und kann zu Interaktionen mit Vitamin B12 und Folsäure und in der Folge zu einer perniziösen Anämie führen. N_2O ist gut steuerbar und löst keine relevante Atemdepression aus. Dennoch spielt es in der modernen Anästhesie eine immer geringere Rolle.

Levofloxacin = Levaquin® (USA) = Tavanic® (EU): ist ein modernes, bakterizid wirkendes Breitband-Antibiotikum von der Substanzgruppe der Gyrase-hemmenden Fluorchinolone (Staffel 1, Episode 4; Staffel 1, Episode 13).

Levothyroxine = L-Thyroxin: ist die synthetische Form des Schilddrüsenhormons Thyroxin, wobei die L-Form die biologisch aktive Form darstellt. L-Thyroxin wird (neben Jod) zur

Prophylaxe einer Struma oder bei Störungen der Schilddrüsenfunktion bei einer Hypothyreose gegeben (Staffel 1, Episode 3).

Leuprorelin = Lupron® (USA) = Eligard® (D, A, CH): ist ein Peptidhormon bestehend aus 9 Aminosäuren und wirkt als GnRH-Analogon agonistisch am hypophysären GnRH-Rezeptor. Durch die zentrale Suppression kommt es zum Abfall der Geschlechtshormone. Leuprorelin wird daher immer dann eingesetzt, wenn eine »chemische Kastration« erwünscht ist, wie zum Beispiel bei metastasiertem Prostatakrebs, Brustkrebs oder zur Behandlung von Sexualtriebtätern (Staffel 1, Episode 12).

Malathion: ist ein Insektizid und bindet sich als Dithiophosphorsäureester irreversibel an die Cholinesterase. Malathion wurde früher gegen Kopfläuse eingesetzt, ist mittlerweile jedoch weder in Deutschland noch in der Schweiz im Handel. In den USA wird Malathion zur Bekämpfung der mediterranen Fruchtfliege und dem West-Nil-Virus großflächig eingesetzt (Staffel 1, Episode 8).

Melarsoprol = Mel B® = Arsobal®: ist ein überaus risikoreiches arsenhaltiges Medikament, das zur Behandlung fortgeschrittener Stadien der Schlafkrankheit (= afrikanische Trypanosomiasis) eingesetzt wird. Eine Zulassung für dieses Medikament liegt in Europa nicht vor. Als gefürchtete Nebenwirkungen kann es durch die Behandlung mit Melarsoprol zu einer Schädigung des Gehirns kommen, die bei 5 bis 10 Prozent der Fälle zum Tode führen kann (Staffel 1, Episode 7).

Methotrexat = MTX: ist ein Analogon der Folsäure und inhibiert als Folsäure-Antagonist das Enzym Dihydrofolat-Reduktase (DHFR). MTX wird als Zytostatikum in der Chemotherapie sowie bei Autoimmunerkrankungen eingesetzt (Staffel 1, Episode 13).

Morphin = Morphium: ist eines der stärksten Schmerzmittel und das Haupt-Alkaloid des Opiums. Morphin zählt zu den Opiaten und hat ein entsprechendes Suchtpotenzial. Für die Behandlung stärkster Schmerzen ist Morphin allerdings ein Segen (Staffel 1, Episode 21).

Naloxon = Narcanti® (D) = Nexodal® (A) = Narcan® bzw. Naloxon OrPha® (CH): ist ein Opioidantagonist, der die Wirkung von Morphin, Heroin und Methadon aufzuheben vermag. Dies ist besonders bei Überdosierungen und damit einhergehender Atemdepression von Bedeutung, da hier Naloxon intravenös verabreicht die Opiatwirkung in wenigen Sekunden aufzuheben vermag. Bei Drogenabhängigen führt diese Gabe zu einem Entzugssyndrom (Staffel 1, Episode 8).

Naphthalen: wurde früher in Mottenkugeln genutzt. Naphthalen ist ein bicyclischer aromatischer Kohlenwasserstoff und riecht nach Teer. Naphthalen ist gesundheitsschädlich und umweltgefährlich. Naphthalen wurde bei einigen Termitenarten nachgewiesen, die so scheinbar Fressfeinde und Schädlinge fernhalten wollen (Staffel 1, Episode 11).

Novocain® = Procain: ist ein lokales Betäubungsmittel vom Estertyp. Procain wird vor allem in der Zahnmedizin genutzt sowie bei kleineren Eingriffen zur lokalen Betäubung (Staffel 1, Episode 19).

Organophosphate: sind als Organophosphorverbindungen die umfangreichste und vielfältigste Gruppe von Insektiziden. Hierzu gehören Insektizide wie: Phoxim, Dichlorvos (DDVP), Fenthion, Chlorpyrifos, Parathion (E 605) und andere (Staffel 1, Episode 8).

Oxybutynin: ist ein Parasympatholytikum, welches die glatte Blasenmuskulatur entspannt und dadurch den Harndrang senkt. Oxybutynin wird zur Behandlung von häufigem Harndrang eingesetzt (Staffel 1, Episode 18).

Penicillin: gehört zur Gruppe der β-Lactam-Antibiotika und stört die Zellwandsynthese der Bakterien durch die Bindung an penicillinbindende Proteine (PBP). Penicillin wirkt vor allem gegen grampositive Bakterien wie Staphylokokken, Streptokokken oder Pneumokokken, nicht aber gegen gramnegative Erreger. Penicillin wurde 1928 von Alexander Fleming entdeckt, wofür er 1945 den Nobelpreis erhielt. Penicillin ist insgesamt gut verträglich, kann allerdings auch schwerwiegende Allergien auslösen. Auch heute spielt Penicillin eine große Rolle in der Medizin (Staffel 1, Episode 2; Staffel 1, Episode 4; Staffel 1, Episode 8).

Phenytoin = Phenhydan® = Zentropil®: ist ein Antiepileptikum zur Behandlung symptomatischer Epilepsie (Staffel 1, Episode 17).

Plasmapherese: ist ein maschinelles Verfahren, mit dem Blutbestandteile aus dem Blut entfernt werden können. Das Verfahren ähnelt einer Dialyse und benötigt gute venöse Zugangsbedingungen. Hierbei werden allerdings nicht harnpflichtige Stoffe, sondern häufig Immunglobuline (oder bei der LDL-Apherese auch LDL-Cholesterin) herausgetrennt (Staffel 1, Episode 11; Staffel 1, Episode 19; Staffel 1, Episode 22).

Pralidoxime: ist ein Antidot gegen Giftstoffe, die als Cholinesterase-Inhibitoren wirken (siehe Organophosphate). Pralidoxime ist in der Lage, einen gewissen Teil der Cholinesterase-Inhibitoren aus deren Bindung zu verdrängen und so eine Entgiftung herbeizuführen (Staffel 1, Episode 8).

Prednison: ist ein künstliches Glucocorticoid und wird in der Leber zur eigentlich biologisch aktiven Substanz Prednisolon umgewandelt (Staffel 1, Episode 1; Staffel 1, Episode 5).

Prozac® (USA) = Fluoxetin = Fluctin ®(D), Fluctine® (A, CH): ist ein Antidepressivum und zählt zur Klasse der Selektiven Serotonin-Wiederaufnahmehemmer (SSRI) (Staffel 1, Episode 10).

Ribavirin = Copegus® (D, A, CH), Rebetol® (D, A, CH), Virazole® (D): ist ein Virostatikum, das als Nukleosid-Analogon gegen eine Reihe von DNA- und RNA-Viren wirkt (Staffel 1, Episode 4).

Rifampicin: ist ein bakterizides Antibiotikum und wird insbesondere auch bei Infektionen mit Tuberkulose, Lepra und Methicillin-resistenten Staphylokokken eingesetzt (Staffel 1, Episode 10; Staffel 1, Episode 13; Staffel 1, Episode 19).

Solumedrol = Methylprednisolon: ist ein synthetisches Glukocorticoid, das bei Autoimmunerkrankungen, schweren Allergien und als Notfallmedikament eingesetzt wird (siehe auch unter Glukocorticoiden) (Staffel 1, Episode 11).

Steroide: siehe unter Glucocorticoide (Staffel 1, Episode 1; Staffel 1, Episode 5; Staffel 1, Episode 9; Staffel 1, Episode 12; Staffel 1, Episode 13).

Streptokinase: ist ein Protein, das von β-hämolysierenden Streptokokken gebildet wird und Blutgerinnsel in der Lunge (bei Lungenembolie) oder im Herzen (bei Herzinfarkt) auflösen kann. Die Lysetherapie kommt bei akut lebensbedrohlichen Zuständen zum Einsatz (Staffel 1, Episode 18).

Streptomycin: ist ein Aminoglycosid-Antibiotikum, das bereits 1943 entdeckt wurde und vor allem sehr gut gegen gramnegative Bakterien wirkt. Streptomycin ist das erste Antibiotikum, das zur Therapie von Tuberkulose zum Einsatz kam. Wegen schädigender Nebenwirkungen an der Niere und am Gehör muss die Behandlung gut kontrolliert werden (Staffel 1, Episode 10).

Sulfasalazin: ist ein Medikament, bei dem es sich um die Kombination aus dem Sulfonamid Sulfapyridin mit 5-Aminosalicylsäure (5-ASA) handelt. Sulfasalazin wird im Dickdarm aufgespalten in Sulfapyridin und 5-ASA, wobei nur das 5-ASA im Dickdarm entzündungshemmend wirksam wird. Sulfasalazin wird bei entzündlichen Erkrankungen des Magen-Darm-Systems (Morbus Crohn, Colitis ulcerosa) und bei Gelenkerkrankungen genutzt (Staffel 1, Episode 5).

Terbutalin: ist ein selektives β2-Sympathomimetikum, das als Bronchospasmolytikum wirkt. Es kommt bei Patienten mit akuter Luftnot im Rahmen von spastischen Verengungen des Bronchialsystems zum Einsatz (Asthma bronchiale, exazerbierte COPD). Aufgrund der Relaxation der glatten Muskulatur auch am Uterus kann Terbutalin auch zur Wehenhemmung bei Schwangeren genutzt werden (allerdings »off label use«, wobei die FDA vor längerer Anwendung wegen der Herz/Kreislaufbelastungen warnt). Terbutalin steht auf der Liste von Dopingmitteln, die Leistungssportler nicht einnehmen dürfen (Staffel 1, Episode 18).

Thalidomid = Contergan®: ist ein Medikament, das in den 50er und 60er Jahren als Schlaf- und Beruhigungsmittel auch bei schwangeren Frauen eingesetzt wurde und zu schweren Schädigungen der Leibesfrucht in Form von Fehlbildung von Gliedmaßen führte. Thalidomid wird heute – unter strenger Indikationsstellung – bei Patienten mit schwerer Lepra und multiplem Myelom (bösartige Erkrankung des Knochenmarks) eingesetzt (Staffel 1, Episode 13).

Thiamin = Vitamin B1: wasserlösliches Vitamin, dessen Tagesbedarf beim Erwachsenen etwa 1 mg/Tag beträgt. Vitamin B1 wurde 1926 aus der Hülle von Reiskörnern isoliert. Ein Mangel an Vitamin B1 führt zu der gefürchteten Beri-Beri-Erkrankung. Die Symptome der Beri-Beri-Erkrankung sind Müdigkeit, Apathie, Störungen des Herz-Kreislaufsystems bis hin zur Kardiomyopathie, Polyneuropathien und Symptome wie beim Wernicke-Korsakow-Syndrom. Für die Aufklärung der Beri-Beri-Erkrankung als Vitaminmangelerkrankung (zum Beispiel beim alleinigen Konsum von geschältem Reis) erhielt Christiaan Eijkman 1929 den Nobelpreis (Staffel 1, Episode 10).

Thorazine = Chlorpromazin: recht altes Medikament zur Behandlung von Psychosen, wird auch als Beruhigungsmittel genutzt (Staffel 1, Episode 6).

Trifluoperazine: ist ein Psychopharmakon, das vor allem bei schizophrenen Patienten genutzt wird (Staffel 1, Episode 6).

Unasyn® = Sultamicillin = Kombination aus Sulbactam und Ampicillin = Unacid® (D): ist ein Breitband-Antibiotikum und wirkt vor allem gegen β-Lactamase-Bildner (zum Beispiel Staphylokokken) und anaerobe Bakterien. Es wird bei Harnwegsinfekten, der Gonorrhoe sowie bei Atemwegsinfekten eingesetzt. Sultamicillin wirkt so, dass das β-Lactam-Antibiotikum Ampicillin bakterizid ist und der weitere Wirkanteil, das

Sulbactam, die β-Lactamase inhibiert (Staffel 1, Episode 3).

Vancomycin: ist ein Glycopeptid-Antibiotikum, das intravenös vor allem bei Infektionen mit Staphylococcus aureus und per oral (wird kaum resorbiert) zur Behandlung schwerer entzündlicher Darmerkrankungen wie der pseudomembranösen Colitis durch Clostridium difficile eingesetzt wird (Staffel 1, Episode 4).

Vicodin® = Kombination aus zum Beispiel 5 mg Hydrocodon und 500 mg Paracetamol: ist das absolute Lieblingsmedikament von Dr. House und ein starkes Schmerzmittel, welches aus zweifacher Sicht nicht unproblematisch ist: zum einen hat das Hydrocodon als Opiat ein hohes Suchtpotenzial, zum anderen ist Paracetamol in hohen Dosierungen leberschädlich (kommt in fast allen ersten 5 Staffeln mehr oder weniger häufig vor).

Warfarin = Coumadin®: gehört zu der Gruppe der Cumarine und ist ein Vitamin-K-Antagonist, der als blutverdünnendes Medikament genutzt wird. Der Name Warfarin leitet sich von der »Wisconsin Alumni Research Foundation« (= WARF) ab, welche die Erforschung der künstlich herstellbaren Blutgerinnungshemmer finanzierte und Warfarin patentierte. Warfarin wird auch als Rattengift eingesetzt. Es hemmt durch die Interaktion mit Vitamin K die Bildung wichtiger Gerinnungsproteine (= Gerinnungsfaktoren II, VII, IX und X). Warfarin wird auch als Medikament bei Thromben oder bei erhöhtem Risiko zur Thrombenbildung (wie Vorhofflimmern) und bei künstlichen Herzklappen zur Blutverdünnung genutzt. In Deutschland wird vor allem Phenprocoumon (= Marcumar® (D), Marcoumar® (A, CH)) genutzt. Zur Vermeidung der gefürchteten Warfarin- oder auch Marcumar®-Nekrosen muss bei der Therapieeinleitung überlappend mit Heparin behandelt werden (Staffel 1, Episode 16).

7
Unappetitliches bei »Dr. House«

Als Mediziner tätig sein zu dürfen, ist in der Tat ein großes Privileg und macht in vielfältiger Weise – trotz aller Widrigkeiten – sehr viel Spaß. Dennoch gibt es immer wieder Tätigkeiten, die nicht unbedingt appetitlich sind und an die man sich schwerlich gewöhnen kann. Unappetitliches in einer TV-Serie mit einzubinden, hat natürlich einen gewissen »Kick« und wird im Rahmen der »Dr. House«-Serie auch so genutzt. Die meisten, oder im Grunde genommen fast alle dieser recht unappetitlichen Szenen sind allerdings hemmungslos übertrieben und zum Teil völlig weltfremd – manchmal aber auch nicht, was wiederum den Reiz von Dr. House ausmacht.

Ein beliebtes Motiv, das immer für leichten Ekel sorgt, sind schwerste Hautveränderungen oder Verletzungen. Dies können typische Veränderungen der Haut wie bei **Lepra oder Milzbrand** sein, wie in der Episode »Vaterfluch« (Staffel 1, Episode 13), oder auch schwerste Verbrennungen der Haut wie bei der Episode »Resultate mit Geduld ...« (Staffel 2, Episode 12). Recht unappetitlich sind die mehrfach groß eingestellten, recht realistisch aufbereiteten **schweren Verbrennungen III° bis IV°** bei dem 16-jährigen Jungen, mit schrecklich anzusehenden Verbrennungsblasen und Nekrosen der Haut. Dies wird dann allerdings von House und seinem Team dadurch noch getoppt, dass sie die Wunden mit »Maden« behandeln. Dabei werden die Maden recht anschaulich auf dem Patienten präsentiert, was einen enormen Ekelfaktor hat. Wer nunmehr denkt, dass dies Klamauk sei, der irrt. Tatsächlich ist die Behandlung nekrotischer Wunden mit den **Maden der**

›**Lucilia sericata**‹ (= **Goldfliege**) aus der Familie der »Schmeißfliegen« ein durchaus praktiziertes Verfahren. Tatsächlich fressen die Maden, wie bei House geschildert, nur das tote, nekrotische Gewebe ab und führen so zu einer gewebeschonenden Wundreinigung. Auch wenn es ekelhaft aussieht, findet es doch seine Anwendung im klinischen Alltag.[77]

Ebenso sinnvoll ist die Tatsache, dass die Kollegen bei diesem schwerstkranken Patienten bereits einen dicklumigen Venenkatheter (= Biflow-Katheter) als potenziellen Zugang für eine Blutwäsche (= Dialysekatheter) in die Halsvene (= Vena jugularis) gelegt haben, was für die Weisheit und Voraussicht der behandelnden Ärzte spricht. Dies sieht nicht ansprechend aus, ist aber für die Versorgung des Patienten lebenswichtig. Als kleinen Nebenaspekt erwähnt das Team von Dr. House völlig zu Recht die Verdienste des niederländischen Arztes Willem Einthoven, der im Jahre 1903 die Instrumente zur EKG-Ableitung praxistauglich machte. Dass solch ein Antiquariatsmodell dann im PPTH zum Einsatz kommen muss, ist natürlich ebenso widersinnig wie die Tatsache, dass der hoch infektionsgefährdete Patient zwar in einem Isolierraum liegt, dann aber alle Beteiligten ohne Mundschutz Kontakt zu ihm aufnehmen können.

Einen ebenfalls hohen Gruselfaktor haben die von Dr. House und seinem Team so beliebten **Punktionen mitten durch das Auge** (»Falsche Geschichte«, Staffel 1, Episode 2) und die **Operationen am offenen Hirn**. So versucht das Team von Dr. House auf recht drastische Weise bei dem Verdacht auf die sogenannte »Venezolanische Pferdeenzephalitis« (die es wirklich gibt) die Diagnose durch eine Hirnstimulation bei abgeklappter Schädeldecke herbeizuführen (»Umwege«, Staffel 5, Epsiode 13). So sehr diese Verfahren für eine Fernsehserie den erwünschten Gruseleffekt haben, im wahren Leben sehen wir so etwas erfreulicherweise nicht.

[77] http://www.medizin-aspekte.de/2007/07/diabetischer-fuss-wundreinigung_maden_3800.html

Einen Ekelfaktor der besonderen Art mag das von Dr. House durchgeführte **Beschnüffeln der Wäsche** seiner an Tuberkulose und Tollwut erkrankten obdachlosen Patientin in der Episode »Letzte Suche« (Staffel 1, Episode 10) haben. Es gibt in der modernen Medizin Gott sei Dank wesentlich elegantere und weniger selbstgefährdende Diagnoseverfahren, um herauszufinden, ob es sich bei den Rückständen auf der Kleidung um Erbrochenes handelt (und selbst wenn, welchen Erkenntnisgewinn würde Dr. House daraus ziehen können?). In der Tat wäre gerade bei diesem Fall eine Exposition mit überaus gefährlichen Erregern gegeben, weshalb dies kein normaler Arzt tatsächlich tun würde.

Dass eine gewissenhaft durchgeführte **Obduktion** auch »die Lebenden lehrt«, ist eine medizinische Tatsache. Dr. House obduziert dabei selbst verstorbene Babys, um so die Diagnose einer virusbedingten Herzmuskelentzündung (= virale Myokarditis) stellen zu können, was dann für die Therapie anderer Babys hilfreich ist (»Nichts hilft«, Staffel 1, Episode 4). Dass im Rahmen einer Obduktion auch der gesamte Magen-Darm-Trakt mit untersucht wird, versteht sich von selbst. Allerdings wird diese Darminspektion nicht, wie von Foreman und Chase in der Episode »Krebs oder nicht« (Staffel 5, Episode 2) so durchgeführt, dass es am Schluss bei dem mit Überdruck gefüllten Dickdarm zu einer regelrechten **Darmexplosion** kommt. Dies ist nicht nur ekelhaft, sondern auch völlig widersinnig, da man selbst kleine Perforationen durch vorsichtiges Ausstreichen des Darmes unter Wasser, ähnlich wie bei einem Fahrradschlauch, wesentlich einfacher finden kann. Insgesamt scheint für die Drehbuchautoren der Darm immer wieder ein dankbares Organ für unangenehme Überraschungen zu sein. So kommt es in der Episode »Wünsche und Ängste« (Staffel 5, Episode 7) während einer Darm-OP zu einer regelrechten Stichflamme aus dem Dickdarm heraus. Solcherlei Ereignisse können im Sinne einer Darmgasexplosion bei hohem Methangehalt der sich im Inneren des Darms befindlichen Gase tatsächlich auftreten und stellen unter Umständen einen potenziell schwerwiegenden Zwischenfall vor allem bei elektrochirurgischen Eingriffen am Dickdarm dar. Insofern ist diese obskure Szene tatsächlich vorstellbar.

Eine völlig schräge Vorstellung ist allerdings die in der Episode »Kopfgeburten« (Staffel 6, Episode 6) von House durchgeführte **Obduktion an einem Lebenden.** Neben der Tatsache, dass ein Hirnarterienaneurysma keinen Scheintod-Zustand herbeiführt, sollte man sich doch darauf verlassen dürfen, dass ein Verstorbener sichere Todeszeichen aufweist, bevor er einer Leichenschau zugeführt wird.

8
Die Suche nach dem richtigen Arzt

Es kommt drauf an, was für eine Art Arzt man tatsächlich braucht. Generell sollte man stets einen zuverlässigen und engagierten Hausarzt für alles und für alle Fälle haben. Für Erkrankungen, die einen ans Bett fesseln, ist es wichtig, dass man einen Hausarzt hat, der zudem auch Hausbesuche macht. Zudem ist es immer angenehm, wenn das Wartezimmer nicht überquillt und man keine sechs Wochen Voranmeldezeit einzuhalten hat. Andererseits wäre ein Hausarzt (sowohl vom Budget als auch von der Zeit her) nicht der optimale Arzt, wenn man an einer sehr komplexen Erkrankung leidet. Hier muss der Hausarzt seine Grenzen selbstkritisch erkennen und den Patienten/in zu einem breit ausgebildeten, am besten wissenschaftlich interessierten Internisten/in oder eben an eine Uniklinik mit einer Hochschul-Ambulanz überweisen. Aber bloß nicht selbst zu einem Spezialisten gehen, hier gilt »wer einen Hammer hat, findet überall einen Nagel«, und man möchte sicherlich nicht einen Herzkatheter haben, nur weil man zufällig mit seinen Oberbauchschmerzen bei einem Kardiologen gelandet ist, weil dessen gastroenterologischer Kollege mal wieder im Urlaub ist. Hier ist ein Allgemein-Internist oder eben ein engagierter und gut belesener Hausarzt (Testfragen siehe oben) die bessere Wahl, die dann bei Bedarf eine Überweisung veranlassen. Wenn man allerdings einen Spezialisten wofür auch immer braucht, dann sollte man sich heutzutage die Leistungs- und Qualitätsberichte geben lassen (bzw. aus dem Netz herunterladen), die einem ein gutes Bild über die Erfahrung der jeweiligen Ärzte in ihrem Bereich geben. Darüber hinaus ist es immer sinnvoll, sich an besonders zertifizierte Zentren je nach Beschwerdebild zu wenden (das heißt Cancer Center, Chest-Pain Unit ...). Bei akuten, schwerwiegenden Erkrankungen sollte sich auch niemand davor scheuen, die Notfallsysteme in Anspruch zu nehmen, die unser Gesundheitssystem mit einem hohen Mitteleinsatz für solche Fälle vorhält. Gerade bei akut lebensbedrohlichen Störungen wie einem Herzinfarkt verlieren wir noch immer unnötig viel Zeit, nur weil die Betroffenen sich scheuen, die Notrufnummer 112 anzuwählen. Dies ist völliger Irrsinn, denn wir – und da kann ich für alle Notärzte in Deutschland sprechen – kommen lieber früher als zu spät. Hier gilt – wie so oft im Leben – die Lebensweisheit von Dr. Reinfried Pohl, der sagt: »Früher an später denken!« Dr. Pohl gilt als »Finanz-Papst« (*Bild* Zeitung vom 31.03.2012) und kreierte diesen Slogan primär, um Menschen zu einem sicheren Vermögensaufbau und einer umfassenden Altersabsicherung zu bewegen. Das »Früher an später denken« gilt aber ebenso oder ganz besonders für gesundheitliche Aspekte, denn ohne Gesundheit ist auch materieller Wohlstand wertlos. Hier gilt ergänzend die Erkenntnis von Arthur Schopenhauer, der sagte: »Gesundheit ist nicht alles, aber ohne Gesundheit ist alles nichts.«[78]

Bei komplexeren, aber nicht akut lebensbedrohlichen Erkrankungen ist die Beobachtung von Frau Prof. Lisa Sanders sicherlich korrekt, dass die schwierigsten Diagnosen entweder die Ärzte mit der meisten oder der wenigsten Erfahrung stellen.[79]

Eine seltene Erkrankung wird nur dann diagnostiziert, wenn sie der Arzt kennt, oder zumindest einmal etwas davon

---

[78] Dr. Pohl ist deutschlandweit einer der größten Mäzene der biomedizinischen Forschung durch die von ihm gegründete Dr. Reinfried-Pohl-Stiftung.

[79] http://www.focus.de/gesundheit/arzt-klinik/mein-arzt-lisa-sanders-ein-guter-arzt-will-staendig-dazulernen_aid_446016.html

gehört hat, und dann auch willens ist nachzulesen. Dabei hat der Arzt sein Wissen aus Büchern oder heutzutage mehr und mehr aus dem Internet, oder aufgrund seiner langjährigen Erfahrung. So haben Mediziner, die gerade frisch von der Uni kommen, noch die ganzen seltenen Krankheitsbilder im Kopf, die sie für die Prüfungen mehr oder weniger widerwillig lernen mussten. Zudem sind jüngere Ärzte noch offener und sagen nicht unbedingt ganz so schnell: »So was gibt's doch nicht, so was habe ich ja noch nie gesehen.« Die jungen Ärzte sind schneller im Internet und nutzen die Expertenplattformen häufiger als Ältere. Dafür haben aber die älteren Ärzte einen enormen Erfahrungsschatz und haben einfach schon sehr viel gesehen und erlebt. Auch sie erinnern sich dann eher an seltene Erkrankungen, die sie irgendwann einmal gesehen haben.

Bei der Auswahl seines Arztes/seiner Ärztin sollte man immer beachten, in welchem Stadium der ärztlichen Selbstsicherheit der Arzt/die Ärztin sich befindet. Hier gibt es im Wesentlichen vier Stadien der ärztlichen Sicherheiten:

Stadium	Sicherheitsstand
Stadium I:	Begründete Unsicherheit (*so haben wir alle einmal angefangen*)
Stadium II:	Unbegründete Sicherheit (*sehr gefährlich, diese Ärzte bitte unbedingt meiden!*)
Stadium III:	Begründete Sicherheit (*zu diesen Ärzten kann man unbesorgt gehen!*)
Stadium IV:	Unbegründete Unsicherheit (*auch hier ist man sehr gut aufgehoben, aber die Ärzte schlafen trotzdem schlecht*)

Tabelle 1
Wenn sie, liebe Leser, sich nichts von diesem Buch merken sollten, dann aber doch bitte diese kleine Tabelle. Denn diese Infos mit den Stadien der ärztlichen Sicherheiten können Leben retten (darum meiden Sie bitte alle Ärzte im Stadium II).

Selbstredend sollte man die Kollegen meiden, die sich im Stadium II befinden. Dies sind die Entwicklungsphasen eines jungen Arztes, bei denen sowohl der Oberarzt als auch die

Schwestern auf Station schlaflose Nächte haben. Nur der junge, selbstbewusste Kollege glaubt, dass er nach zweimaligem Üben alles beherrscht (Gott sei Dank sind diese Ärzte eher selten). Sie sollten daher immer wieder nachfragen, wie oft ein bestimmter Eingriff von dem betreffenden Arzt bereits (erfolgreich) durchgeführt wurde und wie dessen Komplikationsrate ist (und hüten Sie sich vor den Ärzten, die behaupten, dass sie noch niemals eine Komplikation gehabt hätten, viel wichtiger ist, wie eine Komplikation beherrscht wird).

9
Dr. House und seine Kritiker oder Dr. House als Kritiker der Ärzteschaft

Es ist faszinierend zu sehen, wie sehr die Filmfigur von Dr. House im wahren Leben polarisiert. Es gibt im Grunde genommen nur Dr.-House-Hasser oder Dr.-House-Fans. Woran das liegt, lässt sich nur schwerlich sagen. Zweifelsohne zerstört Dr. House das heile Weltbild, das wir von den altruistisch, selbstlos tätigen und allzeit bereiten Ärzten aus den Serien à la Schwarzwaldklinik der 90er Jahre vermittelt bekommen haben. Dr. House ist und bleibt ein schwer zu ertragender – auf seine Weise aber dennoch genialer – Charakter. Man möchte im Grunde genommen nichts mit ihm zu tun haben, wenn man aber ernsthaft erkrankt wäre, dann würde man sich zumindest das rein fachliche Know-how eines Dr. House durchaus wünschen, ganz gleich wie unangenehm der Typ rein menschlich ist.

Dr. House zerstört auf seine Art und Weise ein lange tradiertes Arztbild, und das macht er gründlich. Der Zuschauer realisiert, dass *nett* alleine kein eigentlicher Wert eines Arztes darstellt. Nett sollten wir eigentlich alle sein, viel wichtiger mag sein, dass der betreffende Arzt fachlich auch sehr gut ist. Dass dies nicht immer selbstverständlich ist, vermittelt Dr. House auf seine Art.

Dr. House demontiert Ärzte, von denen er denkt, dass sie keine Ahnung haben – und davon gibt es zahlreiche. Vor allem im Umfeld der »Schönen und der Reichen« – aber insbesondere der Reichen – versammeln sich Ärzte, die nur darauf aus sind, das Geld und den Flair ihrer superreichen Patienten abzuschöpfen. In der Folge behandeln diese Kollegen dann auch Erkrankungen, die weitab von ihrer tatsächlichen Kernkompetenz liegen. Jeden pflichtversicherten Patienten hätten diese Kollegen schon längst an einen entsprechenden Experten weitervermittelt, doch die Angst, einen Promi zu verlieren, führt zum Überschreiten der eigenen Expertise mit unkalkulierbaren Folgen für den sich besonders intensiv versorgt fühlenden Patienten. So zeigt Dr. House in der Episode »Leben wider Willen« (Staffel 1, Episode 9), dass der prominente, aber nur wenig versierte Arzt eines sehr bekannten Musikers mit seiner Diagnose »Lateralsklerose« einfach völlig falsch lag und dies mit weitreichenden Konsequenzen.

Dass dies im normalen Leben auch vorkommt, bewies uns auf tragische Art der allzu frühe Tod von Michael Jackson. Jackson umgab sich im Grunde genommen immer mit inkompetenten Ärzten. So war er eng mit dem Dermatologen Arnold Klein befreundet. Doch anstatt dass dieser die Sucht von Jackson bekämpfte, förderte es diese durch das Ausstellen von Rezepten für das Schmerzmittel Demerol (= Pethidin; deutscher Handelsname: Dolantin®).[80]

Noch schlimmer wurde es für Michael Jackson, dass er sich am Ende mit Dr. Conrad Murray seinen persönlichen Leibarzt anheuerte. Obgleich Murray lediglich Kardiologe war, panschte er für Michael Jackson eine unkalkulierbare Einschlafmedikation zusammen, die jedweden Narkosearzt vor Neid erblassen ließe. So gab Murray seinem Anvertrauten Jackson wegen quälender Schlafstörungen über sechs Wochen hinweg tägliche Kurznarkosen, wobei er das Hypnotikum Propofol (= Disoprivan® (D, CH), Diprivan® (A)) in einer Dosis von 50 mg verabreichte. Später reduzierte er diese Dosis auf 25 mg Propofol, kombinierte es dann aber gleich mit mehreren anderen sedierenden Medikamenten, wie Lorazepam (= Tavor® (D), Temesta® (CH/AT), Midazolam (= Dormicum®)) und Diazepam (= Valium®)). Am Tage seines

[80] http://www.bild.de/unterhaltung/leute/medikamente/freundschaft-arnold-klein-medikamente-8994350.bild.html

Todes erhielt Michael Jackson von seinem Leibarzt (nach dessen eigener Aussage) zunächst um 01:30 Uhr Diazepam, um 02:00 Uhr Lorazepam und um 03:00 Uhr Midazolam, wobei diese Medikamente in den kommenden Stunden immer wieder erfolglos weiter appliziert wurden. Um 10:40 Uhr erhielt Michael Jackson noch 25 mg Propofol, was dann letztendlich zum Atemstillstand und zum Tode führte.[81]

Diese irrsinnige Medikamentenorgie sowie die tragische Tatsache, dass der Kardiologie offenbar noch nicht einmal über basale Kenntnisse von Wiederbelebungsmaßnahmen verfügte, bestätigt die Hypothese, dass reiche Menschen nicht immer die besten Ärzte um sich haben. Michael Jackson teilt hier auf tragische Weise das Schicksal mit Prominenten wie Mozart, Nietzsche, van Gogh und Sigmund Freud, um nur einige der bereits verstorbenen Prominenten zu nennen. Dies soll nicht heißen, dass es heute um die Versorgung unserer prominenten Mitbürger generell besser bestellt wäre. Aber weder der Verlag noch der Autor möchten an dieser Stelle endlose Prozesse mit düpierten Kollegen initiieren.[82]

Aber nun zurück zu »Dr. House« und den in der Serie dargestellten Methoden und Verfahren.

Wie wissenschaftlich exakt ist das Arbeiten am Princeton-Plainsboro Teaching Hospital?

Bei aller Begeisterung für die Serie »Dr. House« und für die Vielzahl der dort thematisierten Krankheitsbilder darf nicht vergessen werden, dass es sich hier nur und ausschließlich um eine Unterhaltungssendung handelt. Daher ist die

---

[81] http://www.washingtonpost.com/wp-dyn/content/article/2009/08/24/AR2009082402193.html

[82] Beitrag zum Thema: Die Profis (Hrsg.): *Beschränkt ist der große Bruder von Blöd – Klüger werden leicht gemacht*. Rowohlt Taschenbuch Verlag 2011, »Pfusch an Prominenten«, Seite 68 ff.

Frage nach der wissenschaftlichen Exaktheit der einzelnen Episoden natürlich nur in grober Näherung statthaft. Den Anspruch wissenschaftlich korrekt alles zu beschreiben, kann und will solch eine Sendung nicht erfüllen. Dennoch stellen sich die Drehbuchautoren bei »Dr. House« selbst recht hohe Ansprüche.

Bei einer überaus interessanten Podiumsdiskussion im Rahmen des von Dr. phil. Christoph Falkenroth und Prof. Dr. phil. Marion Esch organisierten 2. Berliner MINTiFF (= Mathematik, Informatik, Natur- und Technikwissenschaften und Chancengleichheit im Fiction-Format) Kongress unter dem Motto »Don't think it's only entertainment« kam Katherine Lingenfelter, Supervising Producer bei »Dr. House«, zu Wort. Katherine und die anderen Drehbuchautoren bei »Dr. House« sehen es durchaus als eine Art gesellschaftliche Verantwortung an, in fiktionalen Serien, die sich wie »Dr. House« auf wissenschaftlichem Terrain bewegen, die wissenschaftlichen Fakten korrekt zu halten. Katherine Lingenfelter sagte: »Wir haben eine Verpflichtung, nicht mit schlechter Recherche zur Verbreitung von Binsenweisheiten beizutragen. Die medizinischen Probleme müssen realistisch sein und den tatsächlichen Möglichkeiten entsprechen.«[83]

Dennoch müssen auch die House-Autoren immer wieder mehr oder weniger große Kompromisse treffen und zwischen Fakt und Fiktion, zwischen medizinischer Korrektheit und künstlerischem Gestaltungsraum entscheiden. Interessant ist aber für sich alleine schon die Tatsache, dass die Frage nach der wissenschaftlichen Korrektheit bei der Serie »Dr. House« überhaupt gestellt wird. Oder würde irgendwer überhaupt auf die Idee kommen, diese Frage bei der Schwarzwaldklinik zu thematisieren? Insofern gelingt es den Produzenten zumindest, das Publikum so für die Serie einzunehmen, dass die

---

[83] http://www.dwdl.de/nachrichten/32701/in_deutschen_arzt-serien_geht_es_nicht_um_medizin/

Frage nach der wissenschaftlichen Wahrheit überhaupt zum Thema wird. Allein hieran erkennt man den enormen Wandel, den Fernsehserien mit medizinischen Inhalten in den letzten Jahren erfahren haben.[84] Leider ist diese Entwicklung an den meisten deutschen Medizinserien völlig vorbeigegangen, da es »bei deutschen fiktionalen Serien gar nicht auf die Komplexität der medizinischen Umstände ankäme«. In Deutschland lege man »mehr Wert auf die zwischenmenschlichen Beziehungen der Charaktere«, da »Arztserien eher der Familienunterhaltung zuzurechnen seien« (als ob dies eine korrekte medizinische Beschreibung verbieten würde!!).[85]

In der Tat haben die Macher von »Dr. House« sehr viel Energie investiert, eine möglichst realitätsnahe Geschichte zu entwickeln. So haben sie mit Lisa Sanders eine hoch qualifizierte medizinisch-technische Beraterin für die Serie gewonnen, die Professorin an der renommierten Yale School of Medicine (USA) und Autorin des Buchs *Detektive in Weiß* ist.[86]

Frau Sanders sieht in der Aufklärung von Erkrankungen eine spannende Detektivarbeit, und es macht ihr sichtlich Spaß, eine möglichst realitätsnahe Schilderung der Vorgänge und der zugrundeliegenden Erkrankungen zu erarbeiten. Insofern hat Frau Sanders einen großen Anteil am Erfolg dieser Serie. Interessanterweise würde sie sich nicht von einem Dr. House behandeln lassen wollen. Frau Sanders sieht ihre Aufgabe ganz im Sinne einer Kriminalautorin, wobei der Arzt der Detektiv ist und Befunde als Indizien sammeln muss. Die Untersuchung des Körpers sieht Frau Sanders als »Szenerie

---

84 http://www.focus.de/gesundheit/arzt-klinik/mein-arzt/tid-11496/arztserien-im-tv-wandlung-der-helden-im-kittel_aid_324928.html

85 http://www.dwdl.de/nachrichten/32701/in_deutschen_arztserien_geht_es_nicht_um_medizin/

86 siehe unter: http://wissen.dradio.de/geniale-diagnosen-frau-doktor-spuernase.35.de.html?dram:article_id=1389 und http://www.focus.de/gesundheit/arzt-klinik/mein-arzt/lisa-sanders-ein-guter-arzt-will-staendig-dazulernen_aid_446016.html

des Verbrechens«. Um Spuren zu sichern, werden Untersuchungen veranlasst, die den Arzt/die Ärztin dann in die eine oder andere Richtung lenken. Die Befunde entsprechen den Beweismitteln, die letztendlich zur richtigen Diagnose führen. Frau Sanders baut die Geschichte dann so auf, dass die Krankengeschichte des Patienten den größten Teil des Befundmaterials liefert, das zur richtigen Diagnose führt. Hierdurch wirkt der Fall realitätsnah. Insofern spielt in der Tat die Anamnese, das ärztliche Gespräch, die Hauptrolle – nicht nur bei der Diagnosestellung bei »Dr. House«, sondern auch im wirklichen Leben. Die Befunde der körperlichen Untersuchung bringen ebenso wie die Labortests etwa noch mal 10 Prozent der Diagnosen. Insofern steht zu 70 bis 80 Prozent die Diagnose bereits nach einem ausführlichen Arzt/Patientengespräch. Daher ist es ein Jammer, dass Dr. House so wenig Wert auf die Angaben der Patienten legt. Andererseits hat er für die Erhebung der Patientendaten sein Team, die dies auch sehr professionell und gewissenhaft für House erledigen. Dabei muss klar sein, dass wir die allseits geschätzte Hochleistungsmedizin nur dann anrollen lassen können, wenn wir von der Anamnese, den körperlichen Untersuchungsbefunden und ersten Laborergebnissen die Bestätigung haben, dass der Einsatz dieser Maschinerie, vom Herzkatheter bis hin zur Hirnbiopsie, sich für den Patienten auch wirklich lohnt. Frau Sanders geht davon aus, »dass gute Ärzte Geschichten über Krankheiten im Kopf haben, und das Ziel ist, die Geschichte des Patienten mit der größeren Geschichte der Krankheit zu verknüpfen. Also, man erkennt in der Geschichte des Patienten Aspekte einer Krankheit wieder, die man kennt. Und dann stellt man vielleicht ein paar Fragen, um zu sehen, ob das wahrscheinlich ist oder nicht. Aber so genau weiß das keiner. Es ist ein geheimnisvoller Prozess.« Letztendlich hilft uns Frau Sanders durch die von ihr zusammengesuchten Fälle, solch spannende Geschichten zusammenzubauen. Die hohe Akzeptanz der »Dr. House«-Seminare in ganz Deutschland ist in gewisser Weise auf diesen Mechanismus zurückzuführen. Mag sein, dass die Studenten/innen initial vor allem wegen dem Unterhaltungswert in die Seminare kommen, doch sie merken sehr schnell, dass hinter dem Lehrkonzept weitaus mehr steckt, nämlich ein Stück weit die Effekte zu nutzen, die Frau Sanders so treffend als »größere Geschichte über Krankheiten im Kopf« beschreibt. Selbstredend muss ein guter Diagnostiker über eine breite Ausbildung und ein umfangreiches medizinisches Fachwissen verfügen. Nur verständnisvolles Bettkantensitzen und Händchenhalten macht niemanden gesund, es ist das reine Wissen und die Anwendung dieser Erkenntnisse, die zählen. So ist es auch kein Zufall, dass Dr. House als einziger in seinem Team gleich zwei Schwerpunkte abdeckt, nämlich die Nephrologie und die Infektiologie. Doch das beste Fachwissen hilft nichts, wenn man es nicht anzuwenden versteht, oder wie es Frau Sanders formuliert: »Es ist eine spezielle Fähigkeit gefragt, nämlich das Wissen im Kopf mit dem Patienten im Bett zu verknüpfen. Es gibt viele Leute, die eine Menge wissen, aber es nicht anwenden können. Also man braucht einen Arzt, der viel weiß und dieses Wissen umsetzen und auf den Patienten vor ihm anwenden kann.«

Auch wenn sich die Drehbuchautoren Expertenwissen einkaufen und einzelne Episoden aus medizinischen Fallbeschreibungen entnommen sind, so fällt doch auf, dass einige Dinge bei Dr. House vollkommen unrealistisch sind. Dies trifft allerdings weitaus weniger auf die rein medizinischen Aspekte der einzelnen Episoden zu, die zum Teil sehr gewissenhaft aufgearbeitet sind, was bis zu der Tatsache gehen kann, dass sogar der Name der jeweiligen Patienten in die CT-Bilder eingearbeitet wurde (wie in Staffel 1, Episode 1). Selbstverständlich treten auch immer mal wieder kleinere Fehler auf (kleiner aber auch nur, weil in einer TV-Serie und nicht im wahren Leben, dort wären diese Fehler fatal!), so wie zum Beispiel, dass Luft mit der Spritze in den zentralen Venenkatheter (= ZVK) appliziert wird, der falsche Arm geröntgt wird, der Beatmungs-Tubus viel zu kurz und abgeschnitten ist und bei den zahlreichen Reanimationen die Kompressionstiefe bei der Herzdruckmassage in der Regel nie stimmt. Doch dies sind in der Tat Kleinigkeiten, die in einer TV-Serie allemal gemacht werden dürfen, denn welcher Schauspieler lässt sich bei einer nachgestellten Reanimations-Szene schon gerne die Rippen brechen. Andere Aspekte, die sich allerdings weniger um die Diagnose drehen, sind dagegen durchgehend obskur und entsprechen in keinster Weise auch nur annähernd der Realität (Gott sei Dank). Zum Beispiel die Tatsache, dass das Team von House nahezu alle Eingriffe selbstständig durchführt, für die jede Klinik eine Vielzahl von speziell geschulten Fachärzten vorhält. So führt das Team eigenständig jedwedes MRT und CT durch (wofür es speziell geschulte Radiologen gibt), alle Herzkatheter und elektrophysiologischen Untersuchungen (wofür es speziell geschulte Kardiologen gibt), alle Hirngefäßuntersuchungen inklusive dem Entfernen von Blutgerinnseln (= Hirnangiographien inklusive Embolektomien; wofür es speziell geschulte Neuroradiologen gibt), alle Endoskopien und Ultraschalluntersuchungen (wofür es speziell geschulte Gastroenterologen gibt), alle Laboruntersuchungen bis hin zu molekularbiologischen Tests (wofür es speziell geschulte Labormediziner gibt) und nicht zu vergessen die ganzen chirurgischen und neurochirurgischen Eingriffe, für die es glücklicherweise ebenfalls hervorragend ausgebildete Fachärzte gibt, anstelle des »Jugend forscht«-Programms des Dr. House. Auch die Tatsache, dass bei allen Tätigkeiten nur die Serienhelden aktiv sind und ihnen weder technisches noch pflegerisches Personal zur Seite steht, ist wenig realistisch. Ein Klinikbetrieb ist immer Teamwork und es kann nur funktionieren, wenn alle Bereiche eng zusammenarbeiten. Für eine Fernsehserie ist es jedoch allemal attraktiver, nur wenige Hauptdarsteller zu haben, anstatt das komplette Ärzte- und Pflegeteam eines

Großklinikums vorstellen zu müssen. Die daraus resultierende Arbeitsverdichtung – auch mit fachfremden Tätigkeiten – trägt zweifelsohne zur besseren Verständlichkeit und zur Attraktivität dieser Serie bei, auch wenn dies so völlig irreal ist. Auch die Tatsache, dass manche recht aufwendige Labortests in Windeseile bereits das lebensrettende Ergebnis zeigen, andere Tests aber als so zeitintensiv eingeschätzt werden, dass man auf deren Ergebnis auf keinen Fall warten kann, entspricht so natürlich nicht der Realität. Aber welcher Fernsehzuschauer möchte schon drei Tage auf das Ergebnis der Blutkultur oder eines aufwendigen Gentestes warten? Völlig irreal sind auch die routinemäßigen Wohnungseinbrüche bei den ahnungslosen Patienten. Dies geht weder in den USA noch in Deutschland so und ist sicherlich ein großes Attribut an den Fiktion-Part dieser Serie.

Patienten als Versuchskaninchen

Das Fatale an Dr. House ist die Tatsache, dass ihn im Grunde genommen nicht die Patienten interessieren, sondern einzig und alleine die Lösung des Falles. Für ihn ist das Herausfinden, was der Patient hat, wichtiger als den Patienten zu heilen. Vor die Wahl gestellt, zu wissen, was der Patient wirklich hat, oder den Patienten in Unkenntnis seiner Krankheit zu heilen, würde Dr. House stets das Erstere wählen. Dies erkennt man in der Episode »Schmerzensgrenzen« (Staffel 1, Epsiode 1), wo House bereit wäre, die Patientin unbehandelt sterben zu lassen, nachdem diese eine Therapie zunächst ablehnt, indem er sagt »my job is done«. Das grundlegende Missverständnis von House an dieser Stelle ist tatsächlich, dass er der Meinung ist, dass sein Job lediglich darin besteht, herauszufinden, was die Patienten haben, anstatt sie tatsächlich auch zu heilen. Und für dieses Herausfinden der Wahrheit ist Dr. House bereit, fast alles zu riskieren.

Dies erklärt seine Bereitschaft, für rein diagnostische Maßnahmen Risiken in Kauf zu nehmen, die kaum ein anderer bereit ist einzugehen. Hierfür bringt er Leberzysten eines Fuchsbandwurmes (Echinococcus multilocularis) zum Platzen (»Auf der Jagd«, Staffel 2, Episode 7), führt illegale Vaterschaftstest durch (»Falsche Geschichte«, Staffel 1, Episode 2), macht eine Schädeldachöffnung für eine rein diagnostische Hirnstimulation bei Verdacht auf die Venezolanische Pferdeenzephalitis (»Umwege«, Staffel 5, Episode 13), provoziert Herzstillstände, nur um gute MRT-Bilder des Herzens zu generieren (»Bis unter die Haut«; Staffel 5, Episode 23) – um nur einige der ungewöhnlichen und hirnrissigsten Aktivitäten des House-Teams zu benennen. Hier wird die persönliche Integrität der Betroffenen sowohl psychisch wie physisch in einer Art und Weise verletzt, die in der Tat daran erinnern lässt, dass House seine Patienten häufig als »Versuchskaninchen« missbraucht. In einer extremen Form wird dieses ethisch völlig inakzeptable Vorgehen in der Episode »Resultate mit Geduld …« (Staffel 2, Episode 12) deutlich. Hier führt Dr. House in übelster Weise Medikamentenversuche an einem seit zwei Jahren komatösen Patienten durch. Der Zweck dieses Medikamentenversuches ist es dabei mitnichten, das Leid dieses bedauernswerten Patienten zu lindern. Ganz im Gegenteil, House benutzt diesen Patienten im wahrsten Sinne des Wortes als »Versuchskaninchen«, mit dessen Hilfe er beweisen möchte, dass ein Migräne-Medikament nicht funktioniert, welches ein früherer – aber verhasster – Studienkollege namens Dr. Weber entdeckt zu haben scheint. Hier ist es nicht die Suche nach der Wahrheit, sondern alleine die Rache von Dr. House an seinem ehemaligen Studienkollegen, der ihn vor 20 Jahren wegen Abschreibens aus der Fakultät in Baltimore werfen ließ. Erst nach dem völlig abstrusen und unethischen Versuch an einem wehrlosen Patienten entschließt sich Dr. House zum Selbstversuch. Hier macht er sich selbst zum Versuchskaninchen, indem er sich das Migräne-Mittel spritzt und zudem ein Nitro-Präparat, von dem bekannt ist, dass es tatsächlich Kopfschmerzen machen kann. Hier gefährdet sich Dr. House nicht nur selbst, durch sein egozentrisches Vorgehen kümmert er sich auch in keinster Weise mehr um seine ihm anvertrauten Patienten.

Durch den für House typischen »Diagnose vom Heilerfolg her«-Ansatz (Diagnosis ex juvantibus) benutzt Dr. House immer wieder einige seiner Patienten als »Versuchskaninchen«, nämlich immer dann, wenn er nicht sicher ist, ob die Therapie den gewünschten Erfolg zeigen wird, oder der Patient nur all die üblen Nebenwirkungen, die jemals beschrieben wurden, durchleiden muss. Wie schon erwähnt, nimmt sich House hiervon selbst aber nicht aus und wird oft genug selbst zum »Versuchskaninchen«. So injiziert sich House eine hohe Dosis Insulin, um bei sich so einen schweren hypoglycämischen Schock herbeizuführen. Er möchte, sich dadurch von Halluzinationen befreien (»Bis unter die Haut«; Staffel 5, Episode 23), die er im Rahmen einer schweren Vicodin®-Überdosierung erleidet und die durch eine Unterzuckerung natürlich nicht verschwinden. Da House hier erkennt, dass es so nicht weitergehen kann, bereitet er sich auf die in der Staffel 6 stattfindende psychiatrische Entzugsbehandlung vor, so dass dieser Selbstversuch durchaus sinnvolle Konsequenzen nach sich zieht. Aber auch das eigene Personal wie »Nummer 13«, nimmt an wissenschaftlichen Experimenten für neue Huntington-Medikamente als Versuchsperson teil.

House überschreitet häufig Grenzen bei den Lebenden, doch auch der Tod hält House nicht davon ab, nach der Wahrheit zu suchen. House kann den Tod ohnehin nur dann akzeptieren, wenn die Todesursache für ihn nachvollziehbar und akzeptabel ist. Selbst bei seinem eigenen Vater, den er zeit seines Lebens nicht als seinen leiblichen Vater angesehen hat, knipst er bei dessen Beerdigung am offenen Sarg noch ein Stück Ohrläppchen ab, um so an dessen DNA zu kommen, mit dem Ziel, herauszufinden, ob er nun tatsächlich sein leiblicher Sohn ist oder nicht (»Unerwünschte Herkunft«, Staffel 5, Episode 4). Aber auch zur Lösung der klinischen Fälle agiert House so ganz im Sinne des so trefflich in der *Zehnten Muse* beschriebenen Gedichtes von Rudolf Presber mit dem Titel »Auferstehung«, wo es heißt:

<u>Auferstehung</u>
  (von Rudolf Presber)
  Im freundlichen Heiligen-Geist-Spital,
Da lagen im reinlichen Totensaal
Zwei Männer von Nummer Zehn und Sieben;
Die waren unter dem Messer geblieben,
Das ihnen das Gedärme zerstückt.
  Die Operation war gut geglückt;
Ein schwieriger Eingriff ohne gleichen,
Wie's der Professor selbst gewusst.
Dann kam das Fieber, der Blutverlust -
Na, und jetzt waren's Leichen ...
  ... Es kam der Professor: »Meine Herr'n,
Die Operation ist trefflich geglückt,
Auch war ich vom Heilverlaufe entzückt.
Sind beide gestorben. Da wüsste man gern,
Was in diesem Körper die Kräfte gemindert
Und die vorschriftsmäßige Heilung verhindert
  So sprach der Treffliche ohne gleichen
Und liess sich die zierlichen Messer reichen,
Mit denen in ihrer sterblichen Blöße
Die geistverlassenen Erdenklöße,
Bevor sie wieder fahren zur Erden,
Noch wissenschaftlich durchstöbert werden;
Auf dass man kann zu der Menschheit Segen
Mit neuen lateinischen Namen belegen,
Was noch zum Trotz aller Menschenlist
Seltsamerweise unheilbar ist.

Das Tote wird das Lebende lehren,
Kadaver-Weisheit, nicht zu umgeh'n -
So schnitten und spalteten Messer und Scheren
»Nummer Sieben« und »Nummer Zehn«.
Und als geöffnet der Diätar,
Erwies sich's, dass Krankheitsart und Gefahr
Zwar von der Wissenschaft nicht gebannt,
Doch vom Professor mit Scharfsinn erkannt,
»Der Schüttelfrost und die nächtlichen Schweisse,
So wahr' ich ein Professor heisse
Erscheinung des Recurrensspirills
Und dann die bedeutende Schwellung der Milz -
Ein Stümper, wer diese Zeichen verkennt:
Am Hungertyphus starb der Patient!«
...

(Rudolf Presber: Auferstehung. In: *Die zehnte Muse*. Otto Elsner, Berlin 1904, Seite 204-206. Digitale Volltext-Ausgabe in Wikisource, http://de.wikisource.org/wiki/Auferstehung_%28Presber%29 (Version vom 26.07.2011))

Zur Klärung der Todesursachen führt Dr. House, obgleich er kein Pathologe ist, die Obduktionen von verstorbenen Patienten, wie zum Beispiel bei »Nichts hilft« (Staffel 1, Episode 4), aber auch der verstorbenen Katzen von Patienten, wie in »Tod aus der Wand« (Staffel 1, Episode 11), auch schnell mal selbst durch. Ganz im Sinne der zehnten Muse lehrt ihn die »Kadaver-Weisheit«, in einzelnen Fällen die ursächlichen Probleme zu erkennen, so dass House die Lebenden aufgrund dieses Wissens retten kann. Immerhin erkennt er so im ersten Fall eine viral bedingte Herzmuskelentzündung und im zweiten Fall eine durch Termitenausscheidungen bedingte Naphthalin-Vergiftung.

Kein gutes Haar lassen die Macher von »Dr. House« hingegen an der forschenden Pharmaindustrie, die in der Serie einzelne Patienten tatsächlich als Versuchskaninchen für klinische Studien missbraucht (»Anders als erhofft«, Staffel 5,

Episode 3) und offensichtlich unwirksame bzw. gefährliche Substanzen zu vermarkten sucht (»Resultate mit Geduld ...«, Staffel 2, Episode 12). Aber auch in der Person von Ed Vogler kommt die forschende Pharmaindustrie bei House nicht gut weg. Dr. House setzt durchaus hohe Maßstäbe an das Gesundheitssystem, wenn es um Pharmaforschung und Medikamentenstudien geht. So sieht House die großzügige Spende des Pharma-Milliardärs Vogler von immerhin 100 Millionen US-Dollar an das PPTH nicht als willkommene Unterstützung für die onkologische Forschung, sondern er erkennt hierin im Grunde genommen eine Bedrohung seiner bisherigen Arbeit. Da Dr. House wenig kosteneffektiv arbeitet (sein Team behandelt immerhin seit 8 Jahren jede Woche immer nur einen Patienten!?) und der von ihm vertretene Schwerpunkt der diagnostischen Medizin keine hohe Rendite erwirtschaftet, sieht sich House und seine Abteilung durch den von Vogler vertretenen Pharmakonzern »Eastbrook Pharmaceuticals« bedroht. Da »Eastbrook Pharmaceuticals« das (fiktive) Viopril als neuartigen (im Grunde genommen aber uralten) Blutdrucksenker (ein sogenannter ACE-Hemmer, den es seit 1981 – seinerzeit als Captopril – gibt) für teures Geld auf den Markt bringen will, verhält sich der Konzern ethisch betrachtet verwerflich – was House zu Recht anprangert. Umgekehrt erscheint es einleuchtend, dass ein forschender Pharmakonzern von der Kooperation mit dem PPTH sich mehr erhofft, als den reinen Versorgungsauftrag des Krankenhauses zu erfüllen, wie es Dr. House und sein Team machen. Selbstredend ist eine Zusammenarbeit mit der Klinik für »Eastbrook Pharmaceuticals« nur dann interessant, wenn hierbei eine Basis für die Durchführung von klinischen Studien gelegt werden könnte. Andererseits müsste gerade Dr. House anerkennen, dass ein Großteil seiner heroischen Rettungsmaßnahmen nur dadurch erst möglich wird, dass wir eben eine hocheffiziente forschende Pharmaindustrie im Hintergrund haben.

Die richtige Diagnose kurz vor dem Exitus

Nach dem Motto »Besser spät als nie« stellt das Team von Dr. House die Diagnose häufig erst dann, wenn der Betreffende bereits mehrere Operationen oder Reanimationen durchlitten hat oder durch vorangehende Maßnahmen bereits schwer traumatisiert und gerade dabei ist, das Krankenhaus gegen ärztlichen Rat zu verlassen. Dies ist im normalen Leben Gott sei Dank nicht so. Dennoch gilt auch im normalen Leben die Tatsache, dass die »Gunst des späten Dazu-Kommens« die Diagnosestellung oftmals deutlich erleichtert. Solange Patienten nur diskrete Brustschmerzen äußern, ist die Diagnosestellung für einen akuten Herzinfarkt natürlich sehr viel schwieriger als in Situationen, in denen bereits stärkste Brustschmerzen und eindeutige EKG-Veränderungen vorhanden sind. So gesehen haben es die Krankenhaus-Ärzte im Vergleich zu den Hausärzten tatsächlich leichter, die richtige Diagnose zu stellen. Nicht nur, dass sie einen millionenschweren Diagnostik-Parcours in den Großkliniken zur Verfügung haben, sondern auch, weil der Verlauf einer Krankheit immer mehr Symptome liefert, die dann in der Zusammenschau auf die korrekte Diagnose hinweisen. Selbstverständlich sollten bereits erste Beschwerden zur richtigen Diagnose führen und hierfür sind schon wichtige Score-Systeme entwickelt worden, die uns hier bei der Diagnosestellung unterstützen.[87] Insofern kann man unbesorgt sagen, dass viele Diagnosen, die bei Dr. House abendfüllend durchdekliniert werden, im wahren Leben schon nach einer einzigen CT-Untersuchung gestellt werden könnten. Nur wäre dies dann eben für eine Fernsehserie wenig interessant, so dass man der Dramaturgie diese – zum Teil wenig realistischen – Freiräume lassen sollte.

---

[87] Bösner S, et al.: »Ruling out coronary artery disease in primary care: development and validation of a simple prediction rule«. *CMAJ*. 2010 Sep 7;182(12):1295-300. Epub 2010 Jul 5

Medizin, so spannend wie ein Krimi?

Medizin ist so spannend wie ein Krimi, da gibt es gar keine Frage. Dabei ist der Vergleich mit einem Krimi à la Sherlock Holmes geradezu genial, da eine Vielzahl von Übereinstimmungen zwischen einem Kriminalroman und der Aufklärung einer Erkrankung bestehen. Im Grunde genommen ist es auch kaum ein Unterschied, ob man mit kriminalistischem Gespür einen Kriminalfall zu lösen versucht oder mit medizinischem Gespür die Ursache für eine Erkrankung. Das Vorgehen ist im einen wie im anderen Falle vergleichbar. Hier wie da müssen Puzzleteile zunächst gesucht und dann zusammengefügt werden, um ein vollständiges Bild zu gewinnen. Hier wie da müssen die Verantwortlichen für die Tat gesucht und eliminiert werden, und hier wie da kann es bei Versagen der Verantwortlichen zu schwerwiegenden Konsequenzen kommen. Und das wird bei »Dr. House« in der Regel sehr professionell vermittelt, wie auch Frau Nicole Lauscher in ihrem *Focus*-Beitrag zum Thema »Medizin als Krimi« sehr anschaulich beschreibt.[88]

Nicht umsonst haben die Filmschaffenden den Medizinbereich als interessantes Medium für sich entdeckt. In ihrem sehr interessanten Beitrag »Wandlung der Helden im Kittel« weist die Autorin Saskia Stöcker zu Recht darauf hin, dass sich Tabus in der Kulisse des Krankenhauses so gut brechen lassen wie an keinem anderen Ort, so dass Arztserien leichter zu verfilmen sind als andere Serien. Hier landen auch in der Realität Menschen mit Problemen, und es gibt kaum Zweifel an der Glaubwürdigkeit, wenn Ärzte ständig Fälle von Magersucht, Drogenmissbrauch, Alkoholvergiftung oder Vergewaltigung behandeln. Dies gehört, und da hat Frau Saskia Stöcker leider völlig Recht, tatsächlich zum Arbeitsalltag von Klinikärzten.[89]

---

[88] http://www.focus.de/gesundheit/arzt-klinik/mein-arzt/tid-12198/dr-house-medizin-als-krimi_aid_342094.html
[89] http://www.focus.de/gesundheit/arzt-klinik/mein-arzt/tid-11496/arztserien-im-tv-wandlung-der-helden-im-kittel_ aid_324928.html

10
Berühmte Worte und lockere Sprüche von Dr. House & Co.

(siehe auch unter: **http://zitate.drhousefans.de/** bzw. **http://www.zitate-db.de/dr-house.html**)

House: »Was wär Ihnen lieber: ein Arzt, der Ihnen die Hand hält, während Sie sterben, oder einer, der Sie ignoriert, während Sie gesund werden? ... Ganz besonders ätzend wäre natürlich ein Arzt, der Sie ignoriert, während Sie sterben.«

Foreman: »Sind wir nicht Ärzte geworden, um unsere Patienten zu behandeln?«
House: »Nein, um Krankheiten zu behandeln. Die Patienten vermiesen den meisten Ärzten auf der Welt das Leben.«

House: »Wenn man zu Gott spricht, ist man religiös. Wenn Gott mit einem spricht, ist man irre.«

Cuddy: »Ich will, dass Sie Ihre Arbeit machen.«
House: »Doch wie schon der Philosoph Mick Jagger sagte: ›You can't always get what you want.‹«

House: »Wissen Sie, was sich noch gut verkauft? Sehr kleine Babysärge, glaube ich. Die kriegt man in froschgrün oder feuerwehrrot. Die Antikörper in der Yami-Mami schützen das Kind nur für 6 Monate, weswegen die Großunternehmen denken, sie könnten Sie über den

Tisch ziehen. Die gehen davon aus, dass Sie jeden Preis bezahlen, um Ihr Kind am Leben zu erhalten. Wollen Sie was ändern, unternehmen Sie was. Wenn ein paar Hundert Eltern ihre Kinder lieber sterben lassen würden, anstatt ein paar Mäuse für eine Impfung auszugeben, würden die Preise bestimmt fallen, glauben sie mir. Quak, quak, quak.«
Mutter des Kindes: »Sagen Sie mir, was sie hat.«
House: »Eine Erkältung.«

House: »Also Herrschaften, Differenzialdiagnose. Was fehlt ihr?«
Cameron: »Ihm.«
House: »Ihm, ihr, ist das wichtig? Denkt hier einer, es ist ein testikuläres Problem?«

Cameron: »Keine Erkrankung erklärt all die Symptome.«
House: »Oh gut, ich dachte nämlich, er wär krank, doch offenbar ist er es nicht. Wer möchte die Entlassungspapiere fertig machen?«

House: »Ockhams Rasiermesser – die einfachste Erklärung ist fast immer, dass jemand Mist gebaut hat.«

Vater: »Wie können Sie jemanden behandeln, den Sie noch nie getroffen haben?«
House: »Das ist ganz leicht, wenn er einem scheißegal ist.«

Nonne: »Ich muss mit Ihnen sprechen, Dr. House. Schwester Augustine glaubt an Dinge, die nicht real sind.«
House: »Ich dachte, das wäre sowas wie eine Berufsanforderung bei Ihnen.«

Foreman: »Blutkulturen und Zeitablauf schließen die meisten Bakterien aus.«
House: »Wenn ein Patient Ihnen auf die Schuhe kotzt, wischen Sie dann nur das meiste weg?«

Foreman: »Eine Schlafkrankheit durch Sex?«
House: »Das ist schon vorgekommen.«
Foreman: »Das bezweifle ich. Es sei denn, jemand geht nach Afrika und hat Sex mit einer Tsetsefliege.«

Foreman: »Der Junge saß gerade an seiner Matheprüfung, als Übelkeit und Desorientierung eingesetzt haben.«
House: »Das ist typisch für Mathematik.«

Cameron: »Gibt's noch stärkere Mittel bei Organophosphatvergiftungen?«
House: »Oh Mist, Sie haben mich ertappt, ich hab ihm das schwache Zeug gegeben, wollte ein bisschen Geld sparen.«

House: »Die Frage ist, welche Chance wird er ohne das Medikament haben?«
Chase: »Minimal wenn es hochkommt, das Gift hat die Bluthirnschranke durchbrochen.«
House: »Ich nehme an, ›minimal wenn es hochkommt‹ ist Ihre britisch steife Art zu sagen ›keinerlei Chance‹?«
Chase: »Ich bin Australier.«
House: »Mit der Queen auf eurem Geld seid ihr britisch.«

House: »Mister Adams, würden Sie bitte mal den Raum verlassen?«
Adams: »Wieso?«
House: »Weil Sie mich wahnsinnig nerven.«

House: »Punkt fünf, Dr. House checkt aus.«
Cuddy: »Es ist viertel vor fünf!«
House: »Ich runde immer auf.«

Cuddy: »Der Test auf Addison war inkonklusiv!«
House: »Tests auf Addison sind immer inkonklusiv.«
Cuddy: »Wieso machen wir die dann eigentlich? Wir bräuchten nur Sie zu fragen.«

House: »Sie brauchen einen Dermatologen. Wenn sie (die Hautveränderung) trocken ist, immer feucht halten, wenn sie (die Hautveränderung) feucht ist, immer trocken halten, wenn sie nicht da sein soll, einfach rausschneiden.«

House: »Der Ausschlag schläfert mich total ein ... es sei denn, die Ursache ist Pneumonie, dann ist Partytime.«

House: »Wäre ich Jesus, wäre das Heilen dieses Jungen so einfach wie das Verwandeln von Wasser in Wein.«

Afroamerikanischer Patient: »Ich hab mich schon 50 Jahre von Weißen belügen lassen.«
Foreman: »Denken Sie, ich war zu lange auf der Sonnenbank?«

House: »Es gibt eine chemische Substanz, die, wenn sie geschluckt wird, den Östrogenspiegel bei jemandem dramatisch ansteigen lässt.«
Bruder des Patienten: »Welche?«
House: »Sie heißt ›Östrogen‹.«

Foreman: »Zehnjährige haben keinen Herzinfarkt, das muss ein Irrtum sein.«

House: »Genau, die plausibelste Erklärung ist, sie ist 40 und lügt über ihr Alter. Eine Schauspielerin vielleicht, die keine Rollen kriegt.«

Cameron: »Weil kein vernünftiger plastischer Chirurg bei ihr Fett absaugen würde.«
Chase: »Kennst du denn einen vernünftigen plastischen Chirurgen?«

House: »Ich halte keine Vorträge, ich bin schüchtern.«

House: »Nach Ihrem Hormonspiegel hatten Sie eine Fehlgeburt.«
Patientin: »Ich hatte aber nicht mal ein Date.«
House: »Hm ah ja, es ist physisch unmöglich, mit jemandem Sex zu haben, wenn niemand für das Essen zahlt.«
Patientin: »Ich hatte keinen Sex, seit mein Mann und ich uns getrennt haben und das ist fast ein Jahr her.«
House: »Schön, wie Sie wollen. Unbefleckte Empfängnis ...«
Patientin: »Ähm, was soll ich jetzt tun?«
House: »Ist doch klar. ... Gründen Sie eine Sekte.«

House (zum Senator, der dunkelhäutig ist): »Glauben Sie mir, Sie werden so oder so nicht Präsident. Das Weiße Haus heißt nicht nur so wegen seines Anstrichs.«

House: »Patienten, ... Wen kümmern die? Die sind dauernd krank.«

House: »Wir haben was übersehen.«
Chase: »Was?«
House: »Wenn ich das wüsste, dann wär's ja wohl klar.«

House: »Und was ist das Irre an intermittierender Porphyrie? Sie überfällt einen in der Seitengasse, prügelt einen krankenhausreif und lässt einen blutend zurück. Sie trägt aber Handschuhe, also keine Fingerabdrücke, kein Nachweis im Bluttest, Urintest, nirgends. Es sei denn, man ertappt sie und zwar in flagranti.«

»Okay, wir untersuchen das Herz.« – House: »Das ist der pumpende Ballon 25 cm unterhalb des Rachens!«

Cuddy: »Was nehmen Sie täglich, 80 mg (gemeint ist Vicodin®)?«
House: »Aber nicht doch ... das wär doch viel zu viel. Maß halten ist der Schlüssel.«

Cameron: »Was ist denn das für 'ne Jacke?«
House: »Sie hält mich warm und ist cool. Genial würd ich sagen!«

House: »Die Leute halten mich für einen Patienten.«
Wilson: »Dann zieh einen Kittel an!«
House: »Ich will aber nicht, dass sie mich für einen Arzt halten!«

House: »Ein Satz vorweg: Flotte Dreier sind nicht mehr mein Ding, flotte Vierer sind's. Wenn jemand absagt, hat man immer noch 'n Dreier und wenn zwei Leute absagen, hat man immer noch Sex. Du wirst dich wundern, selbst wenn drei absagen ...«

House: »Man braucht sicher gute Menschenkenntnis als Klosterkrankenschwester, nicht?«
Nonne isst Schokolade und nickt.
House: »Da hätten wir also Stolz, Zorn, Eifersucht und Völlerei. Das sind schon vier der Sieben Todsünden in-

nerhalb von zwei Minuten. Werden solche Rekorde registriert? Gibt's 'ne Kirchenolympiade?«

Cameron: »Was kann sonst noch niedrigen Liquorzucker verursachen?«
House: »... die Fragen stelle ich hier. Ich finde, Menschen, die Fragen stellen, stehen immer besser da als Dumme, die nichts beantworten.«

House (zu Vogler): »Also kommen wir zur Sache. Sie mögen mich nicht. Ich werde Sie wahrscheinlich auch nicht mögen. Es ist nichts Persönliches, ich mag niemanden.«

Dr. House: »Von Sex würde ich für eine Weile die Finger lassen.«
Patientin: »Wie lange?«
Dr. House: »Aus evolutionärer Sicht würde ich sagen: für immer.«

Dr. House: »Du bist geheilt. Steh auf und wandle.«
Patient: »Sind Sie geisteskrank?«
Dr. House: »In der Bibel sagen die Leute schlicht ›Ja, Herr‹ und verfallen dann ins Lobpreisen.«

House: »Testen Sie auf alle hereditären Krankheiten, die zu den Symptomen passen.«

39: »Da wären ungefähr 40 mitochondriale Störungen und mehrere 100 ...«
House: »Starten Sie bei Amyloidose und enden Sie bei, ähhhh, Zamyloidose.«

39: »Wir vergrößern, nicht verkleinern. Aus Größe B machen wir Größe C.«
House: »Es ist ein Mythos, falsche Titten explodieren nicht in großer Höhe. Gefällt mir. Ein kleiner Schnitt für die Frau und ein Riesengewinn für uns Männer.«

Cuddy: »Sie machen statt einer Splenektomie eine Brustvergrößerung?«
House: »Würden Sie diese Frau zu einem Leben verurteilen, in dem man ihr beim Reden ins Gesicht sieht?«

House: »Sie sind 'ne Idiotin.«
Cameron: »Wegen der Haare, dem Arbeitsplatz oder beidem?«
House: »Mit den Haaren sehen Sie wie 'ne Nutte aus. Da steh ich drauf.«

House: »Wie geht's denn so?«
Patient: »Ich hab Krebs.«
House: »Sie liegen auf 'ner onkologischen Station. Krebs haben da alle. Wenn Sie Mitleid wollen, sollten Sie auf die ›Eigentlich-fehlt-mir-nichts-Station‹ umziehen.«

House: »Rationale Argumente bringen nichts bei religiösen Menschen. Sonst gäbe es keine religiösen Menschen auf der Welt.«
18: »Sind Sie Atheist?«
House: »Nur zu Weihnachten und Ostern, die restliche Zeit juckt's mich nicht.«

Danksagung

Ich möchte die Chance nutzen, mich bei all den Menschen zu bedanken, die mir in den letzten Jahren ermöglicht haben, ein innovatives Lehrkonzept für seltene Krankheiten der Inneren Medizin rund um *Dr. House* aufzubauen, und mich bei der erfolgreichen Umsetzung dieser Seminarreihe unterstützt haben. Machen wir uns nichts vor, ohne das enorme Medieninteresse an diesem kleinen und zugegebenermaßen ungewöhnlichen Seminar, wäre ich nie zu der zweifelhaften Ehre gekommen, von aller Welt als der „deutsche Dr. House" betrachtet zu werden und hätte auch niemals die unzweifelhafte Ehre erhalten, dieses Buch für solch einen renommierten Verlag schreiben zu dürfen. Ausgelöst wurde das ganze Medienspektakel mitnichten durch unsere universitätseigene Pressestelle (dafür sind wir Marburger traditionell viel zu bescheiden), sondern durch einen sorgfältig recherchierten Bericht zu *Dr. House* von Nicole Lauscher (*Focus online*) nach „Insider-Infos" von Claus Richter (RTL, Köln). Den beiden möchte ich somit an erster Stelle danken – auch wenn es mitunter schon beklemmend war, wenn sich mehr Reporter als Studenten in den Seminarraum drängten.

Desweiteren haben mich zahlreiche Kollegen, Mitarbeiter, Studenten und Freunde am Universitätsklinikum Marburg unterstützt, die ich hier nur unvollständig aufzählen kann (wofür ich um Verständnis bitte). PD Dr. Matthias Herzum war der erste, der mich gleich zu Beginn der Ausstrahlung von *Dr. House* voller Begeisterung auf diese Serie aufmerksam machte. Prof. Dr. Andreas Neubauer, Direktor der Klinik für Hämatologie, Onkologie und Immunologie und Dr. Andreas Jerrentrup, Oberarzt der Klinik für Pneumologie, Schlafmedizin und Intensivmedizin, beide am Universitätsklinikum Marburg, unterstützten mich bei der Durchführung der Seminare tatkräftig und voller Begeisterung. Ohne deren Hilfe wäre vieles schwerer, manches auch unmöglich gewesen. Auch die Kollegen Prof. Dr. Richard Dodel, Co-Direktor der Klinik für Neurologie am Uniklinikum Marburg, Frau Dr. Margaretha Frank, niedergelassene Internistin und Porphyrie Expertin in Marburg und Dr. Marcel Goedecke, Betriebsarzt in Marburg, lieferten wichtige Beiträge zu dieser Seminarreihe. Zahlreiche Studenten und Studentinnen, allen voran Frau Anne Kandler, motivierten uns Dozenten mit ihrer begeisterten Teilnahme mindestens so viel, wie wir versuchten unsere Studenten/innen für die Medizin zu begeistern. Wir haben einfach tolle Studenten/innen in Marburg und es macht Spaß, das so erleben zu dürfen. Wesentlichen Anteil bei der anspruchsvollen technischen Umsetzung der Lehrveranstaltungen trägt Herr Bornemann von unserem Film- und Fotostudio, der professionell, geduldig und oftmals auf den letzten Drücker die jeweiligen Filmclips optimal bearbeitete.

Ganz besonderen Dank gebührt Herrn Prof. Dr. Ulrich Glowalla, Leiter der Forschungsgruppe Instruktion und Interaktive Medien am Fachbereich Psychologie unserer Nachbaruniversität Gießen, der für dieses Seminar von Beginn an eine begleitende Evaluierung durchführte. Dank seiner Analysen können wir uns sicher sein, dass wir mit diesem Seminar keine „kleinen Dr. Houses" in Marburg ausbilden. Ich darf Ihnen versichern – wäre dies der Fall gewesen, hätten wir das ganze Projekt recht schnell wieder beendet.

Dem Studiendekan Prof. Dr. Klose, unserem ehemaligen Dekan und Direktor der kardiologischen Klinik Prof. Dr. Maisch sowie dem Dekan Prof. Dr. Rothmund danke ich für die Überprüfung der rechtlichen Aspekte bei der Umsetzung dieses Projektes und für ihre stete Unterstützung und ihr

Vertrauen bei der Etablierung dieses etwas ungewöhnlichen Lehrkonzeptes an unserem Fachbereich. Ich kann mir gut vorstellen, dass solch ein auf den ersten Blick „spleenig" wirkendes Seminar manch einem Ministerialen Bauchschmerzen machen kann, auch wenn die Freiheit von Forschung und Lehre ein hohes und gesichertes Gut in unserem Lande darstellt. Umso mehr gilt mein Dank auch unserer Präsidentin, Frau Prof. Dr. Krause, Frau Ministerialdirigentin Bauerfeind-Roßmann sowie unserem ehemaligen Minister Udo Corts vom hessischen Ministerium für Wissenschaft und Kunst für deren Vertrauen. Frau Gisela Puschmann und deren Interesse an und Unterstützung von Projekten für Menschen mit seltenen Erkrankungen möchte ich an dieser Stelle – auch im Namen zahlreicher Patienten – herzlich danken. Auf die ihr eigene Art versteht Frau Puschmann es immer wieder, Menschen zu begeistern und zu motivieren.

Prof. Dr. Reinfried Pohl möchte ich von ganzem Herzen für seine jahrelange, beständige und freundschaftliche Unterstützung für mich, meine Mitarbeiter und unsere Projekte danken. Nur durch seine stetige Förderung war die zeitaufwändige Etablierung solch einer innovativen Seminarreihe neben der klinischen Tätigkeit überhaupt erst möglich. Mehr noch, das von ihm gelebte „you can do it" und seine „Früher an später denken"-Philosophie wurden zu einer Motivation und Triebkraft, ohne die vieles gar nicht erst begonnen worden wäre. Das Engagement von Prof. Pohl für die studentische Ausbildung und somit für unsere Zukunft reicht neben der Förderung von neuen Lehrkonzepten bis hin zu millionenschweren Investitionen für unseren Marburger Fachbereich durch die von ihm ins Leben gerufene „Dr. Reinfried Pohl Stiftung" sowie die „Anneliese Pohl Stiftung". Was sind wir froh und dankbar, dass wir solche Persönlichkeiten in Marburg haben.

Mein ganz besonderer Dank – für alles – gilt meiner Familie. Meiner Frau Isabel, die als Gastroenterologin und „Queen of the Ultrasound" oftmals eine andere Sicht auf die House-Fälle hat, möchte ich danken, dass Sie mit mir fast alle Dr.-House-Folgen gemeinsam angesehen und über die medizinischen Inhalte und deren Sinnhaftigkeit konstruktiv diskutiert hat. Erst durch die gemeinsamen Diskussionen mit Isabel wurde mir bewusst, wie viel Ausbildungspotenzial in dieser Serie tatsächlich steckt – wenn sich schon zwei gestandene Mediziner den Kopf darüber zerbrechen. Unseren Kindern Manuela und Felix möchte ich dafür danken, dass sie die Serie unter Beachtung des FSK-Hinweises nicht mit angesehen haben, wenngleich manchmal nur unter Protest.

Last but not least möchte ich Frau Englert, Frau Widmann und vor allem Frau Hörnlein vom Wiley-Verlag für deren Initiierung, Projektbegleitung, konstruktive Kritik und Korrekturlesung an diesem Buch danken. Für Dinge, die trotz mehrmaligem Anmahnen von Seiten des Lektorats noch immer nicht richtig „eingedeutscht" sind, möchte ich mich hiermit bei unseren Lesern entschuldigen – manche wissenschaftlichen Aspekte sind nur sehr schwer mit einem Satz zu erklären. Den Lesern/innen dieses Buches danke ich, dass Sie der Aufforderung von Dr. House aus Staffel 1 Episode 14 („Schlank und krank") bislang noch nicht gefolgt sind: „weniger lesen, mehr fernsehen."

Marburg, im Juni 2012 *Jürgen R. Schäfer*

Über den Autor

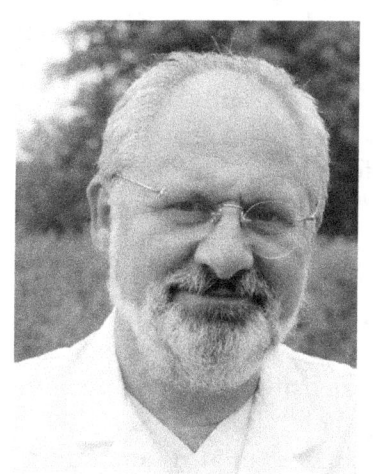

Fotograf: Hr. H. Graßmann

Prof. Dr. med. Jürgen R. Schäfer ist akademischer Direktor der Philipps-Universität Marburg und Dr. R. Pohl – Stiftungsprofessor für „Präventive Kardiologie". Prof. Schäfer ist mit der Gastroenterologin Dr. Isabel Restrepo-Schäfer verheiratet und beide haben die gemeinsamen Kinder Manuela Maria Schäfer und Felix Rolf Schäfer.

Der Autor wurde 1956 in Karlsruhe, Baden-Württemberg, geboren. Nach dem Besuch des Markgrafen-Gymnasiums in Karlsruhe-Durlach und Ableistung des Wehrdienstes bei der Bundesluftwaffe begann Schäfer mit dem Studium der Biochemie in Tübingen. Schäfer wechselte zum Studium der Medizin an die Philipps-Universität Marburg an der Lahn und später an die Goethe-Universität Frankfurt. Die Approbation als Arzt erhielt Schäfer 1984. Seine erste Arbeitsstelle führte ihn ins Herz-Kreislauf Zentrum nach Rotenburg an der Fulda. Von dort wechselte Schäfer für einen mehr als 4-jährigen Forschungsaufenthalt in die USA an die National Institutes of Health (NIH) in Bethesda MD in die dortige Molecular Disease Branch des NHLBI. Er entwickelte dort eine völlig neuartige Untersuchungstechnik zur Aufklärung von

Stoffwechselveränderungen seltener Erkrankungen, über die er sich später, im Jahre 1996 auch in Marburg habilitierte. In der Zeit am NIH wurde sein Interesse an seltenen Stoffwechselerkrankungen aber auch an den dort praktizierten innovativen Lehrmethoden geweckt. Nach seiner Rückkehr nach Deutschland zog es Schäfer wieder an die Universitätsklinik Marburg, wo er eine ungewöhnlich breite klinische Ausbildung erhielt. So wurde er zunächst Internist, dann Endokrinologe, Kardiologe und Intensivmediziner. Er arbeitet sowohl als interventioneller Kardiologe im Herzkatheterlabor als auch als Präventionskardiologe. Wissenschaftlich beschäftigt sich Schäfer mit der Entstehung bzw. der Vermeidung von Herzkranzgefäßverkalkungen infolge von Stoffwechselprozessen. Schäfer hat mehrere Fachbücher und mehr als 100 wissenschaftliche Publikationen in teils hochkarätigen Journalen, wie *Lancet* oder *New England Journal of Medicine*, und zahlreiche Buchbeiträge verfasst. Im Jahre 2008 hat er – als bekennender Fan der Fernsehserie „Dr. House" – eine Seminarreihe mit dem Titel „Dr. House revisited – oder: hätten wir den Patienten in Marburg auch geheilt" initiiert. Ziel dieser Seminarreihe ist es, bei den Medizinstudenten/innen auf unterhaltsame Weise das Interesse an seltenen Erkrankungen zu erwecken und Strategien der Diagnosefindung vorzustellen. Dieses Seminar fand enormes Interesse in Presse, Rundfunk und Fernsehen und brachte Prof. Schäfer den „zweifelhaften" Ruf ein, der „deutsche Dr. House" (*Deutsches Ärzteblatt*, 2010) oder gar „Prof. House" (*Frankfurter Rundschau*, 2009) zu sein. Für diesen innovativen Ansatz der Wissensvermittlung wurde Schäfer im Jahre 2010 mit dem „Ars legendi für Exzellenz in der Lehre" des Medizinischen Fakultätentages (MFT) und des Dt. Stifterverbandes ausgezeichnet, dem höchsten deutschen Lehrpreis in der Hochschulmedizin. Für seinen Einsatz in der Lehre wurde Schäfer von der hessischen Landesregierung belobigt.

Literaturverzeichnis

Printquellen

Aumiller, A.: »Kardiologie-Karriere zwischen Naturwissenschaft und Kunst«. *Cardio News* 07/08 2011; 33.

Aumiller, J.: »Kardiologie-Karriere zwischen Naturwissenschaft und Kunst«. *Cardio News* 07/08 2011; 33.

Ben-Ari, Z. et al.: »Adult-onset ornithine transcarbamylase (OTC) deficiency unmasked by the Atkins' diet«. *J Hepatol.* 2010 Feb;52(2):292-5. Epub 2009 Nov 24.

Birmingham C. L. und Gritzner, S.: »Heart failure in anorexia nervosa: case report and review of the literature«. *Eat Weight Disord.* 2007 Mar;12(1):e7-10.

Bösner, S. et al.: »Ruling out coronary artery disease in primary care: development and validation of a simple prediction rule«. *CMAJ.* 2010 Sep 7;182(12):1295-300. Epub 2010 Jul 5.

Bosshart, L. (1979): *Dynamik der Fernseh-Unterhaltung. Eine kommunikationswissenschaftliche Analyse und Synthese.* Freiburg (Schweiz); Universitätsverlag.

Bundesärztekammer (Hrsg.): *Placebo in der Medizin.* Deutscher Ärzte-Verlag, 2011.

Bundesgesundheitsbl – Gesundheitsforsch – Gesundheitsschutz: *Naphthalin/ Naphthole und Human-Biomonitoring*; 2007, 50:1357–1364.

Czarny, M. J., Faden, R. R., Nolan, M. T., Bodensiek E., Sugarman J.: »Medical and nursing students' television viewing habits: potenzial implications for bioethics«. *Am J Bioeth* 2008; 8: 1–8.

Czarny, M. J., Faden, R. R., Sugarman, J.: »Bioethics and professionalism in popular television medical dramas«. *J Med Ethics.* 2010 Apr;36(4): 203–6.

Deng, H.-X. et al.: »Mutations in UBQLN2 cause dominant X-linked juvenile and adult-onset ALS and ALS/ dementia«. *Nature* (2011) doi:10.1038/ nature10353.

Die Profis (Hrsg.): *Beschränkt ist der große Bruder von Blöd – Klüger werden leicht gemacht.* Rowohlt Taschenbuch Verlag 2011, »Pfusch an Prominenten«, 68–70.

Elston, D. M.: »Tick bites and skin rashes«. *Curr Opin Infect Dis.* 2010 Apr;23(2):132-8.

Enns, G. M. et al.: »Survival after Treatment with Phenylacetate and Benzoate for Urea-Cycle Disorders«. in: *N Engl J Med.* Nr. 356, 2007, S. 2282–2292.

Hewer, W. und Rössler, W.: *Akute psychische Erkrankungen: Management und Therapie.* Elsevier Verlag GmbH, München, 2007, 383.

Jackman, I. und Wais, J.: *Dr. House. Das offizielle Handbuch zur Serie.* Wilhelm Heyne Verlag 2011, 411–412.

Kuo, H. Y., Hsu C. W., Chen, J. H., Wu Y. L., Shen, Y. S.: »Life-threatening episode after ingestion of toad eggs:

a case report with literature review«. *BMJ Case Rep.* 2009;2009. pii: bcr11.2008.1241. Epub 2009 May 10.

Lown, B.: *Die verlorene Kunst des Heilens.* 2. Ausgabe, Schattauer Verlag, Stuttgart 2004.

Nations, S. P. et al.: »Denture cream: an unusual source of excess zinc, leading to hypocupremia and neurologic disease«. *Neurology.* 2008 Aug 26;71(9):639-43. Epub 2008 Jun 4

Nations SP, Boyer PJ, Love LA, Burritt MF, Butz JA, Wolfe GI, Hynan LS, Reisch J, Trivedi JR.: »Denture cream: an unusual source of excess zinc, leading to hypocupremia and neurologic disease«. *Neurology.* 2008 Aug 26;71(9):639-43. Epub 2008 Jun 4.

Petrides, P. E.: »Die akute intermittierende Porphyrie«. *Dt Ärztebl* 1997; 94: A-3407-3412.

Pevny, I., Peter, G., Schulze, K.: »Sperm allergy of the anaphylactic type«. *Hautarzt.* 1978 Oct;29(10):525-30.

Pfisterer, A. S.: *Wie groß ist das Lernvermögen von politischen Begriffen während der Rezeption von TV-Serien?*, Masterseminar »Politische Meinungsbildung in der Unterhaltungsöffentlichkeit«. Universität Fribourg HS: 2010 Professor Louis Bosshart. Fachbereich Medien- und Kommunikationswissenschaft SS 2010.

Purello D'Ambrosio F. et al.: »Systemic contact dermatitis to copper-containing IUD«. *Allergy.* 1996 Sep;51(9):658-9.

Schaefer, J. R., Jerrentrup, A., Neubauer, A.: »Neue Ansätze zur Wissensvermittlung oder: was können wir vom Fernsehen lernen?«, *Dtsch Med Wochenschr* 2010; 135: 2596-2600.

Schaefer, J. R., Herder, M. Glowalla, U. (2011). *Steigerung der Lernmotivation durch Fernsehserien. Neues Handbuch Hochschullehre,* D 2.8, 47. Ergänzungslieferung, Berlin.

Schaefer, J. R., Jerrentrup, A., Neubauer, A.: »Neue Ansätze zur Wissensvermittlung oder: was können wir vom Fernsehen lernen?«, *Dtsch Med Wochenschr* 2010; 135: 2596-2600.

Spangfort, E. V.: »The lumbar disc herniation. A computeraided analysis of 2504 operations«. *Acta Orthop Scand* 1972; 142 Suppl: 1-95.

Stock, B. A. und Blankmeyer Burke, T.: »To intubate or not to intubate: House‹s principles and priorities«, in: *House and Philosophy,* John Wiley & Sons, 2009, 137-149.

Swerdloff, R. S., Wang C., Kandeel, F. R.: »Evaluation of the infertile couple«. *Endocrinol Metab Clin North Am.* 1988 Jun;17(2):301-37.

van Bebber, F.: *Medizinstudium - Verlust der Moral,* Süddeutsche Zeitung online, 30.10.2006.

von Troschke, J.: *Die Kunst, ein guter Arzt zu werden.* Hans Huber Verlag, Bern, 2 Auflage 2004.

Internetquellen

http://emergency.cdc.gov/agent/anthrax/faq/treatment.asp
http://wissen.dradio.de/geniale-diagnosen-frau-doktor-spuernase.35.de.html?dram:article_id=1389
http://www.aerzteblatt.de/archiv/118010/
http://www.aerzteblatt.de/v4/archiv/artikel.asp?id=73242
http://www.aerztezeitung.de/panorama/article/517644/burn-out-sucht-aerzte-zunehmend-betroffen.html
http://www.aerztezeitung.de/panorama/article/581325/albert-schweitzer-theologe-arzt-musiker.html
http://www.bfr.bund.de/de/presseinformation/2011/26/risiken die_unter_die_haut_gehen-115165.html
http://www.bild.de/unterhaltung/leute/medikamente/freundschaft-arnold-klein-medikamente-8994350.bild.html
http://www.bmj.de/DE/Buerger/gesellschaft/Patientenverfuegung/_doc/Patientenverfuegung_doc.html
http://www.bundesaerztekammer.de/downloads/Placebo_LF_1_17012011.pdf
http://www.bundesaerztekammer.de/page.asp?his=1.100.1143
http://www.bundesaerztekammer.de/page.asp?his=1.117.1504.1578
http://www.chemie-in-lebensmitteln.de/CIL-Pflanz-Lebensm-Samen-Nuesse/Cadmium_Leinsamen_Sesam_1264.php
http://www.derwesten.de/staedte/witten/Dr-House-als-schlechtes-Vorbild-id2848938.html
http://www.drhouseforum.de/neuigkeiten-und-geruechte-10/kath-lingenfelter-auf-der-mintiff-konferenz-am-06-september-2011-a-8669/
http://www.dwdl.de/nachrichten/32701/in_deutschen_arztserien_ geht_es_nicht_um_medizin/
http://www.focus.de/gesundheit/arzt-klinik/mein-arzt/ tid-12198/dr-house-medizin-als-krimi_aid_342094.html
http://www.focus.de/gesundheit/arzt-klinik/mein-arzt/lisa-sanders-ein-guter-arzt-will-staendig-dazulernen_aid_446016.html
http://www.focus.de/gesundheit/arzt-klinik/mein-arzt/tid-11496/arztserien-im-tv-wandlung-der-helden-im-kittel_ aid_324928.html
http://www.focus.de/gesundheit/gesundleben/partnerschaft/krise/tid-12370/liebeskummer-krank-vor-herzschmerz_aid_344756.html
http://www.focus.de/gesundheit/gesundleben/vorsorge/news/infektionsgefahr-tollwut-in-deutschland-ausgerottet_ aid_323135.html
http://www.geo.de/GEO/mensch/medizin/1617.html?t=print
http://www.geo.de/GEO/mensch/medizin/58186.html)
http://www.immundefekt.de/hid.shtml
http://www.inheritedhealth.com/blog/2011/02/
http://www.medical-tribune.at/dynasite.cfm?dsmid=91004&dspaid=693263
http://www.medizin-aspekte.de/2007/07/diabetischer-fuss-wundreinigung_maden_3800.html
http://www.mintiff.de/content/0/58/59/

http://www.mintiff-konferenz.de/content/0/2695/2696/3889/3892/
http://www.ndr.de/fernsehen/sendungen/visite/media/ visite6685.html
http://www.nejm.org/doi/full/10.1056/NEJMoa1010536
http://www.news.de/medien/855161460/wer-ist-die-heisseste-house-frau/1/
http://www.newyorker.com/online/blogs/newsdesk/2010/06/gawande-stanford-speech.html – ixzz1s7gtMUiG
http://www.orpha.net/consor/cgi-bin/index.php?lng=DE
http://www.orpha.net/consor/cgi-bin/OC_Exp.php?Expert=35687&lng=DE
http://www.rki.de/cln_151/nn_468494/DE/Content/Infekt/EpidBull/Merkblaetter/ Ratgeber__Mbl__Chlamydia__ Teil1.html
http://www.rki.de/cln_169/nn_504562/DE/Content/Infekt/EpidBull/Merkblaetter/ Ratgeber__Mbl__Tollwut.html – doc208192bodyText7
http://www.spiegel.de/spiegel/print/d-49450811.html
http://www.spiegel.de/wissenschaft/mensch/0,1518,577494,00.html
http://www.stern.de/gesundheit/gesundheitsnews/fernsehvorbilder-rechtsmedizin-zieht-junge-frauen-an-584020.html
http://www.thehousefan.com/view/1729/kath-lingenfelter-science-meets-fiction-house-md-1/
http://www.washingtonpost.com/wp-dyn/content/article/2009/08/24/ AR2009082402193.html
http://www.washingtonpost.com/wp-dyn/content/article/2010/09/16/ AR2010091607509.html
http://www.wdr.de/unternehmen/gremien/rundfunkrat/pdf/resolution/ Funktionsauftrag_Papier_2001.pdf
http://www.welt.de/debatte/article8748602/Einer-wie- Dr-House-waere-beim-ZDF-undenkbar.html
http://www.zeit.de/1998/17/Mottenkugeln_im_Termitenbau
http://www.zeit.de/zeit-wissen/2011/03/Aerzte-am-Filmset

Weiterführende Literatur

Interessante Links:

http://www.politedissent.com/house_pd.html
http://house.wikia.com/wiki/House_Wiki
http://zitate.drhousefans.de/
http://www.housemd-guide.com/episodes.php
http://www.myfanbase.de/index.php?mid=1373
http://www.fernsehserien.de/index.php?serie=1127&seite=12
http://www.drhouseforum.de/

Interessante Bücher zum Thema:

Ian Jackman, Johanna Sophia Wais: *Dr. House – Das offizielle Handbuch zur Serie.* Heyne Verlag 2011
Henry Jacoby, William Irwin: *House and Philosophy. Everybody lies.* John Wiley & Sons 2008
Michael Reufsteck, Jochen Stöckle: *Die kleine House Apotheke.* Vgs 2008
Michael Reufsteck, Jochen Stöckle: *Die kleine House Apotheke II.* Vgs 2009
Niklas Schaab, Felix Schaab: *Das House-Buch für Hypochonder.* Vgs 2009
Leah Wilson: *Dr. House – Unautorisiert.* Vgs 2008

www.ingramcontent.com/pod-product-compliance
Lightning Source LLC
LaVergne TN
LVHW011929070526
838202LV00054B/4557